Het Neurologie Formularium

Het Neurologie Formularium

een praktische leidraad

Onder redactie van

Prof. Dr. P.J.E. Bindels

Prof. Dr. M. Vermeulen

Met medewerking van

Dr. N. van Alfen, Dr. D. van de Beek, Dr. R.M.A. de Bie, Drs. P.A.T. Carbaat, Dr. C.A. van Donselaar, Prof. Dr. P.A. van Doorn, Dr. G.W. van Dijk, Prof. Dr. J.G. van Dijk, Prof. Dr. W.A. van Gool, Dr. D.J. Heersema, Dr. A. Hijdra, Dr. G.J. Lammers, Dr. P.J. Nederkoorn, Dr. J.C. Reijneveld, Dr. I.N. Schaik, Dr. C.C. Tijssen, Dr. J. Visser, Drs. L. de Vries, Dr. C.A.J. Vroomen, Dr. B.P.C. van de Warrenburg

Bohn
Stafleu
van Loghum

Healthcare Communications

ISBN 978 90 313 5541 9
ISSN 1877-5632
NUR 870/871

Ontwerp omslag: Designworks, Oud Gastel
Ontwerp binnenwerk: Studio Bassa, Culemborg
Automatische opmaak: Cross Media Solutions - Ten Brink, Alphen aan den Rijn

Bohn Stafleu van Loghum
Het Spoor 2
Postbus 246
3990 GA Houten

www.bsl.nl

Inhoud

Redactie en auteurs

Redacteuren

Prof. Dr. P.J.E. Bindels
huisarts, Erasmus Medisch Centrum, Rotterdam

Prof. Dr. M. Vermeulen
neuroloog, Academisch Medisch Centrum, Amsterdam

Medewerkers

Mevr. Dr. N. van Alfen
neuroloog/klinisch neurofysioloog, Universitair Medisch Centrum St. Radboud, Nijmegen

Dr. D. van de Beek
neuroloog, Academisch Medisch Centrum, Amsterdam

Dr. R.M.A. de Bie
neuroloog, Academisch Medisch Centrum, Amsterdam

Drs. P.A.T. Carbaat
neuroloog, Albert Schweitzer Ziekenhuis, Dordrecht

Dr. C.A. van Donselaar
neuroloog, Maasstad Ziekenhuis, Rotterdam

Prof. Dr. P.A. van Doorn
neuroloog, Erasmus Medisch Centrum, Rotterdam

Dr. G.W. van Dijk
neuroloog, Canisius-Wilhelmina Ziekenhuis, Nijmegen

Prof. Dr. J.G. van Dijk
neuroloog/klinisch neurofysioloog, Leids Universitair Medisch Centrum, Leiden

Prof. Dr. W.A. van Gool
neuroloog, Academisch Medisch Centrum, Amsterdam

Mevr. Dr. D.J. Heersema
neuroloog, Universitair Medisch Centrum Groningen, Groningen

Dr. A. Hijdra
neuroloog, Academisch Medisch Centrum, Amsterdam

Dr. G.J. Lammers
neuroloog, Leids Universitair Medisch Centrum, Leiden

Dr. P.J. Nederkoorn
neuroloog, Academisch Medisch Centrum, Amsterdam

Dr. J.C. Reijneveld
neuroloog, VU Medisch Centrum en Academisch Medisch Centrum, Amsterdam

Dr. I.N. van Schaik
neuroloog, Academisch Medisch Centrum en Onze Lieve Vrouwe Gasthuis, Amsterdam

Dr. C.C. Tijssen
neuroloog, Sint Elisabeth Ziekenhuis, Tilburg

Mevr. Dr. J. Visser
neuroloog, Slotervaart Ziekenhuis, Amsterdam

Drs. L. de Vries
neuroloog in ruste, voorheen Kennemer Gasthuis, Haarlem

Dr. P.C.A.J. Vroomen
neuroloog, Universitair Medisch Centrum Groningen, Groningen

Dr. B.P.C. van de Warrenburg
neuroloog, Universitair Medisch Centrum St Radboud, Nijmegen

Voorwoord

Het Neurologie Formularium is geschreven met huisartsen, internisten en psychiaters voor ogen. Dat betekent niet dat andere medisch specialisten, artsen in opleiding, verpleegkundigen, paramedici en psychologen niets aan dit formularium kunnen hebben. Eenieder die met neurologische ziekten wordt geconfronteerd kan in dit formularium snel praktische informatie vinden.

Deel 1 gaat over belangrijke klachten of symptomen in de neurologie en geeft de diagnosen die daarbij moeten worden overwogen. Met dit deel kan de niet-neuroloog, neurologische diagnosen stellen en kunnen patiënten, indien nodig, met goede vragen naar een neuroloog worden verwezen. Ook kan met de informatie uit dit deel een neurologisch consult dat is verricht beter worden beoordeeld.
Het neurologisch onderzoek wordt door artsen zonder neurologische ervaring moeilijk gevonden. De meesten van die artsen vertrouwen het neurologisch onderzoek dat zij zelf verrichten niet. Ook zonder onderzoek kan met de anamnese echter vaak een juiste neurologische diagnose worden gesteld. Daarom hebben wij in deel 1 zo weinig mogelijk gebruikgemaakt van het neurologisch onderzoek bij het beschrijven van de diagnostische overwegingen.

De ziekten die in deel 1 genoemd worden, zijn terug te vinden in deel 2. Daar wordt kort beschreven om wat voor ziekte het gaat, wat de symptomen zijn, hoe de diagnose wordt gesteld, wat de differentiaaldiagnostische overwegingen zijn en wat de therapie is. De lezer heeft zich dan snel georiënteerd in neurologische ziekten, waarover men meestal weinig parate kennis heeft. Bij de beschrijvingen hebben wij ernaar gestreefd zeer praktijkgericht te zijn en hebben wij pathofysiologische beschouwingen vermeden.

De therapieën hebben wij kritisch beoordeeld en we hebben voor de lezer duidelijke keuzen gemaakt; er kan immers maar met één therapie worden begonnen. Bij die keuzen hebben wij gelet op in hoeverre nieuwe therapieën beter zijn dan standaardtherapieën en op kosteneffectiviteit.

Een belangrijke oorzaak van het niet-verbeteren op een ingestelde behandeling is dat de diagnose niet juist is. Daarom hebben wij veel aandacht besteed aan de diagnose in dit formularium.

Rien Vermeulen en Patrick Bindels

Amsterdam en Rotterdam
Najaar 2009

Deel 1 Klachten en symptomen

1 Geheugenstoornissen

Prof. dr. M. Vermeulen

1.1 Zijn er geheugenstoornissen?

Over het geheugen wordt veel geklaagd. Bij mensen onder de 65 jaar berusten deze klachten zelden op een hersenziekte. Veelal gaat het om mensen die een te hoge werkdruk ervaren of de angst hebben dement te worden, bijvoorbeeld omdat dementie in hun familie voorkomt. Veelvoorkomende kenmerken bij deze mensen zijn:

- Zij komen alleen, precies volgens afspraak op het spreekuur dat zij moeiteloos hebben kunnen vinden en maken een verzorgde indruk.
- Zij geven een gedetailleerd verslag van hun probleem met het geheugen.
- Op het werk hebben collega's niets bijzonders opgemerkt, familieleden ook niet.
- Zij hebben vaak last van slapeloosheid, hoofdpijn, ze gebruiken overmatig analgetica of drinken te veel alcohol.
- Zij hebben geen voorgeschiedenis met neurologische ziekten en geen risicofactoren voor hart- en vaatziekten.

Opmerkelijk is dat als er geheugenstoornissen zijn door een hersenziekte de patiënt veelal niet en de omgeving wel klaagt over het geheugen van de patiënt. Als het gaat om klachten over het geheugen door stress of angst is dit vaak juist andersom.

1.2 Hoe wordt het geheugen getest?

Het geheugen kan worden getest met de MMSE (Mini Mental State Examination) (zie tabel 1.1) met de onderdelen directe reproductie en geheugen. Met de directe reproductie testen we

Tabel 1.1 Mini Mental State Examination (MMSE).

functie		*item*	*score*
oriëntatie	1	Welke dag is het vandaag (datum, maand, seizoen, jaar)?	0-5
	2	Kunt u me vertellen waar u nu bent (ziekenhuis, afdeling, stad, provincie, land)?	0-5
directe reproductie	3	Ik noem nu drie woorden. Wilt u die herhalen: boek, plant, molen (1 seconde per woord). (Indien problemen, dan herhalen totdat patiënt de drie woorden weet, maar dan geen punten geven.)	0-3
aandacht	4	Wilt u van 100 7 aftrekken, dan daar weer 7 ervan aftrekken, en zo doorgaan? (1 punt per goed antwoord; stoppen bij 65 of na 5 antwoorden; foute antwoorden niet verbeteren.) 100 – 7, –7, –7, –7, –7. Als rekenen onmogelijk is: wilt u het woord TAFEL van achter naar voren spellen?	0-5
geheugen	5	Noemt u nogmaals de drie woorden van zojuist (boek, plant, molen).	0-3
taal	6	Wat is dit (pen)? Wat is dit (horloge)?	0-2
	7	Wilt u de volgende zin herhalen? 'Geen als en of maar.'	0-1
	8	Pak dit papier met uw rechterhand, vouw het dubbel en leg het daarna op uw schoot (papier voor de patiënt op tafel leggen; 1 punt per goede handeling).	0-3
	9	Wilt u dit lezen en opvolgen? (Kaart met daarop de zin 'sluit de ogen' voor patiënt leggen.)	0-1
	10	Wilt u voor mij een zin opschrijven? (Vraag een zin met onderwerp en werkwoord.)	0-1
constructie	11	Wilt u deze figuur natekenen (twee vijfhoeken die elkaar in twee punten snijden)?	0-1
totaalscore			0-30

meer de concentratie en de aandacht dan het geheugen. Het kortetermijngeheugen wordt getest met het na enige tijd laten herhalen van de drie woorden uit de directe reproductietest. Het langetermijngeheugen wordt tijdens de anamnese al getest als patiënt naar de voorgeschiedenis wordt gevraagd. Dit kan worden uitgebreid door te vragen naar belangrijke gebeurtenissen uit het verleden. Ook de heteroanamnese kan van belang zijn voor het juist interpreteren van de klachten van de patiënt.
Als er twijfel blijft bestaan, kan neuropsychologisch onderzoek worden verricht.
De Mini Mental State Examination (MMSE) is een eenvoudige screeningstest voor dementie. Een score lager dan 24 is verdacht voor dementie, maar kan ontstaan bij linker hemisfeerlaesies met daardoor taalstoornissen zonder dementie. Anderzijds kan er dementie zijn van het subcorticale type bij een normale score. Daarom altijd nagaan waardoor de score laag is. Als de score normaal is en de verdenking op dementie is groot, moet de diagnose niet verworpen worden als er ernstige gedragsstoornissen zijn (frontotemporale dementie) of als er ernstige traagheid in het denken is (subcorticale dementie).

1.3 Geheugenstoornissen met intacte andere cognitieve functies

Inprentingsstoornissen zonder of met nauwelijks andere cognitieve functiestoornissen als taalstoornissen en stoornissen in de ruimtelijke oriëntatie (constructie van MMSE) worden het amnestisch syndroom genoemd. Dit komt voor bij:
- syndroom van Korsakov;
- hersentrauma;
- herpessimplexencefalitis;
- reanimatie na hartstilstand;
- inprentingsstoornissen die plotseling beginnen en enkele uren duren: transient global amnesia.

1.4 Wijzen de geheugenstoornissen op dementie?

Voor de diagnose dementie is meer nodig dan alleen geheugenstoornissen. Bij een helder bewustzijn moeten er ook andere cognitieve stoornissen zijn en/of gedragsveranderingen.

De voorwaarde dat het bewustzijn helder is, betekent dat de diagnose dementie niet gesteld kan worden bij patiënten met een delier.

1.5 Welke typen dementie worden onderscheiden?

De volgende vier typen van dementie worden onderscheiden:

1 corticale dementie:
   - ziekte van Alzheimer;
   - frontotemporale dementie.

   Bij de ziekte van Alzheimer zijn er geheugenstoornissen en relatief weinig persoonlijkheidsveranderingen, met daarnaast ruimtelijke oriëntatiestoornissen, taalstoornissen en stoornissen in het handelen (apraxie).
   Bij frontotemporale dementie is het geheugen relatief goed, maar zijn er ernstige gedrags- en persoonlijkheidsveranderingen. De andere cognitieve functies zijn relatief intact.

2 subcorticale dementie:
   - subcorticale vasculaire dementie (leukoaraiose en lacunaire infarcten);
   - normale druk hydrocefalus.

   Hierbij staat de traagheid in het denken op de voorgrond, vaak moet lang gewacht worden voor een antwoord wordt gegeven. Daarbij zijn er meestal loopstoornissen.
   Met MRI-scan zijn de verschillende vormen van subcorticale dementie te onderscheiden.

3 corticosubcorticale dementie:
   - dementie met 'lewylichaampjes' (de 'lichaampjes' zijn bij pathologisch-anatomisch onderzoek vast te stellen);
   - corticobasaledegeneratie.

   Aan dementie met lewylichaampjes moet gedacht worden als er dementie is met parkinsonachtige verschijnselen en daarbij hallucinaties, verwardheid en fluctuaties in de mentale toestand.
   Aan corticobasale degeneratie moet gedacht worden bij zeer asymmetrische parkinsonachtige verschijnselen.

4 multifocale encefalopathie
   - ziekte van Creutzfeldt-Jakob

   Hieraan moet gedacht worden bij snel progressieve corticale en subcorticale dementie met myoclonieën.

1.6 Ziekte van Alzheimer

De ziekte van Alzheimer is de meest voorkomende vorm van dementie. Deze ziekte is waarschijnlijk wanneer:

- de MMSE-score lager dan 24 is zonder andere verklaring en tijdens de MMSE-afname de omstandigheden optimaal waren, de patiënt goed kon horen (hoorapparaat in) en niet slaperig was;
- tijdens de MMSE het tempo van denken en handelen normaal was;
- de dementie interfereert met activiteiten van het dagelijks leven;
- er ten minste zes maanden achteruitgang bestaat;
- geheugenstoornissen het eerste symptoom zijn;
- het begin sluipend is met een geleidelijke langzame achteruitgang;
- het lopen ongestoord is.

De diagnose ziekte van Alzheimer kan niet gesteld worden als recentelijk een internistische of (andere) neurologische aandoening is vastgesteld, waarvan bekend is dat er cognitieve functiestoornissen bij kunnen voorkomen. De diagnose is ook moeilijk te stellen als: er tekenen van depressie zijn, er overmatig alcohol- of benzodiazepinegebruik bestaat, of medicamenten worden gebruikt met een anticholinerg effect.

Bloedonderzoek bestaat uit: Hb, Ht, MCV, BSE, glucose, TSH en creatinine. Bij overmatig alcoholgebruik, afwijkend voedingspatroon, of maag-darmklachten worden ook vitamine B1, B6, B12 en foliumzuur bepaald.

Als het klinisch beeld onduidelijk is of als een van de bloeduitslagen abnormaal is, is nader onderzoek nodig. Dit kan bestaan uit neuropsychologisch onderzoek als de diagnose dementie onzeker is, uit beeldvormend onderzoek bij mengvormen van de hiervoor beschreven dementiesyndromen, of om de diagnose te bevestigen, zoals bij de verdenking van leukoaraiose.

Gedragsstoornissen

2

Prof. dr. W.A. van Gool

Patiënten klagen bijna nooit zelf over veranderingen in hun gedrag. In een grote meerderheid van de gevallen betreft het een klacht van anderen óver de patiënt, die ontremd, agressief, negativistisch, apathisch of prikkelbaar is. Voor de differentiaaldiagnose is het van belang om bij de heteroanamnese na te gaan of de gedragsstoornissen acuut of subacuut (respectievelijk in één dag of binnen een week) zijn ontstaan, of zich juist geleidelijker over een periode van weken of maanden hebben ontwikkeld. Bij het onderzoek van de patiënt dient achtereenvolgens gelet te worden op: 1) de aandacht, 2) cognitieve functies, 3) waarneming en realiteitsbesef, en ten slotte op 4) het psychomotore tempo en de stemming (zie figuur 2.1). Een stoornis in de aandacht kan tijdens de anamnese of het onderzoek worden vastgesteld als de patiënt de aandacht niet kan richten of niet gericht kan houden op de onderzoeker. Ook kan men de patiënt een relatief eenvoudige taak die enige concentratie vereist laten uitvoeren, bijvoorbeeld het in omgekeerde volgorde opnoemen van de dagen van de week. Binnen enkele minuten kan men vervolgens een indruk krijgen omtrent de oriëntatie, het geheugen, taalbegrip, spontane taalgebruik, nazeggen, benoemen, en de visuoconstructie en praxis. In combinatie met informatie over het al of niet bestaan van hallucinaties, wanen, manie, depressie of duidelijke vertraging van het psychomotore tempo, kan men de volgende hiërarchie aanbrengen in de differentiaaldiagnose van gedragsstoornissen.

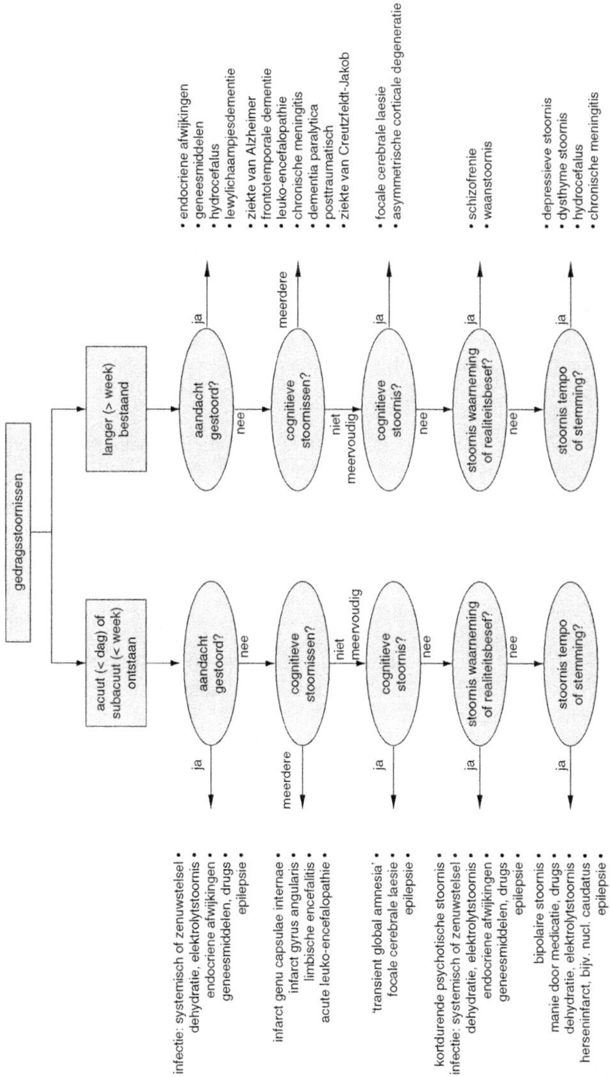

Figuur 2.1 *Gedragsstoornissen.*

Acuut ontstane gedragsstoornissen met gestoorde aandacht heten een acuut delier. Differentiaaldiagnosen van een acuut delier kunnen zijn:
- infectie: systemisch of zenuwstelsel (meningitis, encefalitis), zie hoofdstuk 27 Neuro-infecties;
- dehydratie, elektrolytstoornis, vooral hyponatriëmie of hypercalciëmie;
- endocriene afwijkingen, vooral schildklier- of bijnierschorsaandoeningen;
- drugs, geneesmiddelen, vooral medicatie met anticholinerge (parasympathicolytische) activiteit, zoals middelen die voorgeschreven worden bij incontinentie (bijvoorbeeld oxybutinine (Dridase©) of tolterodine (Detrusitol©)), bij neuropathische pijn, spanningshoofdpijn, of stemmingsstoornissen (amitriptyline (Tryptizol©)), of bij bewegingsstoornissen (biperideen (Akineton©)).
- epilepsie: partieel complexe aanvallen, niet-convulsieve status epilepticus of postictale toestand, zie hoofdstuk 25 Epilepsie.

Langer bestaande gedragsstoornissen met gestoorde aandacht heten een 'chronisch delier'. Differentiaaldiagnosen hiervan kunnen zijn:
- endocriene afwijkingen, vooral schildklier- of bijnierschorsaandoeningen;
- geneesmiddelen, vooral medicatie met anticholinerge (parasympathicolytische) activiteit, zie hiervoor;
- hydrocefalus;
- lewylichaampjesdementie, zie hoofdstuk 20 Gedragsstoornissen.

Acuut ontstane gedragsstoornissen met meervoudige cognitieve stoornissen noemen we 'acute dementie'. Differentiaaldiagnosen hiervan kunnen zijn:
- infarct genu capsulae internae;
- infarct gyrus angularis;
- limbische encefalitis, zie hoofdstuk 27 Neuro-infecties;
- posterieure reversibele leuko-encefalopathie.

Langer bestaande gedragsstoornissen met meervoudige cognitieve stoornissen heten dementie. Differentiaaldiagnosen hiervan kunnen zijn:

- ziekte van Alzheimer, zie hoofdstuk 19 Geheugenstoornissen;
- frontotemporale degeneratie, zie hoofdstuk 20 Gedragsstoornissen;
- leuko-encefalopathie, zie hoofdstuk 23 Beroerte;
- chronische meningitis, zie hoofdstuk 27 Neuro-infecties;
- dementia paralytica, zie hoofdstuk 27 Neuro-infecties;
- ziekte van Creutzfeldt-Jakob, hoofdstuk 20 Gedragsstoornissen.

Differentiaaldiagnosen van acuut ontstane gedragsstoornissen met een geïsoleerde cognitieve stoornis kunnen zijn:
- 'transient global amnesia', zie hoofdstuk 19 Geheugenstoornissen;
- focale cerebrale laesie: infarct, tumor (primair, metastase), abces, encefalitishaard;
- epilepsie: partieel complexe aanvallen, niet-convulsieve status epilepticus of postictale toestand, zie hoofdstuk 25 Epilepsie.

Differentiaaldiagnosen van langer bestaande gedragsstoornissen met een geïsoleerde cognitieve stoornis kunnen zijn:
- focale cerebrale laesie: infarct, tumor (primair, metastase), abces, encefalitishaard;
- asymmetrische corticale degeneratie, zie hoofdstuk 20 Gedragsstoornissen.

Acuut ontstane gedragsstoornissen met een stoornis in de waarneming of het realiteitsbesef is een acute psychose, een klinisch beeld dat soms moeilijk te onderscheiden is van het delier. Bij een delier staat de stoornis in de aandacht op de voorgrond, terwijl bij een kortdurende psychotische stoornis de aandacht relatief intact is. Hierbij gaat het om een gradueel verschil dat in de praktijk vaak moeilijk te bepalen is. Daarom geldt voor dit klinische beeld grotendeels dezelfde differentiaaldiagnose als hiervoor werd vermeld bij delier:
- kortdurende psychotische stoornis;
- zie verder hiervoor bij delier.

Differentiaaldiagnosen van langer bestaande gedragsstoornissen met een stoornis in de waarneming of het realiteitsbesef kunnen zijn:
- schizofrenie;

- waanstoornis.

Differentiaaldiagnosen van acuut ontstane gedragsstoornissen met een stoornis in het psychomotore tempo of de stemming kunnen zijn:

- bipolaire stoornis;
- manie door geneesmiddelen, drugs;
- subcorticaal herseninfarct, bijvoorbeeld nucleus caudatus;
- epilepsie: partieel complexe aanvallen, niet-convulsieve status epilepticus of postictale toestand, zie hoofdstuk 25 Epilepsie.

Differentiaaldiagnosen van langer bestaande gedragsstoornissen met een stoornis in het psychomotore tempo of de stemming kunnen zijn:

- depressieve stoornis;
- dysthyme stoornis;
- hydrocefalus;
- chronische meningitis, zie hoofdstuk 27 Neuro-infecties.

3 Slaapstoornissen

Dr. G.J. Lammers

3.1 Is de slaap wel gestoord?

Er zijn grote verschillen in slaapbehoefte, variërend van zo'n vijf tot negen uur per etmaal.
Dat de slaapbehoefte bij mensen zo varieert, leidt tot problemen bij het vaststellen van aandoeningen van de slaap. Er kan niet eenvoudigweg gesteld worden dat iemand die < 7,5 uur slaapt te weinig slaapt, of iemand die > 7,5 uur slaapt genoeg of te veel slaapt. Een enkeling die van zichzelf het idee heeft aan slapeloosheid te lijden, kan feitelijk toe met een korte slaap. Omgekeerd kan iemand met een grote slaapbehoefte door omstandigheden gedwongen (werk, gezin etc.) gemiddeld 7,5 uur per nacht slapen en daarbij een verhoogde slaapneiging overdag ontwikkelen, in tegenstelling tot de meerderheid van de bevolking die aan 7,5 uur slaap voldoende heeft. Verder gaat het niet alleen om de absolute duur van de slaap. Als de slaap veelvuldig onderbroken wordt, kan dit ook tot problemen overdag leiden.
Om het nog complexer te maken, komt de subjectieve ervaring van de nachtslaap zeker niet altijd overeen met wat er bij slaapregistratie wordt vastgesteld. Een als normaal ervaren slaap kan een abnormaal onderzoek opleveren, en het omgekeerde kan ook: een nacht die als vrijwel geheel doorwaakt wordt ervaren, kan een niet-afwijkend slaappatroon bij slaapregistratie opleveren.

3.2 Welke slaapstoornissen worden onderscheiden?

De slaapstoornissen worden in twee grote groepen onderverdeeld: slapeloosheid of insomnie en verhoogde slaapneiging

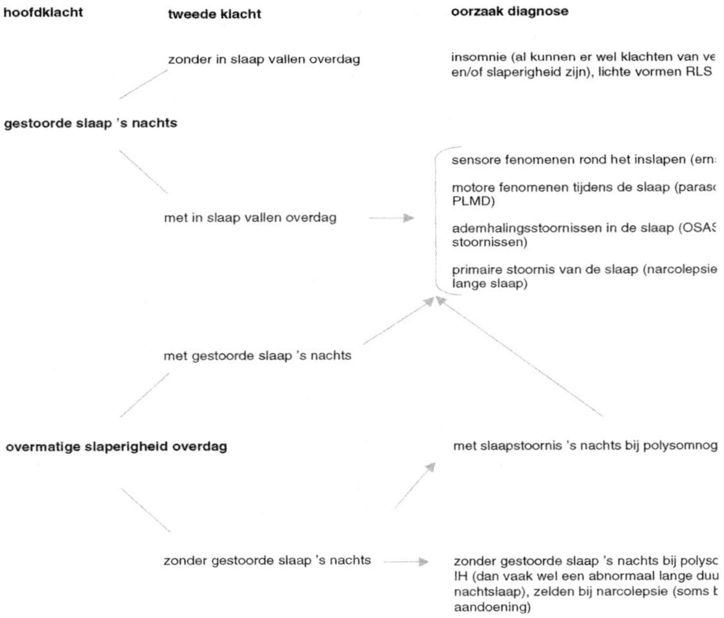
hoofdklacht
tweede klacht
oorzaak diagnose
zonder in slaap vallen overdag
insomnie (al kunnen er wel klachten van
en/of slaperigheid zijn), lichte vormen RLS
gestoorde slaap 's nachts
sensore fenomenen rond het inslapen
motore fenomenen tijdens de slaap
PLMD)
met in slaap vallen overdag
ademhalingsstoornissen in de slaap
stoornissen)
primaire stoornis van de slaap (narcolepsie
lange slaap)
met gestoorde slaap 's nachts
overmatige slaperigheid overdag
met slaapstoornis 's nachts bij
zonder gestoorde slaap 's nachts
zonder gestoorde slaap 's nachts bij
IH (dan vaak wel een abnormaal lange
nachtslaap), zelden bij narcolepsie (soms
aandoening)

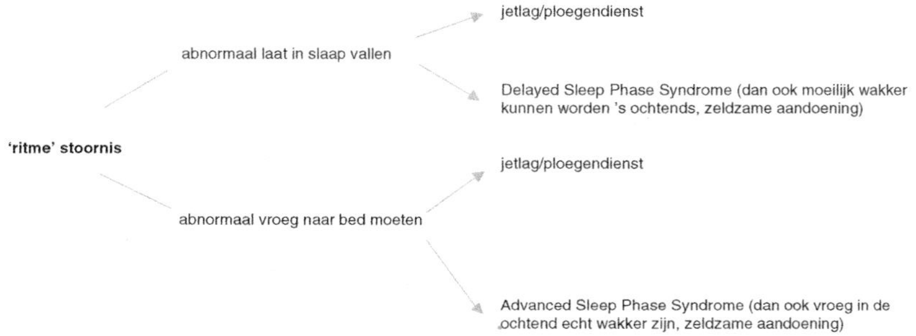

Figuur 3.1 Slaapstoornissen

RLS: Restless Legs Syndroom; PLMD: Periodic Limb Movement Disorder; OSAS: obstructief slaapapneusyndroom

IH: idiopathische hypersomnie.

Parasomnieën zijn doorgaans (abnormale) bewegingen en/of gedragingen tijdens de slaap, maar het kunnen ook zuiver mentale ervaringen zijn. Met name bij kinderen komen ze veel voor en hoeven ze niet abnormaal te zijn. De bekendste zijn: slaapwandelen, pavor nocturnus en nachtmerries. Voor de neurologie zijn van belang: exploding head syndroom en Rem Sleep Behaviour Disorder (RBD).

De slaap kan met diverse methoden worden geregistreerd. Wij maken geen onderscheid en noemen alle methoden eenvoudig slaapregistratie.

- *Patiënten met een overmatige slaperigheid overdag klagen vaak over vermoeidheid. Omgekeerd bedoelt een patiënt die over vermoeidheid klaagt zelden dat hij/zij een verhoogde slaapneiging heeft: vraag altijd expliciet naar wat een patiënt bedoelt met vermoeidheid.*
- *Zeer frequente slaperigheid overdag door te korte of door externe factoren verstoorde nachtslaap: dan wel probleem maar geen aandoening.*
- *Zeer zelden wordt een verhoogde slaapneiging veroorzaakt door nachtelijke epilepsie.*

overdag of hypersomnie. Verhoogde slaperigheid overdag moet onderscheiden worden van 'vermoeidheid', een klacht die veel vaker voorkomt en waarmee slechts zelden overmatige slaperigheid wordt bedoeld.
Insomnie wordt vrijwel nooit door een neurologische aandoening veroorzaakt; hypersomnie daarentegen wel, mits zelf opgelegde chronische slaapdeprivatie of externe verstoringen van de nachtslaap als oorzaak zijn uitgesloten.
Belangrijk voor het onderscheid tussen insomnie en hypersomnie is dat patiënten met insomnie, zelfs al zijn er klachten van slaperigheid overdag, eigenlijk nooit ongewild in slaap vallen overdag. Omgekeerd kunnen lijders aan hypersomnie bijkomende klachten hebben over hun nachtslaap, gelijkend op insomnieklachten. Problemen met inslapen zullen dit echter niet zijn, behalve in het geval van ernstige 'restless legs'. De verstoring van de nachtslaap kent bij hypersomniepatiënten een andere oorzaak dan bij insomnie. Het gaat bijvoorbeeld om een algeheel gestoorde regulatie van slaap bij narcolepsie, een gestoorde ademregulatie in de slaap bij slaapapneus, abnormale bewegingen in de slaap bij parasomnieën en Periodic Leg Movement Disorder (PLMD).
De prevalentie van hypersomnie is veel geringer dan van insomnie. Toch heeft op enig moment 15% van de bevolking klachten van een verhoogde slaapneiging overdag. Vermoedelijk heeft slechts een klein deel een echte slaapstoornis. Het merendeel heeft klachten door te weinig slaap of een gestoorde nachtslaap. Normalisering van de slaapduur en/of de externe verstoring doet bij deze mensen de klachten verdwijnen en bewijst dat het niet om een aandoening van de slaap gaat. Van belang is dat er aan hypersomniepatiënten in de spreekkamer vaak niets bijzonders te zien is, zelfs al zijn ze fors geïnvalideerd in het normale leven.

4 Duizeligheid

Dr. C.C. Tijssen

De meest voorkomende oorzaken van duizeligheid zijn volgens gegevens van een tweedelijns duizeligheidscentrum in Nederland in aflopende frequentie:
- hyperventilatie;
- benigne paroxismale positieduizeligheid (BPPD);
- ziekte van Ménière;
- neuritis vestibularis;
- orthostatische hypotensie;
- migraine;
- psychogeen/angststoornis;
- vasculair;
- medicamenteus en intoxicaties.

Bij 10-15% van de patiënten kon geen diagnose worden gesteld.

Het belangrijkste is onderscheid te maken tussen draaiduizeligheid, waarbij de patiënt een draaisensatie van zichzelf of de omgeving ervaart, en andere klachten, zoals een licht, zweverig, onzeker gevoel of een gevoel weg te vallen.
Draaiduizeligheid wijst op een aandoening van het vestibulaire systeem (centraal in het zenuwstelsel, meestal in de achterste schedelgroeve, of perifeer in het zenuwstelsel, dat wil zeggen in het evenwichtsorgaan of de bijbehorende hersenzenuw), terwijl de andere klachten een veelheid aan onderliggende oorzaken kunnen hebben.

4.1 Draaiduizeligheid

Voor het stellen van de diagnose draaiduizeligheid is een aantal onderscheidende factoren van belang zoals het beloop, de duur

Tabel 4.1 Onderscheidende factoren voor de diagnose draaiduizeligheid

Beloop		
Is er sprake van een eenmalige episode of zijn er meerdere aanvallen?		
eenmalig	*aanvalsgewijs*	
neuritis vestibularis	benigne paroxismale positieduizeligheid	
CVA/TIA	Ménière	
contusio labyrinthi	migraine	
	TIA	
	vestibulair paroxisme	
	perilymfatische fistel	
Duur		
Wat is de duur van de episode?		
seconden-minuten	*minuten-uren*	*uren-dagen*
BPPD	migraine	neuritis vestibularis
TIA	TIA	contusio labyrinthi
vestibulair paroxisme	Ménière	
	perilymfatische fistel	
Houdings/bewegingsafhankelijkheid		
Zijn de klachten afhankelijk van de positie of positieverandering van het hoofd?		
positieafhankelijk	*positieveranderingsafhankelijk*	
brughoektumor	BPPD	
vestibulair paroxisme		
Begeleidende verschijnselen		
Zijn er bijkomende gehoorsymptomen (oorsuizen, gehoorverlies, vol gevoel in oor)?		
Is er misselijkheid en/of braken?		
Is er sprake van dubbelzien, coördinatie- of motoriekstoornis?		

gehoorsymptomen	*misselijkheid/braken*	*dubbelzien/coördinatie/ motorische stoornis*
Ménière	neuritis vestibularis	CVA/TIA
vestibulair paroxisme	migraine	tumor
brughoektumor	contusio labyrinthi	multipele sclerose
cholesteatoom	Ménière	
contusio labyrinthi	BPPD	
Uitlokkende factor		
Is er een relatie met de menstruatie?		
Wordt het uitgelokt door drukverhogende momenten?		
Ging er een trauma aan vooraf?		
menstruatie	*drukverhogende momenten*	*trauma*
migraine	brughoektumor	posttraumatische BPPD
	perilymfatische fistel	perilymfatische fistel
		contusio labyrinthi

en de aard van de klachten, het al of niet aanwezig zijn van uitlokkende factoren, en de aanwezigheid van begeleidende verschijnselen.

4.1.1 LICHAMELIJK EN AANVULLEND ONDERZOEK

Verdenking van benigne paroxismale positieduizeligheid

Bij verdenking van benigne paroxismale positieduizeligheid (BPPD) wordt de kiepproef van Dix-Hallpike uitgevoerd. Hierbij wordt in zittende houding het hoofd 45 graden naar rechts (resp. naar links) gedraaid, waarna de patiënt snel op zijn rug wordt gelegd met zijn hoofd in iets afhangende stand. De proef is positief als de voor de patiënt herkenbare duizeligheid optreedt en een nystagmus wordt opgewekt. De klachten en verschijnselen doven binnen een minuut weer uit.

Verdenking van neuritis vestibularis

In de acute fase van neuritis vestibularis is bij het onderzoek van de oogbewegingen een nystagmus waarneembaar die in de loop van dagen minder heftig wordt en ten slotte verdwijnt. Bij twijfel over de diagnose kan aanvullend nog een elektronystagmogram met calorische stimulatie van de evenwichtsorganen worden verricht.

Verdenking van de ziekte van Ménière

In de acute fase van de ziekte van Ménière kan een passagère nystagmus waarneembaar zijn. Tussen twee aanvallen kan aanvullend een audiogram worden verricht, waarop voorafgaande aan de klinische manifestatie van gehoorverlies reeds afwijkingen kunnen worden gevonden.

Verdenking van migraine

Voor migraine zijn geen aanvullende diagnostische mogelijkheden beschikbaar.

Verdenking van tumor, CVA, multipele sclerose

Meestal worden bij neurologisch onderzoek in dat geval ook andere afwijkingen gevonden.

4.2 Duizeligheid, maar geen draaiduizeligheid

Meestal gaat het bij een duizeligheid die geen draaiduizeligheid is om sensaties of beschrijvingen als: licht gevoel in het hoofd, zweverig gevoel, gevoel weg te vallen, neiging tot flauwvallen, onzeker gevoel. Vaak zijn deze uitingen weinig specifiek en is het zaak door gerichte anamnese hierover meer helderheid te verkrijgen.
De oorzaken zijn velerlei en liggen meestal niet op het gebied van de neurologie. De meest voorkomende oorzaken zijn hyperventilatie, psychische aandoeningen, orthostatische hypotensie, vasovagaal, cardiovasculaire aandoeningen, trauma, medicatie-effecten en intoxicaties. Bespreking van deze oorzaken en hun behandeling valt buiten het kader van dit hoofdstuk. Bij oudere patiënten betreft het vaak een combinatie van factoren (waaronder ook verminderde visus, neuropathie, afwijkingen van het bewegingsapparaat), waarvoor ook wel de term multipel sensorisch deficit wordt gebruikt. Degeneratieve afwijkingen van de nek worden nogal eens opgevoerd als verklaring voor duizeligheidsklachten; een goede wetenschappelijke onderbouwing hiervoor ontbreekt echter. Ook het begrip vertebrobasilaire insuffi-

ciëntie is vaag en klinisch niet bruikbaar. Bij een deel van de patiënten met (niet-draai)duizeligheidsklachten is het niet mogelijk tot een goede verklaring voor de klachten te komen.

Voorbijgaande neurologische uitval

5

Dr. P.J. Nederkoorn

5.1 Inleiding

Een TIA (transient ischemic attack) is de belangrijkste en bekendste oorzaak van voorbijgaande neurologische uitvalsverschijnselen. Een TIA wordt gedefinieerd als voorbijgaande focale neurologische uitval (< 24 uur), passend bij een doorbloedingsstoornis in een van de stroomgebieden in de hersenen. Bij een TIA treedt er een facialis- en armparese op, of een arm- en beenparese, of een parese van alle drie. Indien er alleen een parese is van een van de drie, wordt de diagnose TIA heroverwogen. De TIA wordt in hoofdstuk 6 besproken. Andere veelvoorkomende oorzaken van voorbijgaande neurologische uitval zijn:

- epileptisch insult;
- hypoglykemie;
- migraineaanval;
- verlamming door compressie van een perifere zenuw;
- paralyse van Bell;
- myasthenia gravis;
- neuritis optica;
- transient global amnesia;
- paniekstoornis;
- conversie.

5.2 Epilepsie

Een focale epileptische aanval kan gepaard gaan met een postictale verlamming (paralyse van Todd). Wanneer de epileptische aanval niet geobserveerd is, of wanneer deze niet gepaard ging met klassieke verschijnselen zoals trekkingen, kan de postictale verlamming moeilijk onderscheiden worden van een TIA. Een heteroanamnese van een getuige is cruciaal om het onderscheid te maken. Verder moet aan een paralyse van Todd gedacht worden als de patiënt al bekend is met epilepsie.

5.3 Hypoglykemie

Bij patiënten met diabetes moet bij focale neurologische uitval ook gedacht worden aan hypoglykemie. Behalve een gedaald bewustzijn of andere meer gegeneraliseerde symptomen kan een halfzijdige verlamming voorkomen. Bepaling van het bloedsuikergehalte bij het begin van de uitval leidt tot de juiste diagnose.

5.4 Migraine

Bij een migraineaura gaat het meestal om eenzijdige visuele stoornissen, zoals flikkeringen of scotomen. Maar andere focale uitvalsverschijnselen zijn ook mogelijk, zoals een halfzijdige verlamming of gevoelsstoornis. In tegenstelling tot een TIA, waarbij de uitval acuut ontstaat, kan de uitval zich gedurende minuten geleidelijk uitbreiden ('march of symptoms'). Bij een halfzijdige verlamming kan het gaan om de familiaire hemiplegische vorm van migraine. Bij gevoelsstoornissen gaat het vaak om positieve symptomen zoals tintelingen.

5.5 Drukneuropathie

Een drukneuropathie van een perifere zenuw kan een voorbijgaande verlamming geven van (een deel van de spieren) van één ledemaat, meestal distaal (vingers/hand, tenen/voet). De meest voorkomende drukneuropathieën zijn die van de nervus ulnaris en van de nervus peroneus. Bij een drukneuropathie van de ulnaris staan gevoelsstoornissen vaak op de voorgrond (doof gevoel of tintelingen pink en ringvinger), bij die van de peroneus een parese (klapvoet). Gevoelsstoornissen bestaan veelal uit positieve symptomen zoals tintelingen, maar bij een langer bestaande drukneuropathie kan ook een doof gevoel ontstaan. Drukneuropathieën kunnen voorkomen na lang leunen op een arm (nervus ulnaris), na lang zitten met de benen gekruist of in hurkende houding (nervus peroneus) of bijvoorbeeld na langdurig in één bepaalde houding in bed of op de operatietafel te hebben gelegen. Bekend is de 'Saturday night palsy', een radialis neuropathie met de 'wrist drop' na in slaap vallen op een stoel met een arm over een leuning (niet zelden na alcoholgebruik). Daarnaast kunnen drukneuropathieën door chronische belasting van druk ontstaan, bijvoorbeeld bij aan werk gerelateerde houdingen.

5.6 Paralyse van Bell

De paralyse van Bell (nervus facialis parese) kan feitelijk ook beschouwd worden als een vorm van drukneuropathie (druk op de gezwollen zenuw in de nauwe canalis facialis). De duur van de uitval is vrijwel altijd langer dan bij een TIA. Onderscheid moet vooral worden gemaakt met een centrale facialis parese veroorzaakt door een beroerte. In tegenstelling tot een beroerte gaat het bij de paralyse van Bell juist om een perifere facialis parese. Hierbij is de motoriek van de hele gezichtshelft aangedaan (ook sluiten van het oog) in plaats van alleen of vooral de mondhoek zoals bij een centrale verlamming. Deze paralyse komt voor op alle leeftijden, wordt vaak voorafgegaan door pijn en soms is ook de smaak aangedaan.

5.7 Myasthenia gravis

Bij voorbijgaande klachten van dubbelzien moet behalve aan een vertebrobasilaire TIA ook gedacht worden aan de oculaire vorm van myasthenie. Deze komt vooral voor bij jonge vrouwen, en het dubbelzien gaat dikwijls gepaard met een hangend ooglid (ptosis). Patiënten klagen vaak dat ze 's avonds niet goed meer kunnen lezen of tv-kijken. Bij provocatie zijn de klachten op te wekken of nemen ze toe, bijvoorbeeld door de patiënt een minuut helemaal naar boven of naar opzij te laten kijken zonder dat het hoofd gedraaid mag worden. Bij myasthenia gravis kan een voorbijgaande en fluctuerende dysartrie voorkomen. Deze kenmerkt zich, net als de andere verschijnselen van myasthenie, door geleidelijke toename bij provocatie, die getest kan worden door de patiënt bijvoorbeeld te laten vertellen wat hij de vorige dag heeft gedaan of door hem een stuk te laten voorlezen.

5.8 Neuritis optica

Bij een plotselinge visusdaling aan één oog kan het behalve om een amaurosis fugax of een andere lokale vasculaire oorzaak gaan om een episode van neuritis optica. De oorzaak is meestal demyelinisatie van de nervus optica en is vrijwel altijd eenzijdig. Het kan soms gaan om een eerste uiting van wat later multipele sclerose blijkt te zijn. De uitval is met uren tot dagen meestal van veel langere duur dan bij amaurosis fugax; het onderscheid met een lokale vasculaire oculaire oorzaak kan om die reden in eerste instantie lastiger zijn. Bij amaurosis fugax gaat het vaker om jongere patiënten.

5.9 Transient global amnesia

Bij een transient global amnesia is er sprake van een voorbijgaande stoornis van het geheugen. Er is vooral een antegrade amnesie (inprentingsstoornis), wat zich uit door het niets kunnen onthouden tijdens de episode. Vaak worden steeds dezelfde vragen gesteld. Er kan ook een retrograde amnesie zijn; dat is amnesie voor gebeurtenissen die kortgeleden gebeurd zijn. Gebeurtenissen van langer geleden en vaststaande feiten weet de patiënt wel, bijvoorbeeld wie hij is, waar hij woont, en wat zijn beroep is. Een transient global amnesia komt vooral voor op oudere leeftijd. Hoewel een episode indrukwekkend kan zijn, is de prognose uitstekend. Bij een transient global amnesia moet de diagnose epileptische aanval worden overwogen.

5.10 Paniekstoornis

Bij een paniekaanval, vaak gepaard gaande met hyperventilatie, kunnen voorbijgaande neurologische verschijnselen ontstaan. Het meest voorkomend zijn positieve sensibele verschijnselen aan de handen (tintelingen). Meestal gaat het om beide handen. Daarnaast kunnen er sensibele stoornissen ontstaan in het gezicht, vooral rond de mond, en weer meestal tweezijdig.

5.11 Conversiestoornis

Bij plotselinge neurologische uitval die niet verklaard kan worden door een neurologische aandoening kan het gaan om een conversiestoornis. De term functionele stoornis heeft eigenlijk de voorkeur, omdat het begrip conversie uit de psychoanalyse stamt. Het kan hierbij gaan om een verlamming of gevoelsstoornis van een arm of been, blindheid, of mutisme. Meestal gaat het bij een conversiestoornis echter om een verlamming. De verlammingen volgen vaak een afwijkend patroon en er is geen verhoogde tonus zoals bij een verlamming veroorzaakt door een piramide baanstoornis. Een conversiestoornis wordt relatief vaak gezien na een stressvolle of emotionele gebeurtenis (hevige ruzie, mishandeling) en komt vaker voor op jongere leeftijd (< 40 jaar) dan bij oudere mensen.

6 Beroerte

Dr. P.J. Nederkoorn

De belangrijkste vragen bij verdenking van een beroerte zijn:

1 Is de neurologische uitval van het ene op het andere moment ontstaan?
2 Is de uitval beperkt tot gelaat of arm of been?

6.1 Acute neurologische uitval

Neurologische uitval die van het ene op het andere moment ontstaat, is een beroerte tot het tegendeel is bewezen. Het meest voorkomend is een beroerte in een van de hersenhelften, waardoor eenzijdige paresen ontstaan van het gelaat en de arm, de arm en het been of van alle drie tegelijkertijd. Bij uitsluitend paresen van of het gelaat, of de arm, of het been moeten eerst andere diagnosen worden overwogen; respectievelijk Bell's palsy, compressieneuropathie van de nervus radialis of van de nervus peroneus. Bij beroerten gaat het in ongeveer 80% van de gevallen om een herseninfarct. Onmiddellijke verwijzing naar de neurologische kliniek is noodzakelijk. Bij een herseninfarct moet onmiddellijk trombolyse worden toegepast. Eerst moet een CT-scan van de hersenen worden gemaakt, want in 20% van de gevallen betreft het een hersenbloeding. Een hersenbloeding kan verder onderverdeeld worden in een spontane intracerebrale bloeding (ICH) of een subarachnoïdale bloeding (SAB). Op grond van de kliniek is het onderscheid tussen een infarct en ICH niet te maken.

Een SAB presenteert zich anders dan een herseninfarct of een ICH, namelijk met acute hoofdpijn met in de helft van de gevallen bewustzijnsverlies. Alle patiënten met acute hoofdpijn, dat is hoofdpijn die in enkele minuten zeer heftig geworden is, worden onmiddellijk verwezen naar de neurologische kliniek voor onderzoek door middel van CT-scan van de hersenen. In een kwart van de gevallen wordt dan een afwijkende CT gezien. Als het om een SAB door een gebarsten aneurysma gaat, is onmiddellijke behandeling van het aneurysma vereist, omdat in de eerste dagen na de SAB recidiefbloedingen voorkomen die in de meerderheid van de gevallen dodelijk zijn.

In zeldzame gevallen kan een beroerte zich ook presenteren met een epileptisch insult. Voor de belangrijkste symptomen bij een beroerte, zie tabel 6.1.

Bij een TIA (transient ischemic attack) zijn de uitvalsverschijnselen per definitie binnen 24 uur verdwenen. Deze grens is echter arbitrair en het is belangrijk om te beseffen dat het bij voorbijgaande focale neurologische uitval die door ischemie wordt veroorzaakt, feitelijk gaat om een 'dreigend herseninfarct'. Wanneer er een TIA is opgetreden en alle symptomen verdwenen zijn, dient de patiënt gezien de grote kans op een herseninfarct binnen 24 uur door een neuroloog gezien te worden. Bij een TIA of herseninfarct ontstaan de focale uitvalsverschijnselen acuut en zijn daarna niet progressief. Alleen in zeldzame gevallen kan de ernst van de uitval wisselen in de tijd, bijvoorbeeld bij een trombose in de arteria basilaris. Voor een TIA of herseninfarct is kenmerkend dat de focale uitvalsverschijnselen veelal te herleiden zijn tot één of meer stroomgebieden (tabel 6.1).

Bij een groot herseninfarct of een grote hersenbloeding met verplaatsing van hersenparenchym kan een bewustzijnsdaling optreden, evenals bij een infarct of bloeding in de hersenstam.

Een zeldzame vorm van beroerte is cerebrale veneuze sinustrombose. Deze vorm van beroerte komt vrijwel uitsluitend bij vrouwen voor. Hieraan moet gedacht worden als een vrouw aan het eind van haar zwangerschap is of kort daarna, of net met de anticonceptiepil is gestart, klaagt over hoofdpijn en vooral als er focale insulten zijn.

Tabel 6.1 Belangrijkste en meest voorkomende focale uitvalsverschijnselen bij een TIA of herseninfarct, ingedeeld naar stroomgebied.

stroogebied	*uitvalsverschijnsel*
arteria ophthalmica	monoculaire blindheid, voorbijgaand (amaurosis fugax) of blijvend
arteria cerebri anterior	halfzijdige zwakte en/of gevoelsstoornis van been > arm
	frontale gedragsstoornissen zoals apathie of ontremming
arteria cerebri media	halfzijdige zwakte en/of gevoelsstoornis van arm > been en/of het gelaat
	taalstoornis (afasie)
arteria cerebri posterior	hemianopsie
arteria vertebralis en arteria basilaris	coördinatiestoornis
	uitspraakstoornis (dysartrie)
	duizeligheid
	hersenzenuwuitval

Wegrakingen

7

Prof.dr. J.G. van Dijk

7.1 Heeft patiënt een wegraking gehad?

Een wegraking is een kortdurende (hooguit enkele minuten), spontaan overgaande kennelijke bewusteloosheid. De bewusteloosheid leidt tot abnormale motoriek (vallen), verlies van normale reacties op prikkels en later amnesie. Figuur 7.1. toont enkele verwante begrippen, en figuur 7.2. laat zien dat niet-traumatische wegrakingen kunnen worden onderverdeeld in syncope, epilepsie, functionele wegraking en zeldzame vormen. Deze indeling wordt internationaal gebruikt, en bundelt aandoeningen die op elkaar lijken; 'wegraking' is daarin hetzelfde als 'Transient Loss of Consciousness' (TLOC).

7.2 Syncope

Syncope is een wegraking ten gevolge van cerebrale hypoperfusie. Sommige symptomen komen bij alle oorzaken voor en andere hangen van de oorzaak af; de laatste worden per oorzaak besproken. De val is meestal slap, maar stijf omvallen is mogelijk. De ogen zijn meestal open (ook als ze eerst gesloten waren), waarbij ze in een middenstand of omhoog staan.

Schokken

Schokken komen bij syncope gedurende enkele seconden voor; deze schokken zijn per schok abrupt, gering van amplitude (zonder duidelijke flexie van ellebogen of knieën), niet-ritmisch en niet-synchroon. Ze houden slechts 15-20 seconden aan. Of er schokken zijn discrimineert niet tussen epilepsie en syncope, maar de aard van de schokken wel.

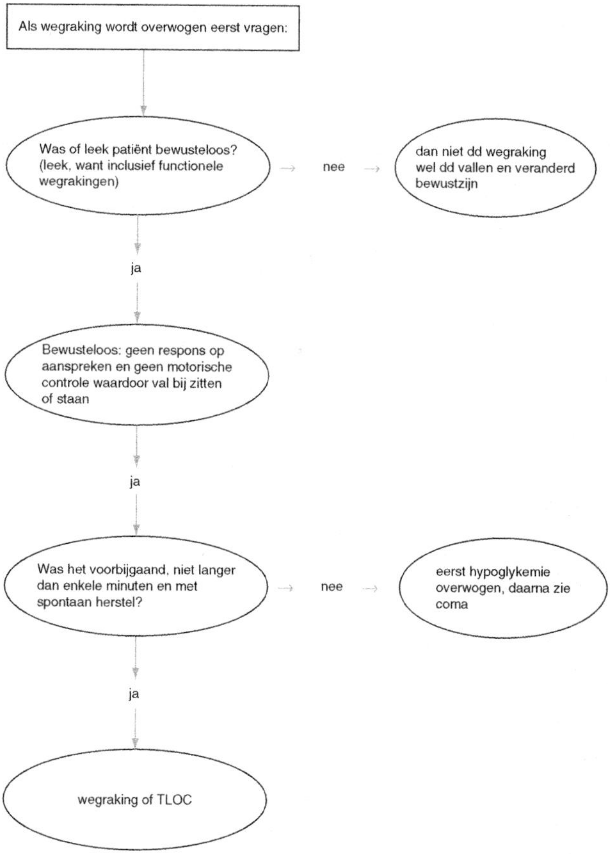

Figuur 7.1 *Wegraking.*
dd: differentiaaldiagnose; TLOC: Transient Loss Of Consciousness.

Incontinentie voor urine

Incontinentie voor urine discrimineert niet tussen epilepsie en syncope.

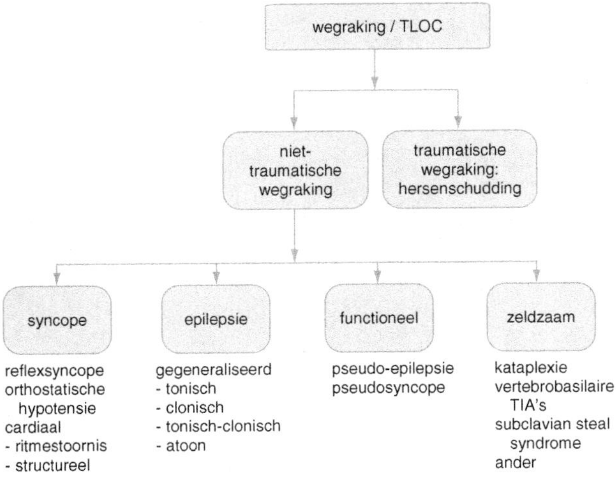

Figuur 7.2 *Soorten wegraking/TLOC.*

Tongbeet

Een tongbeet onderscheidt wel tussen epilepsie en syncope: dit komt uiterst zelden voor bij syncope, en als het gebeurt betreft de beet meestal de punt van de tong, terwijl bij epilepsie de beet bijna altijd aan de zijkant van de tong wordt gezien.

Duur bewusteloosheid

Bij syncope duurt de bewusteloosheid meestal niet langer dan twintig seconden. Als er nog enige circulatie is, helpt een horizontale houding de syncope te verkorten. Als de val geen horizontale ligging heeft doen ontstaan, dienen patiënten dan ook platgelegd te worden.
Het herstel van bewustzijn is meestal vlot. Patiënten zijn hooguit enkele seconden verbaasd, maar niet langdurig verward, wat een belangrijk onderscheid met epilepsie vormt. Wel zijn ze vaak moe en slaperig na afloop.

7.2.1 HOOFDGROEPEN SYNCOPE

Syncope kent drie hoofdgroepen:
- reflexsyncope;
- syncope door orthostatische hypotensie;
- cardiale syncope.

Reflexsyncope

Bij een reflexsyncope kan de sympathische vasoconstrictie wegvallen (vasodepressief) en/of kan er een bradycardie of asystolie ontstaan (cardio-inhibitoir) door verhoogde vagale activiteit. De circulatiedaling ontstaat snel, meestal in enkele seconden.
Vasovagale syncope is de meest voorkomende vorm van wegraking en dus ook de meest voorkomende reflexsyncope. Uitlokkende factoren zijn pijn, angst en stilstaan. Veel zeldzamer zijn zitten of syncope tijdens of kort na inspanning. Het treedt makkelijker op bij problemen met de vochthuishouding (hypovolemie na diarree of bij koorts), warmte (warm land, koorts) of alcoholgebruik (vasodilatatie) of combinaties daarvan (overmatig alcoholgebruik in een te warm restaurant).
Bij reflexsyncope is er 'autonome activatie' voor (en soms na) de aanval: zweten, misselijkheid en bleekheid. Vasovagale syncope komt familiair veel voor. De piekleeftijd van optreden is rond het vijftiende jaar. Bij een eerste syncope boven de leeftijd van 35 jaar is een vasovagale oorzaak onwaarschijnlijk, zodat het belangrijk is te vragen of het niet toch op de kinder- en adolescentietijd al eerder is opgetreden. Andere vormen van reflexsyncope worden als 'situationeel' bestempeld, wat niets meer betekent dan dat ze onder bepaalde omstandigheden optreden. Voorbeelden zijn de nachtelijke mictiesyncope en hoestsyncope.

Sinus-caroticusovergevoeligheid

Bij ouderen kan massage door een arts van de sinus caroticus een reflexsyncope teweegbrengen. Het voorkomen van deze respons blijkt gekoppeld te zijn aan vallen bij ouderen, maar deze associatie betekent niet dat valpartijen ook ontstaan door druk op de sinus caroticus. Vermoedelijk wijst de respons op sinusmassage slechts op gevoeligheid voor reflexsyncope, die dan door – meestal onbekende – factoren opgewekt wordt. Het optreden van syncope door druk op de sinus caroticus door strakke kleren en dergelijke dient hiervan onderscheiden te worden; deze 'spontane sinus-caroticusovergevoeligheid' is extreem zeldzaam.

Orthostatische hypotensie (OH)

Op zichzelf betekent orthostatische hypotensie (OH) niets meer dan een lage bloeddruk in staande houding, gedefinieerd als een systolische daling van ≥ 20 mm Hg binnen drie minuten na opstaan. Over klachten zegt de term 'OH' niets; klachten als lichtheid in het hoofd bij staan worden betiteld als 'orthostatische intolerantie'.
De termen 'OH' en 'autonoom falen' overlappen elkaar grotendeels; de laatste term benadrukt dat het autonome zenuwstelsel faalt de bloeddruk aan te passen aan de eisen van het moment. De bloeddruk begint bij staan direct te dalen, maar daarna neemt de daling af; of er klachten ontstaan, hangt van het uiteindelijke absolute niveau af. De klachten, meestal betiteld als 'licht gevoel in het hoofd' of 'duizeligheid', ontstaan dan ook meestal niet direct na opstaan, maar kunnen ook na vele minuten staan pas ontstaan. Vragen of het lijkt op het gevoel dat menigeen heeft bij snel opstaan helpt het te onderscheiden van vertigo. Er kan pijn in schouders en nek bij voorkomen door spierischemie.
Een variant is syncope direct na stoppen van inspanning, zoals bovenaan de trap stilstaan.

Oorzaken orthostatische hypotensie

De veruit belangrijkste oorzaak van orthostatische hypotensie is medicatie, waardoor de sympathische controle wordt belemmerd of volumedepletie ontstaat. Minder frequent zijn 'primair' en 'secundair autonoom falen'.
Medicamenten die orthostatische hypotensie kunnen veroorzaken zijn onder andere:
- diuretica;
- antihypertensiva;
- antidepressiva.

Primair autonoom falen is een van de neurodegeneratieve ziekten. De voornaamste zijn:
- puur autonoom falen (alleen degeneratie autonoom zenuwstelsel);
- multipele systeematrofie;
- ziekte van Parkinson;
- lewylichaampjesdementie.

Secundair autonoom falen (niet-neurologische ziekten waarbij het autonome zenuwstelsel wordt aangetast) kan orthostatische hypotensie (OH) veroorzaken door:

- diabetes mellitus;
- amyloïdose. Op grond van de oorzaken is OH frequent de oorzaak van syncope bij ouderen en zeldzaam bij jongeren.

Cardiale syncope

Cardiale syncope is niet heel frequent maar wel erg gevaarlijk, doordat het meestal wijst op een reeds ziek hart. Dit geldt zowel voor ritmestoornissen als structurele hartziekten. Bij ritmestoornissen komt syncope zonder enig patroon voor (wat op epilepsie kan lijken), maar bij structurele stoornissen kan syncope tijdens inspanning optreden. Gevaarstekenen zijn:
- cardiale voorgeschiedenis;
- medicatie (ritmestoornissen door antihistaminica, antibiotica, neuroleptica);
- hartkloppingen voor de syncope;
- syncope tijdens inspanning of in liggende houding;
- syncope na schrik, bij jonge mensen (erfelijk verlengd QT-syndroom).
- ecg-afwijkingen.

7.3 Epilepsie

Van de vele soorten epilepsie veroorzaken er vele géén bewusteloosheid, en deze vallen dan ook niet onder een wegraking. Dit betreft alle vormen van partiële epilepsie waarbij het bewustzijn intact is, en de partieel-complexe vorm, waarbij het bewustzijn veranderd maar niet verloren is: hierbij blijft de patiënt rechtop zitten of staan. Van de gegeneraliseerde vormen valt absence-epilepsie ook niet onder wegrakingen, opnieuw omdat de patiënt overeind blijft.
Vormen van epilepsie die wel onder wegrakingen vallen, zijn gegeneraliseerde epilepsie met tonische, klonische, tonisch-klonische of atone aanvallen.

Verdacht voor een epileptische aanval zijn de volgende elementen:
- meestal geen systematische uitlokkende factor;
- als er al uitlokking is (lichtflitsen), is de uitlokking niet die van syncope;
- soms stereotiep partieel begin (aura);
- begint met een kreet;

- duur van de aanval één minuut (syncope eerder 15-20 seconden);
- schokken voor de val, eenzijdige schokken, grove schokken, ritmische schokken, synchrone schokken;
- blauwe gelaatskleur (komt ook bij cardiale syncope voor);
- na aanval langdurig verward met inprentingsproblemen.

7.4 Functionele wegrakingen

'Functioneel' wordt gebruikt voor aandoeningen die men in ziekteclassificaties als de ICD (International Classification of Diseases) en de DSM-IV (Diagnostic and Statistical Manual of Mental Disorders) terugvindt onder dissociatie en conversie, ofwel als aandoeningen zonder somatisch substraat. Functionele wegrakingen betreffen twee typen: één met bewegingen, dat op epilepsie lijkt, en één zonder, dat op syncope of op langer durende bewusteloosheid lijkt.
Functionele wegrakingen komen vaker bij vrouwen dan bij mannen voor, en vooral bij relatief jonge patiënten.
Patiënten met functionele aanvallen vormen zo'n 20% van alle patiënten in tertiaire epilepsieklinieken. De diagnose vergt meestal een aanvalsregistratie via video-eeg-monitoring of een kantelproef

Voor functionele aanvallen die op epilepsie lijken pleit:
- bewegingen die niet bij epilepsie worden gezien zoals trappelen;
- ogen vrijwel altijd dicht (ze zijn bijna altijd open bij epilepsie en syncope);
- aanvalsregistratie toont een normaal eeg tijdens aanval.

Voor functionele aanvallen die op syncope lijken pleit:
- zeer hoge frequentie, vele malen per dag;
- duur van de aanvallen is minuten, bij syncope seconden;
- aanvalsregistratie toont een normale hartslag, bloeddruk en eeg.

7.5 Andere oorzaken

Vertebrobasilaire TIA's geven zelden bewustzijnsverlies. Als dit wel het geval is, dan is dat nooit geïsoleerd, maar zijn er ook paresen van de ledematen, ataxie, dubbelzien of slik- en spraakstoornissen.
Als het 'subclavian steal' al symptomen veroorzaakt, gaat om vertebrobasilaire TIA's en opnieuw niet om geïsoleerde bewusteloosheid. Een fors bloeddrukverschil tussen de armen en het optreden van klachten bij gebruik van een arm (vaker links) wijzen op deze vorm van 'steal'.
Kataplexie (zeldzaam): uitlokkende factoren als lachen, het maken van een gevatte opmerking of het onverwacht tegenkomen van een bekende veroorzaken een plotselinge verslapping, waardoor patiënten meestal tamelijk langzaam ineenzakken. Zij zijn bij bewustzijn, zodat er later géén amnesie is. Samen met overmatige slaperigheid wijst kataplexie op narcolepsie.

De term 'drop attacks' wordt zowel gebruikt om 'vallen e.c.i.' aan te geven, als voor vallen bij de ziekte van Menière, en voor vallen bij atone insulten. Dit weinig precieze gebruik pleit ervoor om in al die gevallen een meer specifieke term te gebruiken. Het is beter de term te reserveren voor een specifieke aandoening: dit betreft middelbare en oudere vrouwen (zelden mannen) die plotseling merken dat zij aan het vallen zijn en zich bewust zijn van de landing op de grond. Veelal vallen zij op de knieën. Er is geen mechanisme of therapie bekend.

Tabel 7.1a Elementen van nut bij de (hetero)anamnese van wegrakingen.

	fenomeen	*vermoedelijke diagnose*
predisponerende factoren en bezigheid bij begin	liggen	epilepsie, cardiale ritmestoornis, functionele wegraking. Reflexsyncope en autonoom falen zeer onwaarschijnlijk
	staan	alle oorzaken
	langdurig staan/zitten	reflexsyncope, orthostatische hypotensie
	opstaan na lang zitten of liggen	reflexsyncope, orthostatische hypotensie
	mictie	reflexsyncope, orthostatische hypotensie (bij staand plassen)
	hoestbui	hoestsyncope (vorm van reflexsyncope)
	slikken	reflexsyncope
	hardop lachen, winnend moment sport, vertellen grap	kataplexie
	tijdens krachtig gebruik van de armen	subclavian steal syndroom
	angst, pijn, drukte	reflexsyncope
	stress	reflexsyncope, functionele wegrakingen, epilepsie
	mobilisatie bij ziekte en koorts	reflexsyncope, orthostatische hypotensie
	hoofdbewegingen, druk op hals, scheren	spontane vorm sinus-caroticusgevoeligheid (zeldzaam!)
	na de maaltijd	postprandiale hypotensie (verwant aan orthostatische hypotensie)

	fenomeen	vermoedelijke diagnose
	direct na staken van inspanning	orthostatische hypotensie bij ouderen, reflexsyncope bij jonge sporters
	tijdens inspanning	cardiaal: structurele hartziekte
	pijn op de borst	cardiaal: structurele hartziekte
	hartkloppingen	cardiaal: ritmestoornis
	door plots geluid (bijv. wekker)	erfelijk verlengd QT-syndroom
	zien van lichtflitsen	epilepsie met fotosensitiviteit
	slaapdeprivatie	epilepsie

Tabel 7.1b Elementen van nut bij de (hetero)anamnese van wegrakingen.

	fenomeen	vermoedelijke diagnose
bij het begin van de aanval	misselijk, zweten, bleek, klam	'autonome activatie': reflexsyncope
	pijn schouders, nek bij staan	ischemie spieren: autonoom falen
	opstijgend gevoel buik, nare smaak, per persoon vaste volgorde bepaalde sensaties	aura bij epilepsie

Tabel 7.1c Elementen van nut bij de (hetero)anamnese van wegrakingen.

	fenomeen	vermoedelijke diagnose
tijdens aanval (ooggetuige)	*vallen*	
	– stijf omvallen	tonische fase epilepsie, zelden syncope
	– slap in elkaar zakken	syncope
	schokken	
	– begin vóór de val	epilepsie
	– begin ná de val	epilepsie, syncope
	– symmetrisch synchroon	epilepsie
	– asymmetrisch asynchroon	syncope, soms epilepsie
	– voor begin bewusteloosheid	epilepsie
	– na begin bewusteloosheid	syncope
	– gaan over in < 15 seconden	syncope waarschijnlijker dan epilepsie
	– houdt minuten aan	epilepsie
	– eenzijdig optreden	epilepsie
	overige aspecten	
	– hoofd naar één zijde gedraaid	epilepsie, zelden syncope
	– langdurige bewusteloosheid	epilepsie
	– automatismen (smakken, kauwen, knipperen)	epilepsie
	– cyanose in gezicht	epilepsie, cardiale syncope
	– ogen open	evenzeer epilepsie als syncope

fenomeen	vermoedelijke diagnose
– ogen dicht	functionele wegraking
– tongbeet, lateraal	epilepsie
– tongbeet, punt van de tong	syncope (tongbeet op zich zeldzaam)
– incontinentie urine	epilepsie evenzeer als syncope
– paresen, ataxie, spraakstoornis, andere hersenstamfunctiestoornis	vertebrobasilaire TIA of 'subclavian steal syndrome'
– schuim op de mond	epilepsie
– 'pelvic thusting'	functionele wegraking
– beloop met herhaald afnemen en toenemen van bewegingen	functionele wegraking

Tabel 7.1d Elementen van nut bij de (hetero)anamnese van wegrakingen.

	fenomeen	*vermoedelijke diagnose*
direct na afloop van de aanval	misselijkheid, zweten, bleekheid	'autonome activatie' bij reflexsyncope, kan ook bij cardiale syncope
	roodheid van het gezicht	cardiaal: ritmestoornis, maar ook abrupte reflexsyncope
	direct helder	syncope, kan bij epilepsie ook
	verward met inprentingsstoornis gedurende minuten	epilepsie
	spierpijn (i.t.t. builen)	epilepsie
	hartkloppingen	cardiaal: ritmestoornis
	pijn op de borst	cardiaal: ischemie
	huilen	functionele wegraking

Tabel 7.1e Elementen van nut bij de (hetero)anamnese van wegrakingen.

	fenomeen	*vermoedelijke diagnose*
medische voorgeschiedenis	medicatie en medicatiewijziging	cardiaal: ritmestoornis, orthostatische hypotensie
	hartziekten	cardiale syncope
	hypertensie	medicamenteuze orthostatische hypotensie
	diabetes mellitus	cardiale syncope, orthostatische hypotensie (cave hypoglykemie)
	hypokinetisch-rigide syndroom	orthostatische hypotensie bij m. Parkinson of multipele systeematrofie
	structurele hersenschade	epilepsie
	psychiatrische voorgeschiedenis	functionele wegraking, maar pas op voor orthostatische hypotensie door medicatie!
	flauwvallen van vasovagaal type in familie	vasovagale syncope
	plotse hartdood in familie	erfelijke ritmestoornis

Coma

8

Dr. A. Hijdra

Coma wordt gedefinieerd als een bewustzijnsdaling waarbij een patiënt geen opdrachten uitvoert en op pijnprikkels de ogen niet opent en geen woorden uit. Op de Glasgow Coma Schaal (GCS) (tabel 8.1), waarmee de mate van bewustzijnsdaling wordt vastgelegd, scoort een comateuze patiënt dus maximaal E1M5V2. Een diepere bewustzijnsdaling uit zich vooral in een verdere afname van de M-score.

Tabel 8.1 EMV-scores van de Glasgow Coma Schaal (GCS). Voor een optimale communicatie met andere betrokkenen is de mate van bewustzijnsdaling het beste in woorden en niet in cijfers uit te drukken.

E – openen van de ogen	*M – motorische reactie*	*V – verbale reactie*
1 niet	1 geen reactie	1 geen geluid
2 op pijnprikkel	2 strekt	2 geluiden, geen woorden
3 op aanspreken	3 buigt pathologisch	3 enkele woorden
4 spontaan	4 buigt	4 spreekt verward
	5 lokaliseert	5 georiënteerd
	6 voert opdrachten uit	

8.1 Functionele neuroanatomie van het bewustzijn

Voor een normaal bewustzijn is een functionele eenheid nodig die bestaat uit 1) de cerebrale cortex, 2) het craniale deel van de formatio reticularis in de hersenstam, en 3) de verbindingen tussen die twee structuren via aspecifieke kernen van de thalamus en de cerebrale witte stof (figuur 8.1). Door de nauwe relatie tussen de reticulaire formatie en verschillende hersenzenuwkernen gaan structurele laesies van de hersenstam die een coma veroorzaken altijd gepaard met uitval van één of meer hersenstamreflexen (pupilreacties, corneareflexen, oogbewegingen). Hersenstamreflexen zijn ook gestoord bij inklemming, door compressie van de nervus oculomotorius of compressie van de hersenstam.

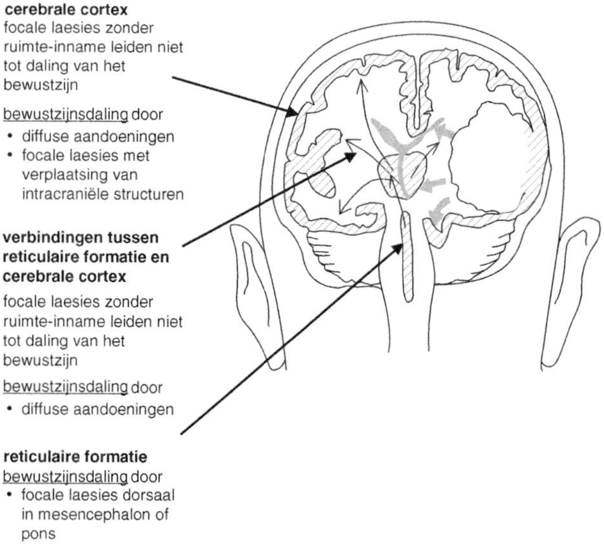

Figuur 8.1 *Functionele neuroanatomie van het bewustzijn*

8.2 Oorzaken van coma

De lijst van aandoeningen die tot bewusteloosheid kunnen leiden is zeer groot. De oorzaak van het coma is vaak duidelijk uit de manier waarop of de omstandigheden waaronder het ontstaan is. De patiënt grijpt tijdens zijn dagelijkse bezigheden naar zijn hoofd en stort bewusteloos neer; wordt comateus in zijn tegen een boom gereden auto aangetroffen; wordt niet wakker na een reanimatie; of wordt comateus aangetroffen met lege medicijn-

doosjes en een afscheidsbrief op het nachtkastje. Moeilijker is het als er geen getuigen zijn, de patiënt onder onduidelijke omstandigheden is aangetroffen en niets bekend is over zijn voorgeschiedenis. In dat geval moet de diagnose gesteld worden op grond van een systematisch diagnostisch proces.
Met inzicht in de functionele neuroanatomie van het bewustzijn (figuur 8.1) is in de lange lijst van mogelijke oorzaken enige structuur aan te brengen, waardoor de differentiaaldiagnose gestuurd kan worden.

8.3 Onderzoek en diagnose bij bewusteloze patiënten

Bij de acute opvang van een comateuze patiënt gaan diagnostiek en behandeling hand in hand (zie figuur 8.2). Bij deze opvang gaat men uit van het ABCDE van het Advanced Trauma Life Support (ATLS), ook als het duidelijk niet om een trauma gaat:
- *Airway*. Beoordeel of de luchtweg vrij is. Zo nodig kunstgebit, etensresten enz. verwijderen.
- *Breathing*. Is de ademhaling adequaat? Zo nodig 100% zuurstof toedienen via masker of intuberen en beademen.
- *Circulation*. Pols en bloeddruk vastleggen. Infuus inbrengen, zo nodig opvullen.
- *Disability*. Mate van bewustzijnsdaling vastleggen met de Glasgow Coma Schaal (tabel 8.1).
- *Exposure*. Algemeen lichamelijk onderzoek uitvoeren (kleding verwijderen), met bij neurologisch onderzoek speciale aandacht voor pupilreacties, corneareflexen, oogbewegingen en asymmetrische motorische terugtrekreacties of verschillen in spiertonus.

Tijdens deze procedure wordt bloed afgenomen voor cito laboratoriumonderzoek, waarbij vooral snelle bepaling van het serumglucose van groot belang is (DEFG staat ook wel voor *Don't Ever Forget Glucose!*).
Zoals uit bestudering van figuur 8.2 wel blijkt, is de diagnostiek bij een onbegrepen coma niet in een eenvoudig algoritme samen te vatten. Laboratoriumonderzoek en beeldvorming (gezien het urgente karakter meestal CT) zullen bij vrijwel alle patiënten nodig zijn. Lumbaalpunctie voor liquoronderzoek moet bij comateuze patiënten altijd door een CT-hersenen worden voorafgegaan, vanwege het risico met de punctie inklemming te bevorde-

ren als er verplaatsing is van intracraniële structuren (focale ruimte-innemende laesies, hydrocefalus, diffuse hersenzwelling).

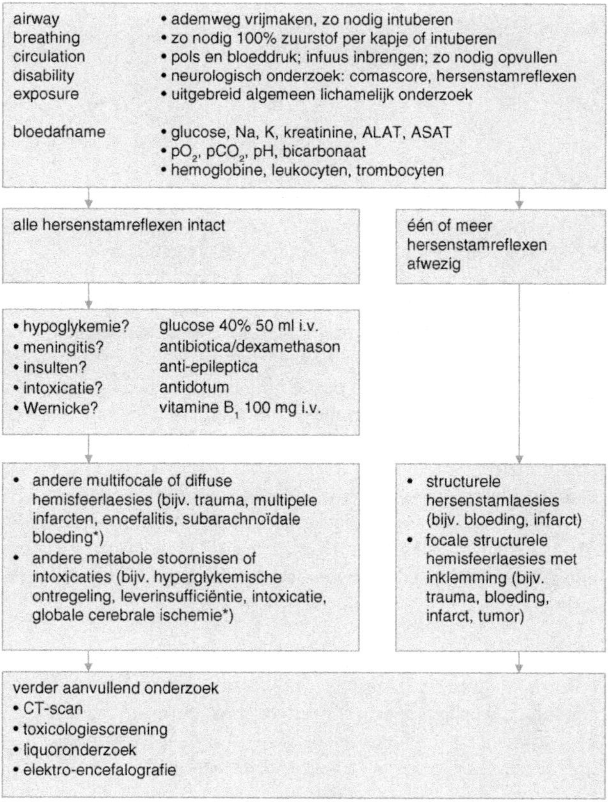

* Na een subarachnoïdale bloeding of een globale cerebrale ischemie kunnen de hersenstamreflexen tijdelijk, kortdurend (< een uur) afwezig zijn.

Figuur 8.2 *Gestructureerde benadering comateuze patiënten.*

Hersendood 9

Dr. A. Hijdra

De hersenen en de hersenstam zijn tezamen een voorwaarde voor het bewustzijn en voor de coördinatie van verschillende lichaamsfuncties. Beide worden essentieel geacht voor menselijk leven. Volledig en onherstelbaar verlies van alle functies van de hersenen en hersenstam wordt dan ook gelijkgesteld aan de dood van een persoon. Bij patiënten met dergelijk ernstig hersenletsel kan met kunstmatige beademing de gaswisseling in stand worden gehouden, en daarmee ook de circulatie, die min of meer onafhankelijk is van hersenen en hersenstam. Dan is niet het traditionele *cardiopulmonale criterium* voor overlijden (het ontbreken van ademhaling en circulatie) van toepassing, en spreekt men van *hersendood*. Meestal gaat het om patiënten met traumatisch hersenletsel of met grote intracraniële bloedingen, maar er zijn ook andere, minder vaak voorkomende hersenaandoeningen mogelijk.

De criteria voor hersendood zijn alleen van belang bij een mogelijke orgaandonatie. Als bij beademde patiënten op grond van een infauste prognose wordt overwogen de behandeling te staken, voldoen de algemene overwegingen voor zinloos medisch handelen, en daarvoor is de diagnose hersendood niet nodig.

Bij het vaststellen van hersendood ten behoeve van orgaandonatie worden de richtlijnen gevolgd zoals die geformuleerd zijn in het Gezondheidsraadrapport *Hersendoodprotocol* (2006). De diagnostiek verloopt in een aantal stappen, zoals die in tabel 9.1 worden weergegeven.

Tabel 9.1 Vaststellen van hersendood bij orgaandonatie.[1]

Stap 1 Diagnose		
Is er een diagnose gesteld waarmee de hersenschade is verklaard?	j	n
Wordt de hersenschade onherstelbaar geacht?	j	n
Stap 2 Uitsluiting van andere oorzaken van ontbrekende reacties		
Hypothermie (T < 32 °C) uitgesloten?	j	n
Hypotensie (systolisch < 80 mmHg/10,7kPa) uitgesloten?	j	n
Intoxicatie/medicatie (uitgezonderd therapeutische medicamenteuze neurodepressie) uitgesloten?	j	n
Spierverslappende medicatie uitgesloten?	j	n
Metabole ontregeling uitgesloten?	j	n
Stap 3 Klinisch-neurologisch onderzoek		
Ontbreken tekenen van spontane ademhaling?[2]	j	n
Ontbreekt elke reactie op pijnprikkels?[3]	j	n
Is de lichtreactie van de pupil beiderzijds afwezig?[4]	j	n
Is de corneareflex beiderzijds afwezig?	j	n
Zijn de oculocefale reacties afwezig?	j	n
Zijn de farynx- en hoestreflexen afwezig?[5]	j	n
Ontstaan er bij de ijswatertest geen oogbewegingen?[6]	j	n
Stap 4 Aanvullend onderzoek[7]		
eeg iso-elektrisch?	j	n
Cerebrale circulatiestilstand bevestigd met TCD en CTA?	j	n
Stap 5 Apneutest		
Apneu bij apneutest?[8]	j	n

CTA = CT-angiografie (CT = computertomografie)
eeg = elektro-encefalografie
TCD = Transcranieel doppleronderzoek

1 Het protocol, hier in hoofdlijnen weergegeven, is toepasbaar op patiënten ouder dan 4 jaar. Zodra een van de vragen met 'nee' beantwoord wordt, stopt het protocol. De hersendood wordt na doorlopen van het protocol officieel vastgesteld door

de (kinder)neuroloog of neurochirurg die het klinisch-neurologisch onderzoek verricht heeft. Voor details over de eisen voor eeg, TCD, CTA en apneutest, en voor richtlijnen voor de diagnostiek bij kinderen jonger dan 4 jaar wordt verwezen naar het Hersendoodprotocol van de Gezondheidsraad (2006).

2 Het gaat erom of de patiënt zonder sedatie en spierverslapping volledig beademend moet worden en geen tekenen toont van spontane ademhaling, hoe insufficiënt ook, bijvoorbeeld 'tegenademen'. Er wordt nog geen formele apneutest uitgevoerd.

3 De patiënt toont geen enkele motorische reactie, ook niet in het gelaat. Spinale automatismen en spierrekkingsreflexen aan armen en benen vallen niet onder de motorische reacties die bij hersendood moeten ontbreken.

4 Men moet zich ervan vergewissen dat lichtstijfheid van de pupillen niet farmacologisch verklaard kan worden (bijv. door atropine in het oog).

5 De prikkel hiervoor bestaat uit het uitzuigen met behulp van een uitzuigkatheter via de endotracheale canule.

6 Bij de ijswatertest moet de patiënt moet plat op de rug liggen met het hoofd in een hoek van dertig graden ten opzichte van het bed. Men moet nagaan of de trommelvliezen voor het ijswater toegankelijk zijn (otoscopie). Men spuit 20 ml ijswater in het ene oor en wacht de reactie van de ogen minstens één minuut af. Na nog minstens één minuut pauze voert men het onderzoek met het andere oor uit.

7 Het eeg is het standaard aanvullend onderzoek. Bij patiënten die behandeld worden met medicamenteuze neurodepressie (meestal met barbituraten) zijn het klinisch-neurologisch onderzoek, het eeg en de apneutest onbetrouwbaar. Bij het ontbreken van reacties op elk van de voorgaande tests moet het aanvullend onderzoek daarom uitgebreid worden met TCD en CTA. Ook als het eeg niet uitvoerbaar is (bijvoorbeeld door letsels van schedel en hoofdhuid), worden deze technieken gebruikt.

8 Als de apneutest niet uitvoerbaar is (door hartritmestoornissen of sterke bloeddrukdaling, of als spontane ademhaling onmogelijk is door een hoge cervicale dwarslaesie) of voor de patiënt als te risicovol wordt beschouwd, kan TCD, gevolgd door CTA, voor deze test in de plaats komen.

Literatuur

Gezondheidsraad. Hersendoodprotocol. Den Haag: Gezondheidsraad, 2006 (publicatie nr 2006/04; www.gr.nl).

Trauma capitis

10

Dr. G.W. van Dijk

10.1 Indeling van de ernst van het trauma

Trauma capitis kan op verschillende manieren worden ingedeeld. Meestal wordt de ernst weergegeven met behulp van de Glasgow Coma Schaal (GCS) (zie hoofdstuk 8 Coma). Hoe hoger de score des te beter is de uitkomst. De kans op een intracraniële complicatie (bijv. epidurale bloeding) en de ernst van de gevolgen van het trauma voor de hersenen bepalen het te voeren beleid in de acute fase. Dit is hierna weergegeven.

Meer dan 90% van de patiënten met schedelhersenletsel kan worden geclassificeerd als licht (GCS = score 13-15). Veelal behoeven deze patiënten niet voor verdere diagnostiek naar het ziekenhuis te worden verwezen en vindt behandeling in de eerste lijn plaats. Het is van groot belang om binnen de groep van patiënten met licht schedelhersenletsel risicofactoren te herkennen die de kans op secundaire achteruitgang in de eerste uren na het trauma vergroten. Deze patiënten moeten namelijk wel voor verdere diagnostiek en eventueel observatie worden verwezen (zie figuur 10.1).

Bij patiënten met matig tot ernstig schedelhersenletsel is er altijd een indicatie voor verwijzing en vindt behandeling verder in het ziekenhuis plaats.

10.1.1 LICHT SCHEDELHERSENLETSEL (GCS 13-15)

Bij patiënten met een licht schedelhersenletsel is de kans op het ontstaan van een intracraniële complicatie, zoals een epiduraal of subduraal hematoom, een bloeding in een contusiehaard en ma-

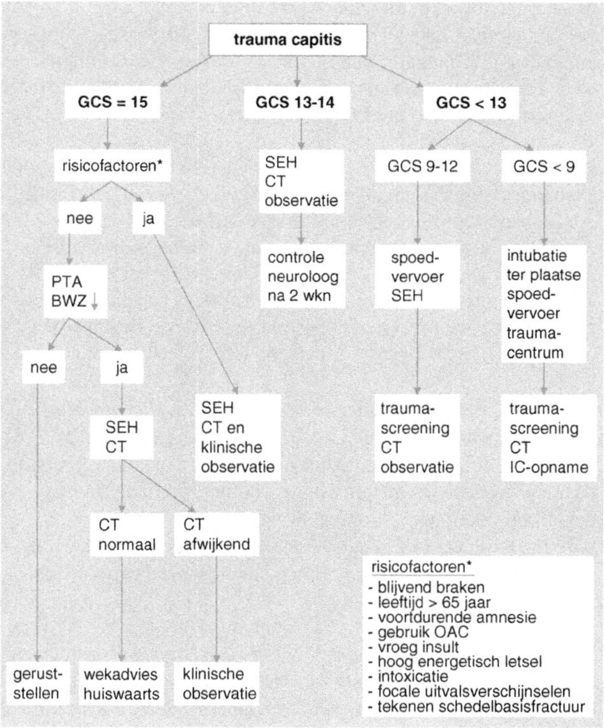

Figuur 10.1 *Trauma capitis.*

GCS: Glasgow Coma Schaal (zie hoofdstuk 8 Coma).

PTA: posttraumatische amnesie. Dat is de duur van het ontbreken van herinnering vanaf het tijdstip van het trauma. Hoe langer de duur,des te ernstiger het trauma. Is achteraf goed vaststelbaar. Met PTA 'nee' wordt bedoeld dat de herinnering vanaf het trauma ongestoord is; 'ja' als dat niet het geval is.

BWZ: 'bewustzijn niet gedaald' betekent dat vanaf het trauma het bewustzijn ongestoord is geweest; 'gedaald' als dat op enig moment wel het geval was.

SEH: afdeling Spoedeisende Hulp.

CT: CT-scan van de hersenen.

OAC: orale anticoagulantia.

ligne hersenoedeem met neiging tot inklemming laag (1-5%). Verwijzing naar het ziekenhuis voor verdere diagnostiek en behandeling is afhankelijk van het risico van deze intracraniële complicaties. Door observationele studies zijn verschillende *risicofactoren* geïdentificeerd (zie figuur 10.1).

Wanneer een CT-scan afwijkingen toont (schedelfractuur, contusiehaard, traumatisch subarachnoïdaal bloed, epiduraal of subduraal hematoom) is veelal langduriger klinische observatie door verpleegkundigen met ervaring met bewustzijnscontrole nodig. Afhankelijk van het klinisch beloop is herhaling van het beeldvormend onderzoek, met name bij neurologische achteruitgang zoals dalend bewustzijn of focale neurologische afwijkingen, nodig.

Aan patiënten met licht schedelhersenletsel die niet worden opgenomen, is het belangrijk uit te leggen dat klachten zoals hoofdpijn, duizeligheid en concentratiestoornissen in de eerste dagen tot weken een gevolg van het trauma zijn, maar in de dagen tot weken daarna geleidelijk verdwijnen. Tevens wordt poliklinische controle geadviseerd wanneer het niet lukt de normale dagelijkse bezigheden binnen enkele weken te hervatten.

10.1.2 MATIG SCHEDELHERSENLETSEL (GCS 9-12)

Bij een matig schedelhersenletsel is er veelal blijvende schade als gevolg van directe inwerking van krachten van buiten op het brein. Deze directe (of primaire) schade bestaat uit afscheuring van zenuwvezels in de witte stof als gevolg van acceleratie- en deceleratiekrachten, focale contusies en hematomen met verdringing van omliggende hersenstructuren. Deze hematomen kunnen zich in het hersenparenchym zelf voordoen, bijvoorbeeld in een contusiehaard, maar ook buiten de hersenen in de vorm van een epiduraal of subduraal hematoom (zie hoofdstuk 26 Trauma capitis).

De behandeling van patiënten met matig schedelhersenletsel is erop gericht verdere (secundaire) schade aan de hersenen te voorkomen. Op de plaats van het ongeval ligt de nadruk op het voorkómen van hypoxie en hypotensie (veelal ook extracranieel letsel).

10.1.3 ERNSTIG SCHEDELHERSENLETSEL (GCS MINDER DAN 9)

Behandeling van ernstig schedelhersenletsel vindt plaats op de intensive care (IC) en is gericht op het optimaliseren van de vitale functies om verdere schade aan de hersenen te voorkomen; nauwgezet monitoren van het bewustzijn en andere neurologische parameters, eventueel invasieve monitoring van fysiologische variabelen (bijvoorbeeld meten van intracraniële druk) en maatregelen ter bestrijding van optredend hersenoedeem, zoals toepassing van sedatie, hyperventilatie en toediening van mannitol (zie hoofdstuk 26 Trauma capitis).

Koorts en neurologische uitval

11

Dr. D. van de Beek

Overweeg bij koorts en neurologische uitval de volgende mogelijkheden:
- hoofdpijn bij koortsende ziekte;
- virale meningitis;
- bacteriële meningitis;
- subarachnoïdale bloeding.

Ga bij koorts en neurologische uitval op zoek naar:
- infectiefocus;
- tekenen van sepsis;
- petechiën (vooral bij meningokokkenziekte);
- nekstijfheid;
- bewustzijn;
- focale neurologische uitval.

11.1 Lumbaalpunctie

Indien er verdenking op meningitis is na anamnese en lichamelijk onderzoek (meningeale prikkeling), moet een patiënt met spoed verwezen worden naar de neuroloog en dient een diagnostische lumbaalpunctie te worden verricht.

Hoofdpijn is een veelvoorkomend symptoom bij koorts. Over het algemeen geldt dat als er bij een patiënt met koorts en hoofdpijn een goede verklaring is voor de koorts, bijvoorbeeld een gewone 'griep' of een andere virale aandoening, er verder geen diagnostiek gedaan hoeft te worden om een bacteriële meningitis uit

te sluiten. In dat geval moeten de patiënt en eventuele partner wel worden geïnstrueerd dat bij daling van het bewustzijn onmiddellijk opnieuw contact wordt opgenomen.
Als de hoofdpijn op de voorgrond staat en er is geen meningeale prikkeling, wordt toch onmiddellijk verdere diagnostiek gedaan (lumbaalpunctie) bij patiënten bij wie er geen andere verklaring voor de koorts is.

De klassieke testen van meningeale prikkeling zijn nekstijfheid, en de tekenen van Brudzinski en Kernig. Nekstijfheid wordt getest door het hoofd voorzichtig voorwaarts te flecteren met de patiënt in liggende positie. Het teken van Brudzinski is positief als passieve flexie in de nek resulteert in een flexie van de heupen en de knieën. Het teken van Kernig is positief als passief heffen van het gestrekte been actief spierverzet opwekt. De tekens van Kernig en Brudzinski hebben een lage sensitiviteit (5%) en een hoge specificiteit (95%) voor de diagnose meningitis.

11.2 Koorts en bewustzijnsdaling

Overweeg bij koorts en bewustzijnsdaling de volgende mogelijkheden:
- delier bij koortsende ziekte;
- septische encefalopathie;
- virale meningitis;
- herpes encefalitis;
- bacteriële meningitis;
- tuberculeuze meningitis;
- subarachnoïdale bloeding.

Bij een patiënt met hiv en koorts en gedaald bewustzijn ook denken aan *Cryptococcus neoformans* en *Mycobacterium tuberculosis.*

Bij een patiënt met koorts en een gedaald bewustzijn moet altijd gedacht worden aan een infectie van het centraal zenuwstelsel. Snel starten van behandeling en diagnostiek kan dan van levensbelang zijn. De meeste patiënten met koorts en een gedaald bewustzijn hebben geen bacteriële meningitis, maar de diagnose mag niet gemist worden. Indien de verdenking op meningitis blijft bestaan na anamnese en lichamelijk onderzoek (zie hiervoor), dient een patiënt met spoed te worden doorverwezen naar een neuroloog.

De klassieke trias van koorts, nekstijfheid en een gedaald bewustzijn is bij een minderheid van de patiënten met bacteriële meningitis aanwezig. Het bewustzijn kan goed geregistreerd worden met behulp van de 'Glasgow Coma Schaal'. Hierbij worden drie verschillende reacties vastgelegd: openen van de ogen, de verbale en motorische reacties (zie hoofdstuk 8 Coma). De patiënt heeft bijvoorbeeld al een gedaald bewustzijn als hij met zijn ogen dicht ligt of niet weet wat voor dag het is.

11.3 Koorts en neurologische uitval

Bij koorts en neurologische uitval is altijd een spoedconsult van een neuroloog nodig.
Hierbij worden de volgende mogelijkheden overwogen:
- herpes encefalitis;
- bacteriële meningitis;
- tuberculeuze meningitis;
- hersenabces of empyeem.

Bij een hiv-positieve patiënt met koorts ook denken aan infectie door *Toxoplasma gondii* en *M. tuberculosis*, of intracerebraal lymfoom.

12 Stoornissen van de ogen en van het zien

Drs. L. de Vries

12.1 Visusdaling

Altijd eerst laten beoordelen door een oogarts. Pas na uitsluiting van oogafwijkingen mag men een stoornis van de optische banen overwegen.

Opticusneuropathie is vaak eenzijdig. Merendeels zijn zenuwvezels afkomstig van de macula aangedaan; dit veroorzaakt een visusdaling, een centraal scotoom en gestoord kleurenzien.
Bij eenzijdige aandoeningen is er altijd een relatief afferent pupildefect: dat is een verminderde pupilreflex op licht vergeleken met het gezonde oog. Bij laesies vlak achter de oogbol ontstaat papiloedeem (papillitis), bij laesies verderop in de opticus blijft de papil aanvankelijk normaal, pas na weken ontstaat papilatrofie.
Oorzaken van opticusneuropathie zijn:
- neuritis optica;
- anterieure ischemische opticusneuropathie (AION);
- compressie nervus opticus door tumor of aneurysma;
- trauma.

Dubbelzijdige opticusneuropathie komt vooral voor bij intoxicaties (chronisch alcoholmisbruik en als bijwerking van verschillende medicijnen), bij vitamine B1- en B12-deficiëntie en bij erfelijke aandoeningen (ziekte van Leber).

12.2 Gezichtsvelddefecten

Bitemporale hemianopsie bij chiasmaprocessen en *homonieme hemianopsie* bij laesies achter het chiasma worden vaak niet door de patiënt opgemerkt; men moet er gericht naar zoeken. De patiënt lijkt soms aan één kant niet goed te zien, hij loopt vaak tegen voorwerpen op. Soms is er alleen een uitval van de boven- of onderkwadranten, soms zijn er alleen bitemporale of homonieme paracentralescotomen.

Corticale blindheid als gevolg van een dubbelzijdige occipitale laesie, meestal door een infarct in de top van de a. basilaris, wordt vaak door de patiënt, die bij deze aandoening meestal ook verward is, ontkend. De pupilreflex op licht blijft intact. De uitval is zelden totaal; vaak herstelt één kant en blijft een homonieme hemianopsie over.

12.3 Passagère visusstoornissen

Monoculair: *amaurosis fugax ontstaat* meestal door een embolie uit de a. carotis. Het verloop van de aanval lijkt op een gordijn dat van boven of van onderen wordt dichtgetrokken. Duur 2-30 minuten. Gunstiger prognose dan hemisfeer TIA. Komt ook voor bij reuscelarteriitis.
Vrij zeldzaam is retinale migraine.

Binoculair: visuele aura van *migraine*, bewegend flikkerscotoom, soms ook zonder hoofdpijn. De patiënt denkt meestal ten onrechte dat hij de flikkeringen voor één oog heeft; pas na wisselend afdekken van de ogen tijdens een aanval wordt duidelijk dat het om een binoculair verschijnsel gaat.
Visuele hallucinaties bij occipitale epilepsie.
Visusstoornissen bij maligne hypertensie en eclampsie.

12.4 Papiloedeem

Stuwingspapillen komen meestal dubbelzijdig voor. De visus blijft lange tijd normaal. Stuwingspapillen berusten op een verhoging van de liquordruk die via liquor in de opticusschede aan de papil wordt 'doorgegeven', door een ruimte-innemend proces in de hersenen dat de liquor afvloedwegen blokkeert, of door een resorptiestoornis van liquor bij een sinustrombose en bij idiopathische intracraniële hypertensie (IIH). Het onderscheid tussen lichte stuwingspapillen en pseudopapiloedeem bijvoorbeeld door Drusen is vaak moeilijk.

Papillitis en *ischemisch papiloedeem* zijn meestal eenzijdig en gaan vrijwel altijd gepaard met ernstig visusverlies.

12.5 Pupil anisocorie

Geen verandering in licht en donker: fysiologische anisocorie.

Vooral in het donker: de nauwere pupil, die zich niet kan verwijden, is afwijkend bij:
- uitval van de oogsympathicus: syndroom van Horner;
- synechiae, bijvoorbeeld na een iritis;
- gebruik van miotica.

Vooral in fel licht: de wijdere pupil, die zich niet kan vernauwen, is afwijkend bij:
- uitval parasympathicus: N III-parese, tonische pupil bij het syndroom van Adie;
- irisbeschadigingen;
- gebruik van mydriatica.

12.6 Dubbelzien

Dubbelzien berust meestal op een oogspierparese, minder vaak op een mechanische beperking van een oogspier in de orbita (bijv. door inklemming bij een fractuur, of bij de ziekte van Graves). Bij de analyse van dubbelzien geldt de ezelsbrug: 'de paretische spier trekt aan het dubbele beeld'. Meestal is er ook een zichtbare bewegingsbeperking van de oogbol.

Oogspierparesen kunnen berusten op:
- een spieraandoening, vrij zeldzaam, bijvoorbeeld bij dystrophia myotonica; vrijwel altijd dubbelzijdig, met ptosis;
- myasthenia gravis, dit geeft een zeer wisselende verlamming die in ieder geval op de lange duur ook dubbelzijdig is en gepaard gaat met een wisselende ptosis;
- orbitaprocessen, meestal eenzijdig, veroorzaken ook exophthalmus;
- uitval Nn III, IV en VI, meest frequent, voornamelijk eenzijdig. Bij totale N III-parese volledige ptosis en wijde lichtstijve pupil;
- aandoeningen in de hersenstam, bijvoorbeeld internucleaire oftalmoplegie (INO), veroorzaken vaak bewegingsstoornissen

van beide ogen. Centrale oogmotoriekstoornissen boven het niveau van de oogspierkernen in de hersenstam veroorzaken geen oogspierparesen maar blikparesen zonder dubbelzien.

12.7 Nystagmus

Nystagmus kan congenitaal en verworven zijn.

Kenmerken van de congenitale nystagmus:
- aanwezig vanaf een paar maanden na de geboorte;
- pendel- of zaagtandvorm;
- altijd horizontaal (ook bij kijken naar boven en naar beneden);
- minimaal in een bepaalde blikrichting (nulpunt);
- geen oscillopsie (zien van trillend beeld door de nystagmus);
- soms met andere congenitale oogafwijkingen en scheelzien;

Nystagmus latens is een congenitale nystagmus die pas zichtbaar wordt bij afdekken van een oog. De snelle slag is gericht naar het afgedekte oog.

Een verworven nystagmus ontstaat later en komt altijd met oscillopsie voor. De volgende soorten worden onderscheiden:
- perifeer vestibulaire nystagmus (bij uitval – of prikkeling – van één labyrint of één nervus vestibularis), zaagtandvorm, horizontaal-rotatoir, altijd gericht naar één kant, neemt af bij fixeren, gaat gepaard met ernstige draaiduizeligheid en vaak ook met gehoorverlies, verdwijnt geleidelijk;
- centrale nystagmus (gelokaliseerd in de hersenstam, door een laesie in de vestibulaire kernen of in de verbindingen daarvan met de oogspierkernen, ontstaat vaak door intoxicaties). Is meestal zuiver horizontaal, verticaal (down- of upbeat) of rotatoir. Niet altijd gericht naar één kant, bijvoorbeeld symmetrische blikrichtingsnystagmus. Minder duizeligheid.

12.8 Ptosis

Ptosis komt voor bij:
- congenitale aandoeningen, onder andere door verkeerde zenuwverbindingen (jawwinking fenomeen);
- myopathie (dubbelzijdig);
- myasthenie (zeer wisselend);
- syndroom van Horner (slechts lichte ptosis, eenzijdig);

- N III-parese (volledige ptosis bij volledige uitval, eenzijdig).

Pseudoptosis komt voor bij:
- blefarochalasis (overtollige huidplooi);
- blefarospasmen;
- bij hemifacialisspasme;
- door microftalmie;
- bij een retractie van het bovenooglid van het andere oog.

Loopstoornissen

13

Prof. dr. P.A. van Doorn, dr. I.N. van Schaik, dr. R.M.A. de Bie, dr. J. Visser, dr. B.P.C. van de Warrenburg, prof. dr. M. Vermeulen

Loopstoornissen kennen een acuut of een subacuut begin, of zijn chronisch.

13.1 Acuut

Loopstoornissen die van het ene op het andere moment ontstaan, worden veroorzaakt door een beroerte tot bewezen is dat de oorzaak een andere is (zie hoofdstuk 23 Beroerte).

13.2 Subacuut

Loopstoornissen die in een paar dagen tijd ontstaan zijn subacuut. Maak eerst onderscheid tussen de volgende aandoeningen:
- centraal, dan gemakkelijk opwekbare reflexen en meestal pathologische voetzoolreflexen (Babinski);
- perifeer, dan geen of moeilijk opwekbare reflexen;

of:
- loopstoornis met atactische gang of breed gangspoor (vaak met dysartrie en oogmotoriekstoornissen);
- loopstoornissen met op ziekte van Parkinson lijkende verschijnselen (hypokinesie).

Maak vervolgens onderscheid tussen de volgende aandoeningen:
- gemengd sensomotorische;
- puur motorische;
- puur sensorische.

13.2.1 Subacute centrale sensomotorische aandoeningen

Metastase wervelkolom

Hevige lokale pijn en snel progressieve uitval. Meestal boven de 40 jaar. Vaak is de patiënt bekend met een primaire tumor.

Myelitis transversa

Myelitis transversa kan geïsoleerd voorkomen of bij een systemische aandoening als systemische lupus erythematosus (SLE). Bij myelitis transversa kan er zowel enkel- als dubbelzijdige (meestal) uitval voorkomen, is er vaak een duidelijke sensibele grens op de romp (waaronder de afwijkingen voorkomen) en kunnen er mictiestoornissen optreden.

Multipele sclerose (MS)

Multipele sclerose (MS) wordt bij alle patiënten met subacute sensomotorische uitval op jonge leeftijd overwogen. Bij de overweging MS vragen naar eerdere episodes met voorbijgaande neurologische uitval, zoals gevoelsstoornissen, loopstoornissen en visusklachten (of verminderde visus aan een oog).

13.2.2 Subacute perifere sensomotorische aandoeningen

Guillain-barré-syndroom

Het guillain-barré-syndroom begint vaak met tintelingen in voeten en vingers. Krachtsverlies staat sterk op de voorgrond. Is dubbelzijdig, zonder sensibele grens op de romp en zonder mictieproblemen. Krachtsverlies staat op de voorgrond.

Neuropathie bij vasculitis

Neuropathie bij vasculitis is meestal zeer asymmetrisch met hier en daar uitval van een perifere zenuw (multipele mononeuropathie). In gebied van zenuwuitval vaak veel pijn (infarct zenuw).

Hernia nuclei pulposi (HNP)

Bij hernia nuclei pulposi (HNP) is er pijn in de rug met uitstraling naar voorzijde bovenbeen en zwakte van quadricepsspieren (wortel L2-L4), uitstraling van pijn langs achterzijde bovenbeen en voorbij de knie met zwakte voetheffers (op hakken staan) (wortel L4-5) of voetstrekkers (op tenen staan) (wortel L5-S1). Indien ook mictiestoornissen, overweeg caudasyndroom.

Ziekte van Lyme

Ontsteking meerdere zenuwwortels met hevige uitstralende pijn en hevige uitstralende pijn met weinig motorische uitval door multipele radiculopathie, vaak ook (dubbelzijdige) n. facialis parese (tekenbeet en erythema migrans in voorgeschiedenis).

Lumbosacrale plexopathie

Eenzijdig hevige pijn in het been gevolgd door zwakte en atrofie spieren in bovenbeen aan de kant van de pijn. Komt voor bij diabetes en bij ingroei tumor in plexus. Oorzaak kan ook onbekend zijn (idiopathisch).
Leptomeningeale metastasering: veel pijn in een been. Vaak ook hersenzenuwuitval en gedaald bewustzijn.

13.2.3 CENTRALE SUBACUTE PUUR SENSORISCHE AANDOENINGEN

Bij puur sensorische aandoeningen is moeilijk vast te stellen of het om een centrale of een perifere aandoening gaat. Voor centraal pleit een horizontale grens van de gevoelsstoornis op de romp. Moeilijk te lokaliseren gevoelsstoornissen bij jonge mensen is verdacht voor MS. Voetzoolreflexen volgens Babinski bij puur sensorische aandoeningen pleiten ook voor een centrale aandoening.
Oorzaken van centrale subacute puur sensorische aandoeningen zijn:
- MS;
- compressie ruggenmerg: met MRI kan de aard van de compressie snel worden vastgesteld;
- vitamine B12-deficiëntie: hierbij meestal ook perifere neuropathie.

13.2.4 PERIFERE SUBACUTE PUUR SENSORISCHE AANDOENINGEN

Perifere subacute puur sensorische aandoeningen zijn:
- paraneoplastische sensorische neuronopathie;
- guillain-barré-syndroom: dit syndroom begint soms puur sensorisch;

– idiopathische sensorische neuronopathie: het klinisch beeld is hetzelfde als bij de paraneoplastische neuronopathie, maar een maligniteit wordt niet aangetoond.

13.2.5 CENTRALE SUBACUTE PUUR MOTORISCHE AANDOENING

Poliomyelitis anterior acuta (kinderverlamming): is uiterst zeldzaam. Komt in epidemieën voor. Probleem is hoe de eerste patiënt van een nieuwe epidemie te herkennen. Presenteert zich als licht verlopende meningitis gevolgd door asymmetrische pijnlijke spierzwakte vooral in de benen.

13.2.6 PERIFERE SUBACUTE PUUR MOTORISCHE AANDOENINGEN

Dermatomyositis en polymyositis

Symmetrische zwakte van vooral de proximale arm- en beenspieren. Meestal zijn er bij dermatomyositis duidelijke huidverschijnselen.

Proximale spierzwakte door medicamenten

Sommige geneesmiddelen, waaronder cholesterolverlagers, kunnen reversibele proximale spierzwakte geven.

Myasthenia gravis

Kenmerkend bij myasthenia gravis is de wisselende spierzwakte die asymmetrisch kan zijn; begint vaak met dubbelzien en een hangend ooglid.

Rabdomyolyse

Rabdomyolyse is acute spierafbraak door een metabole myopathie of door geneesmiddelen.

13.3 Chronisch

Loopstoornissen die langer dan een maand bestaan heten chronisch.
Maak onderscheid tussen:
– centraal (gemakkelijk opwekbare reflexen en pathologische reflexen);
– perifeer (lage of afwezige reflexen).

Maak vervolgens onderscheid tussen de volgende aandoeningen:
- gemengd sensomotorische;
- puur sensorische;
- puur motorische.

Onderscheid ook loopstoornissen met:
- atactische gang; en
- op de ziekte van Parkinson lijkende aandoeningen.

13.3.1 CHRONISCHE CENTRALE SENSOMOTORISCHE AANDOENINGEN

Enkele chronische centrale sensomotorische aandoeningen zijn:
- primair en secundair progressieve vorm van MS;
- osteochondrotische cervicale myelopathie; begint meestal met pijn in de nek en uitstralende pijn in de arm. Vaak vibratiezinstoornissen in de benen; soms 'stijve benen' door hypertonie;
- compressie ruggenmerg; geleidelijke achteruitgang met zwakte spieren van benen en gevoelsstoornissen. Tevens mictieklachten. Afhankelijk van plaats van compressie sensorische grens op de romp. Meestal goedaardige tumoren als meningeoom (vrouwen middelbare leeftijd) en neurofibroom;
- gecombineerde strengaandoening door vitamine B12-tekort; is uiterst zeldzaam. Presenteert zich meestal met uitsluitend gevoelsstoornissen overwegend aan de benen of verwardheid;
- adrenomyeloneuropathie.

13.3.2 CHRONISCHE CENTRALE PUUR SENSORISCHE AANDOENINGEN

De hiervoor genoemde sensomotorische aandoeningen kunnen lange tijd uitsluitend sensorische verschijnselen hebben.

13.3.3 CHRONISCHE CENTRALE PUUR MOTORISCHE AANDOENINGEN

Chronische centrale puur motorische aandoeningen zijn:
- progressieve (of primaire) lateraal sclerose; ALS als combinatie van perifeer en centraal;
- hereditaire spastische paraparese;
- leukodystrofie; de adulte vorm van de ziekte van Krabbe.

13.3.4 CHRONISCHE PERIFERE SENSOMOTORISCHE AANDOENINGEN

Bij chronische perifere sensomotorische aandoeningen gaat het om een polyneuropathie. De meest voorkomende oorzaken van polyneuropathie zijn:
- diabetes mellitus;
- overmatig alcoholgebruik;
- medicijngebruik;
- nierinsufficiëntie;
- zeldzaam: lepra (overwegen bij mensen afkomstig uit gebieden waar lepra voorkomt (o.a. Suriname)).

Bij patiënten met een polyneuropathie en medicijngebruik altijd nagaan of het medicijn een polyneuropathie kan veroorzaken. Indien geen van de hiervoor genoemde oorzaken gevonden wordt, nagaan of:
- er een tekort is aan vitamine B1 of B12;
- er een teveel is aan B6 (voedingssupplementen);
- er een hypothyreoïdie bestaat.

Vervolgens wordt een paraproteïne als oorzaak overwogen (vooral bij IgM-paraproteïne).
Als dan nog geen oorzaak bekend is, nagaan of het gaat om:
- chronische inflammatoire demyeliniserende polyneuropathie (CIDP).

Deze neuropathie reageert meestal goed op immunosuppressieve therapie.

Na uitsluiten van zeldzame oorzaken door de neuroloog blijft meestal over:
- chronische idiopathische axonale polyneuropathie (CIAP).

13.3.5 CHRONISCHE PERIFERE SENSORISCHE AANDOENINGEN

De sensomotorische neuropathieën kunnen puur sensorisch beginnen. Daarom de hiervoor genoemde oorzaken ook hier overwegen.
Tevens:
- sensorische neuronopathie bij maligniteit: kan aan manifestatie van de maligniteit voorafgaan;
- syndroom van Sjögren: hierbij zijn er soms ook gevoelsstoornissen eenzijdig in het gelaat.

13.3.6 CHRONISCHE PERIFERE PUUR MOTORISCHE AANDOENINGEN

Maak onderscheid tussen verworven en erfelijke spieraandoeningen.

Verworven spieraandoeningen

- dermatomyositis of polymyositis; let op huidafwijkingen: oogleden, hals en handen. Geeft meestal proximale zwakte in armen en benen;
- inclusion body myositis; ontstaat veel geleidelijker dan de ander myositis, is vaak asymmetrisch en hierbij zijn dikwijls onderbenen, pols- en vingerbuigers aangedaan;
- metabole myopathie (o.a. door hypothyreoïdie).

Erfelijke spierziekten

- ziekte van Duchenne en Becker (dystrofinopathie);
- limb-girdle spierziekten (autosomaal dominant (AD) en autosomaal recessief (AR));
- dystrophia myotonica (AD);
- facioscapulohumerale spierdystrofie/FSHD (AD);
- mitochondriale myopathieën;
- overige metabole spierziekten (zoals de ziekte van Pompe).

Verworven motorisch neuronziekten

- Progressieve spinale spieratrofie begint vaak met eenzijdige distale zwakte van het been (klapvoet), soms met proximale zwakte van het been, geleidelijk breidt de uitval zich uit. Moet onderscheiden worden van amyotrofische lateraal sclerose (ALS), waarbij er ook centrale tekenen zijn als Babinski en/of hoge reflexen in arm of been dat het meest is aangedaan. Maar bovenal moet onderscheiden worden van de multifocale motorische neuropathie (MMN), omdat dit wel een behandelbare aandoening is (immuunglobuline).
- Progressieve spinale spieratrofie kent ook een langzame variant die jarenlang beperkt blijft tot één arm of been.
- Distale spinale spieratrofie veroorzaakt distale symmetrische zwakte aan de benen, zonder gevoelsstoornis, langzaam progressief. Komt ook familiair voor.
- Postpoliosyndroom heeft polio in de voorgeschiedenis met verergering na 15-40 jaar van reeds bestaande symptomen.

Erfelijke motorneuronziekte

- Adulte, erfelijke spinale spieratrofie (SMA type IV) begint tussen 30 en 40 jaar met langzaam progressieve symmetrische proximale zwakte van de benen meer dan van de armen.

13.3.7 LOOPSTOORNISSEN MET ATACTISCHE GANG (DRONKENMANSGANG, BREEDBASISCH)

Maak eerst onderscheid tussen:

- cerebellaire ataxie; hierbij vaak ook dysartrie en oogmotoriekstoornissen;
- sensorische ataxie; neemt sterk toe bij gesloten ogen en in het donker;
- frontale ataxie; aan de armen geen afwijkingen, is vooral een balansstoornis, ook andere symptomen van een frontaalkwabstoornis.

Cerebellaire ataxie

Onderscheid eerst tussen acuut, subacuut en chronisch.

Acuut:

- cerebellair infarct of bloeding;
- syndroom van Wernicke; hierbij ook dubbelzien, bewustzijnsstoornis en nystagmus; aan denken bij alcoholisten en bij langdurig braken. Oorzaak is een vitamine B1-deficiëntie;
- cerebellitis; vooral bij kinderen na een viraal infect.

Subacuut:

- paraneoplastische cerebellaire degeneratie; vooral bij bronchuscarcinoom, mammacarcinoom, hodgkinlymfoom en ovariumcarcinoom;
- ziekte van Creutzfeldt-Jakob; vooral aan denken bij tevens dementie en myoclonieën.

Chronisch:

- erfelijke cerebellaire ataxie; varieert van puur cerebellaire symptomen tot aandoeningen waarbij andere neurologische verschijnselen voorkomen, zoals dementie, blindheid en parkinsonisme. Bekende voorbeelden zijn de ataxie van Friedreich en de autosomaal dominante cerebellaire atrofie (ADCA);
- cerebellaire degeneratie bij chronisch alcoholgebruik; komt voor na zeer lang overmatig drinken(10 jaar);

- cerebellair type multipele systeematrofie (MSA-C); tevens parkinsonisme, pathologische reflexen en autonome functiestoornissen;
- sporadische, onbegrepen degeneratieve cerebellaire ataxie; langzaam-progressief, alleen cerebellaire ataxie, diagnose per exclusionem;
- tumor van het cerebellum; bij cerebellaire ataxie altijd langzaam groeiende tumoren uitsluiten;
- multipele sclerose;
- metabole stoornissen (hypothyreoïdie) en intoxicaties (lithium, fenytoïne).

Sensorische ataxie

Komt voor bij zeer vele aandoeningen. Maak eerst onderscheid tussen:
- ataxie door ruggenmergsaandoeningen; behalve ataxie ook andere verschijnselen die op een ruggenmergsaandoening wijzen zoals verhoogde reflexen;
- ataxie door sensorische neuronopathie (zie eerder);
- ataxie door perifere neuropathie, waarbij lage reflexen.

Frontale ataxie

Er is veel discussie over of deze loopstoornissen ataxie of apraxie genoemd moeten worden. Bij loopstoornissen die niet gemakkelijk bij een van de overige loopstoornissen zijn in te delen, overwegen:
- tumor in of tegen de frontaalkwab;
- vasculaire leuko-encefalopathie;
- normale druk hydrocefalus; vooral aan denken bij de combinatie loopstoornissen, traagheid in denken en spreken, en urine-incontinentie.

13.3.8 LOOPSTOORNISSEN MET OP PARKINSON LIJKENDE VERSCHIJNSELEN (HYPOKINESIE)

Ziekte van Parkinson

Begint vaak asymmetrisch: één been kan niet meer goed mee, weinig meebewegen van een arm bij het lopen. Kleine passen bij het lopen, voorover gebogen. Plotseling versnelling bij lopen (festinatie), of voeten lijken gekleefd aan de grond (freezing). De rusttremor van de hand valt soms juist vooral bij het lopen op.

Multipele herseninfarcten en vasculaire witte-stofafwijkingen

Bij het lopen meer wijdbeens dan bij de ziekte van Parkinson, armen bewegen wel goed mee bij lopen.

Medicatie geïnduceerd parkinsonisme

Vooral de antipsychotische middelen. Is reversibel.

Multipele systeematrofie (MSA)

Lijkt in het begin erg op de ziekte van Parkinson. Hieraan denken als medicatie tegen de ziekte van Parkinson niet werkt of als er andere verschijnselen voorkomen als ataxie, autonome verschijnselen, te hoge reflexen.

Normale druk hydrocefalus

Breed gangspoor, aan de grond gekleefd lijken, normale armzwaai, maar vooral incontinentie en ook cognitieve stoornissen.

Dementie met lewylichaampjes

Lijkt erg op de ziekte van Parkinson, maar ook tekenen van dementie en vrij vroeg in de ziekte visuele hallucinaties. De cognitieve stoornissen fluctueren sterk in de loop van de dag.

Progressieve supranucleaire paralyse

Patiënten vallen vaak vroeg in beloop van de ziekte en kunnen roekeloos lijken. Vaak vooral achterover vallen. Hebben dikwijls een vreemde starende blik en de verticale oogbewegingen zijn beperkt. Tevens frontale cognitieve stoornissen en gedragsveranderingen.

Tremor

14

Dr. R.M.A. de Bie

14.1 Inleiding

Tremor is een oscillerende beweging van een lichaamsdeel met daarbij gedurende bepaalde tijd een constante frequentie en amplitude. Tremor is de meest voorkomende bewegingsstoornis.

14.2 Karakteristieken van tremor

Voor de differentiële diagnose is het nuttig de volgende kenmerken na te gaan:
- Is er een rusttremor?
- Is er een tremor bij beweging of intentie?
- Is de frequentie zeer hoog of juist zeer laag?
- Is het een tremor of zijn het myoclonieën?
- Zijn er begeleidende symptomen?

De tremor kan in rust aanwezig zijn; het desbetreffende lichaamsdeel moet dan volledig ondersteund worden of losjes hangen. Daarnaast kan tremor optreden als het lichaamsdeel een houding aanneemt (bijvoorbeeld bij het vooruitgestrekt houden van de handen), tijdens bewegen of bij een intentionele beweging, zoals iets aanwijzen met een vinger of schrijven.

Een andere eigenschap van tremor is frequentie, maar omdat bij bijna alle tremortypen de spreiding van mogelijke frequenties groot is, en dus veel overlap aanwezig is tussen de verschillende typen, is de frequentie zelden behulpzaam voor de differentiaaldiagnose. De twee uitzonderingen zijn holmes-tremor (zie verder), met een zeer lage frequentie, en orthostatische tremor (zie verder) met een zeer hoge frequentie.

Een enkele keer is tremor moeilijk te onderscheiden van myoclonieën. Myoclonieën zijn onwillekeurige kortdurende bewegingen als gevolg van spiercontracties (schokken) of als gevolg van plotseling verlies van tonus gedurende een bepaalde houding (asterixis). De myoclonieën kunnen elkaar zeer snel opvolgen of met een bijna regelmatig interval optreden en zijn dan met het blote oog moeilijk te onderscheiden van tremor. Een polymyografie, waarbij met oppervlakte-elektroden de spieractiviteit wordt gemeten, kan helpen bij het differentiëren tussen tremor en myoclonieën.

Symptomen die kunnen helpen bij het stellen van de diagnose zijn bijvoorbeeld stijfheid en traagheid (wijzend op de parkinsonisme) of dystonie (bijv. torticollis).

14.3 Oorzaken van tremor

De volgende oorzaken worden overwogen:
- fysiologische tremor;
- essentiële tremor;
- ziekte van Parkinson
- toxine- en medicijngeïnduceerde tremor;
- dystone tremor;
- cerebellaire tremor;
- taakspecifieke tremor;
- holmes-tremor;
- tremor bij polyneuropathie;
- orthostatische tremor;
- psychogene of functionele tremor.

14.3.1 FYSIOLOGISCHE TREMOR

Fysiologische tremor kan voorkomen in elk gewricht en elke spier. Bij de versterkte fysiologische tremor wordt de amplitude groter. Veelvoorkomende oorzaken van versterkte fysiologische tremor zijn schildklierlijden, bijwerkingen van medicijnen (zie toxine- en medicijngeïnduceerde tremor) en stimulantia zoals koffie.

14.3.2 ESSENTIËLE TREMOR

Essentiële tremor is een ziekte gekenmerkt door beven zonder andere symptomen, waarbij vooral de handen zijn aangedaan, maar ook het hoofd of de stem kan beven. De tremor wordt vooral gezien bij bewegen, intentie en houding. Het beven is langzaam progressief en begint gemiddeld rond het 35e levensjaar, maar kan al in de vroege jeugd beginnen. De tremor neemt toe bij activiteiten zoals drinken, gebruik van een lepel en schrijven. Het handschrift is normaal of groter, terwijl bij de ziekte van Parkinson het handschrift kleiner is. De hoofdtremor of stemtremor kan het dominante of enige symptoom zijn. De ziekte is vaak familiair. Bij 50% van de patiënten vermindert het beven na alcoholinname. Patiënten met essentiële tremor kunnen tevens een cervicale dystonie hebben. Over dit laatste bestaat enige controverse in de literatuur. Sommige auteurs menen dat het beeld van essentiële tremor met cervicale dystonie een ander ziektebeeld is dan 'pure essentiële tremor.'

14.3.3 ZIEKTE VAN PARKINSON

Klassiek bij de ziekte van Parkinson is de rusttremor. Eén derde van de patiënten met de ziekte van Parkinson heeft overigens geen tremor. Beven van een hand terwijl de patiënt loopt, is ook een rusttremor. De meeste patiënten hebben daarnaast een houdingstremor. Typisch aan de houdingstremor bij de ziekte van Parkinson is dat deze pas na enkele seconden langzaam begint, soms alleen na afleiding, bijvoorbeeld door hardop te laten tellen. Bij essentiële tremor is het beven meteen aanwezig als het lichaamsdeel een houding aanneemt. Bij patiënten met de ziekte van Parkinson kan de houdingstremor de meest dominante zijn en de frequentie van de houdingstremor kan hoger zijn dan van de rusttremor. Het beven begint vaak eenzijdig. Zo kan eerst één arm en het ipsilaterale been zijn aangedaan. Een tremor van kin of tong kan heel goed voorkomen bij de ziekte van Parkinson. Een hoofdtremor kan voorkomen bij de ziekte van Parkinson, maar pleit meer voor essentiële tremor.

14.3.4 TOXINE- EN MEDICIJNGEÏNDUCEERDE TREMOR

Medicijngeïnduceerde tremoren kunnen zich op alle mogelijke manieren presenteren, afhankelijk van medicijn en predispositie van de patiënt. De meest voorkomende vorm is de versterkte fysiologische tremor bij bijvoorbeeld sympathicomimetica, antidepressiva en steroïden. Een andere belangrijke vorm is parkinsontremor als gevolg van bijvoorbeeld neuroleptica. Intentietremor kan optreden bij lithiumintoxicatie en toxische stoffen. De lijst van medicijnen die tremor kunnen geven is lang. Bij patiënten die zich met tremor presenteren moet daarom van elk medicijn dat de patiënt gebruikt beoordeeld worden of dit tremor kan induceren. De tremor bij alcoholonthouding is een versterkte fysiologische tremor. De tremor bij chronisch alcoholgebruik heeft een sterke intentiecomponent als gevolg van cerebellaire schade.

14.3.5 DYSTONE TREMOR

Dystonie is een onwillekeurige, overmatige, continue contractie van agonisten en antagonisten met als gevolg een abnormale houding en bewegingen van het aangedane lichaamsdeel. Als tremor optreedt in een dystoon ledemaat, is sprake van een dystone tremor. De aan- of afwezigheid van tremor bij een dystonie is voor de differentiële diagnose minder belangrijk. Elke combinatie van rust-, bewegings-, houdings- en intentietremor is mogelijk. De amplitude en frequentie van dystone tremor kan wisselen bij verschillende activiteiten (bijvoorbeeld houding versus bewegen). Patiënten met dystonie kunnen ook tremor hebben in de andere ledematen. In dit geval is er een aan dystonie geassocieerde tremor met de karakteristieken van essentiële tremor of versterkte fysiologische tremor.

14.3.6 CEREBELLAIRE TREMOR

Cerebellaire tremor is een tremor die in elk lichaamsdeel voorkomt, vooral bij intentie. De houdingstremor is grofslagig met een relatief trage frequentie. Vaak zijn het hoofd (titubatie) en de romp aangedaan. De intentietremor neemt in amplitude toe als met het ledemaat het doel wordt genaderd. Een cerebellaire tremor is er niet in rust. Tevens hebben deze patiënten vaak een dysartrie en soms nystagmus als gevolg van de cerebellaire schade. Dit type tremor kan ontstaan na een cerebellaire laesie, bijvoorbeeld bij multipele sclerose of na een trauma, en is dan wel eens eenzijdig. Andere oorzaken zijn:

- intoxicaties (alcohol);
- paraneoplastisch;
- neurodegeneratieve ziekten (bijvoorbeeld multipele systeematrofie en spinocerebellaire ataxieën).

14.3.7 TAAKSPECIFIEKE TREMOR

Een taakspecifieke tremor is een tremor die alleen voorkomt bij het uitvoeren van een bepaalde taak of bij het aannemen van de houding voor het uitvoeren van die taak en zonder andere neurologische verschijnselen. De meest voorkomende taakspecifieke tremor is schrijftremor. De hand van de patiënt beeft bij het schrijven, maar niet bij het gebruik van bestek of andere fijn motorische vaardigheden. Andere bekende taakspecifieke tremoren zijn bijvoorbeeld tremor bij pianospelen en bij golfen.

14.3.8 HOLMES TREMOR

Holmes tremor, ook wel genaamd rubrale tremor, is een grofslagige tremor met een zeer lage frequentie (2-5 Hz). Het beven is in rust aanwezig, neemt toe bij houding en nog meer bij bewegen. De tremor wordt veroorzaakt door een laesie in de efferente banen van het cerebellum, meestal in het mesencephalon, en vaak zijn andere tekenen van de mesencefale laesie aanwezig, zoals oogmotoriekstoornissen en hemiparese. De tremor is meestal een gevolg van een infarct, bloeding of trauma en ontstaat in de maanden daarna, tot twee jaar na het letsel.

14.3.9 TREMOR BIJ POLYNEUROPATHIE

Tremor is bij enkele polyneuropathieën een bekend verschijnsel, zoals bij de hereditaire motorische en sensorische neuropathie (HMSN), de chronische inflammatoire demyeliniserende polyneuropathie (CIDP) en de chronische demyeliniserende polyneuropathie bij IgM-paraproteïnemie. Tremor kan voorkomen bij polyneuropathieën als gevolg van veel verschillende oorzaken, zoals door medicatie, diabetes mellitus en nierinsufficiëntie. Het betreft vaak een houdings- en bewegingstremor van vooral de handen.

14.3.10 ORTHOSTATISCHE TREMOR

Patiënten met orthostatische tremor zijn ouder dan 40 jaar. Ze voelen zich onzeker bij stilstaan en in zeer ernstige gevallen ook bij lopen. Ze zijn bang om te vallen, wat maar zelden gebeurt. Bij zitten of liggen heeft de patiënt geen klachten van de orthostatische tremor. De tremor in de benen heeft een zeer hoge frequentie (13-18 Hz) en is vaak nauwelijks zichtbaar, maar wel voelbaar. Orthostatische tremor kan voorkomen bij neurodegeneratieve ziekten, zoals de ziekte van Parkinson.

14.3.11 PSYCHOGENE OF FUNCTIONELE TREMOR

Psychogene of functionele tremoren kunnen zich divers presenteren. De volgende criteria suggereren een psychogene of functionele tremor, maar sluiten een organische oorzaak niet uit:

- acuut begin;
- ongebruikelijke combinaties van rust-, houdings- en intentietremor;
- afname van de amplitude bij afleiden;
- variatie van tremoramplitude en -frequentie tijdens afleiden of bewegingen maken met de andere hand.

Hoofdpijn

Drs. P.A.T. Carbaat

15.1 Inleiding

De anamnese is het belangrijkste diagnostische instrument bij de analyse van hoofdpijn. Het gebruik van dit instrument wordt vergemakkelijkt wanneer de indeling conform de 'International Classification of Headache Disorders' wordt gevolgd. Deze classificatie maakt onderscheid tussen primaire en secundaire hoofdpijn.

Secundaire hoofdpijn is hoofdpijn die secundair is aan een ziekte. Onder de primaire hoofdpijn worden diverse hoofdpijnsyndromen verstaan, waarvan de chronische hoofdpijn type spanningshoofdpijn en migraine de bekendste zijn.

Voor het herkennen van de secundaire hoofdpijn zijn de alarmsymptomen belangrijk.

15.2 Alarmsymptomen

Acute hoofdpijn

Acute hoofdpijn, hoofdpijn die binnen een paar minuten maximaal heftig is, komt voor bij intracraniële bloedingen en dan met name bij subarachnoïdale bloedingen. Ook de zeer zeldzame sinus sagittalis trombose kan plotseling beginnen. Patiënten met acute hoofdpijn worden altijd onmiddellijk verwezen voor diagnostiek die ook onmiddellijk wordt uitgevoerd, ongeacht het tijdstip van de dag. Het ontbreken van nekstijfheid mag dit beleid niet beïnvloeden.

Hoofdpijn met koorts

Overweeg meningitis/encefalitis.

Hoofdpijn bij ouderen (65+)

Bij ouderen altijd arteriitis temporalis overwegen. Daarom is het veiligheidshalve raadzaam om bij iedere oudere patiënt met niet direct anderszins te verklaren hoofdpijn een BSE te bepalen.

Hoofdpijn en gedragsveranderingen

Overweeg tumor.

Progressieve continue hoofdpijn

Overweeg tumor.

Nachtelijke hoofdpijn (vooral hoofdpijn waarvan/waarmee patiënt wakker wordt)

Overweeg tumor.

Hoofdpijn en maligniteit in voorgeschiedenis

Overweeg tumor.

Hoofdpijn en anticoagulantia

Overweeg subduraal hematoom.

Hoofdpijn na trauma

Overweeg subduraal hematoom.

Hoofdpijn en neurologische uitval

Overweeg tumor.

15.3 Primaire hoofdpijn

Voor alle vormen van primaire hoofdpijn geldt dat er geen onderliggende ziekte is. Overweeg de volgende hoofdpijnsyndromen.

Hoofdpijn type spanningshoofdpijn

Drukkende, bilaterale en dan vooral bifrontale en bitemporale hoofdpijn. Deze hoofdpijn is licht tot matig van ernst, neemt niet toe bij lichamelijke inspanning en gaat niet gepaard met misselijkheid en/of braken, eventueel wel met licht- of geluidschuwheid.
Een variant is de zogeheten nieuwe dagelijks optredende en persisterende hoofdpijn (new daily-persistent headache). Deze pa-

Tabel 15.1 De aanvalsgewijs optredende primaire hoofdpijnen onderscheiden naar duur, frequentie, geslachtsvoorkeur, locatie, optreden van vegetatieve en autonome symptomen.

	duur	*frequentie*	*geslacht*	*unilateraal*	*vegetatieve symptomen*	*autonome symptomen*
migraine	4-72 uur	variabel	v > m	variabel	++	+
cluster hoofdpijn	15-180 minuten	1-8 per dag	m > v	+++	–	+++
paroxismale hemicrania	2-30 minuten	5 tot tientallen per dag	v > m	+++	–	+++
SUNCT*	5-240 seconden	3-200 per dag	m > v	+++	–	+++
primaire stekende hoofdpijn	enkele seconden	1 tot multipele steken per dag	v > m	+	–	–
primaire hoesthoofdpijn	enkele seconden tot 30 minuten	variabel	variabel	–	–	–
primaire inspanningshoofdpijn	5 minuten tot 48 uur	variabel	variabel	–	–	–
primaire donderslaghoofdpijn	1 uur tot 10 dagen	variabel	variabel	–	–	–

	duur	*fre-quentie*	*ge-slacht*	*unila-teraal*	*vegeta-tieve sympto-men*	*autono-me sympto-men*
primaire preorgastische/orgastische hoofdpijn	1 minuut tot enkele uren	variabel	variabel	–	–	–
hypnische hoofdpijn	> 15 minuten na ontwaken	> 15 keer per maand	m > v	–	+/–	–

* SUNCT = shortlasting unilateral neuralgiform headache attacks with conjunctival injection and tearing.

tiënten kunnen zich exact de dag en soms ook de tijd van de dag herinneren dat de hoofdpijn is begonnen en daarna niet is weggegaan.

Medicatie overgebruikshoofdpijn

Meestal gaat het om gewone overal te verkrijgen analgetica, bij een minderheid betreft het triptanen en opioïden. Van medicatie overgebruikshoofdpijn is sprake wanneer langer dan drie maanden op meer dan vijftien dagen per maand analgetica worden gebruikt. Voor triptanen wordt tien dagen aangehouden. Strikt genomen is medicatie overgebruikshoofdpijn een vorm van secundaire hoofdpijn, waarbij deze diagnose pas achteraf gesteld kan worden als van overgebruik geen sprake meer is.

Pijn in rug en been

16

Dr. P.C.A.J. Vroomen

Bij rugpijn met of zonder uitstraling is het van belang eerst ernstige onderliggende pathologie uit te sluiten. De kans hierop is vooral aanwezig bij patiënten jonger dan 20 jaar en ouder dan 55 jaar.

Overweeg eerst de volgende aandoeningen.

Fractuur wervel

Overwegen bij:
- heftig rugletsel;
- bekende osteopenie;
- langdurig gebruik van steroïden;
- plotseling ontstaan.

Maligniteit

Overwegen bij:
- continue, progressieve, pijn die niet verbetert met liggen;
- algehele malaise;
- onverklaard gewichtsverlies;
- voorgeschiedenis van maligniteit.

Spondylitis/discitis

Overwegen bij:
- intraveneus drugsgebruik;
- immuunsuppressie (door medicatie of hiv);
- koorts.

Myelum-/cauda-afwijkingen

Overwegen bij:

- bilaterale motorische en/of sensorische uitval in de benen;
- rijbroekanesthesie;
- mictiestoornissen (urine-incontinentie, urineretentie – cave gebruik van tramadol of opioïden) defecatiestoornissen (sfincterdisfunctie). Zijn deze aandoeningen onwaarschijnlijk

dan is de volgende stap vaststellen of een radiculair syndroom waarschijnlijk is. Dit is vooral aan de orde indien de pijn uitstraalt in een been, langs de achterzijde naar het bovenbeen tot voorbij de knie bij prikkeling van de wortels L5 en S1 en naar de voorzijde van het bovenbeen bij prikkeling van de wortels L2- 4. Deze pijn in het been staat meestal meer op de voorgrond dan pijn in de rug. De pijn gaat gepaard met één of meer van de volgende verschijnselen: anamnestische aanwijzingen voor zenuwwortelprikkeling, zoals pijn bij drukverhogende momenten, of verergering van pijn bij zitten met verbetering van pijn bij liggen.

Het klinisch beeld van een lumbosacraal radiculair syndroom (LRS) is echter niet het enige klinische syndroom dat kan wijzen op een zenuwwortelaandoening.
De lumbale kanaalstenose is een syndroom met verworven of aangeboren vernauwing van het wervelkanaal met compressie van meerdere zenuwwortels. Het centrale kenmerk is het ontstaan van pijn in beide benen bij lopen en vermindering bij zitten, vooral voorovergebogen, en geen vermindering bij blijven staan. Traplopen en fietsen zijn vaak juist ongestoord. Er treedt uitstralende pijn in de benen op, terwijl de typische kenmerken van een lumbosacraal radiculair syndroom vaak afwezig zijn. Een variant hiervan is de recessus lateralisstenose. Er is dan kliniek wijzende op een aandoening aan één zenuwwortel, maar wederom alleen bij lopen, zonder vermindering bij staan na het lopen. Iedere aftakkende zenuwwortel verloopt namelijk in een laterale hoek van het wervelkanaal en deze hoek kan ook vernauwd zijn.

Is ook een radiculair syndroom onwaarschijnlijk, dan gaat het om zogeheten aspecifieke rugpijn, ook wel lumbago genoemd, die bij 90% van de patiënten een gunstig beloop heeft. Verder onderzoek is dan in de eerste fase niet aangewezen en het beleid is gericht op symptoomverlichting.

17 Pijn in nek en armen

Dr. N. van Alfen

Mogelijke symptomen:
- pijn;
- tintelingen;
- doofheid;
- bewegingsbeperking;
- vegetatieve stoornissen.

Pijn

- Laat patiënt aard van de pijn aangeven (stekend, brandend, drukkend, krampend, etc.).
- Vergelijk zo mogelijk met 'bekende' pijnen (Lijkt het op kiespijn? Alsof iemand erop geslagen heeft? Op de pijn van uw eerdere hernia?).
- Vraag naar de precieze lokalisatie van de pijn; waar zit het punctum maximum?
- Schat ernst in door patiënt VAS- (visual analogue scale) of NRS- (numerical rating scale) score te laten aangeven: 'Geef uw pijn een rapportcijfer tussen de 0 (= geen pijn) en 10 (= de meest erge pijn voorstelbaar).' Interpretatie VAS-score:
  - 0-4 = milde pijn, vaak goed te hanteren voor patiënt;
  - 5- < 7 = matig ernstige pijn, hinderlijk, maar patiënt kan nog dagelijkse dingen doen;
  - 7-10 = ernstige pijn, eist alle aandacht op en verhindert patiënts normale activiteiten.

Tintelingen

- Niet alle patiënten melden deze klacht spontaan of weten goed hoe tintelingen te omschrijven.

- Vraag naar tintelend gevoel: 'alsof het slaapt', 'als een elektrisch gevoel' of 'alsof er beestjes over de huid lopen'.
- Vraag naar de lokalisatie.

Doofheid

- Vraag naar een doof of verdoofd gevoel: 'alsof u door de tandarts verdoofd bent'.
- Doofheid wordt door patiënt vooral en het beste opgemerkt in gebieden waarmee hij voelt: handen, onderarmen.
- Vraag specifiek naar andere lokalisaties: bovenarmen, schouders, rug, hals.
- Bevestig anamnese met gedetailleerd lichamelijk onderzoek van huidarealen; gebruik scherpe punt van stokje of veiligheidsspeld.

Bewegingsbeperking

- Vraag of en zo ja, welke bewegingen of handelingen moeizamer gaan.
- Zo ja, vraag of patiënt de kracht mist om ze te doen of dat er een andere beperking is (pijn, 'kan niet verder').
- Cave: met name een parese van de houdingsspieren van schouder en romp herkennen of benoemen patiënten vaak niet als zodanig. Meestal is het antwoord dat een bepaalde beweging 'gewoon moeilijker gaat' of minder lang kan worden volgehouden.
- Gebruik als voorbeelden: knijpen (met name vingerflexoren en kleine handspieren), een deksel opendraaien (pronatie en knijpkracht), een tas met boodschappen optillen (biceps), portemonnee uit de achterzak pakken of bh vastmaken (endorotatie schouder), boven de macht werken (periscapulaire spieren, vooral m. serratus).
- Laat patiënt zich voor lichamelijk onderzoek tot op ondergoed uitkleden; inspecteer en onderzoek ook de rug en schouders aan de achterzijde.
- Test selectief kracht in spiergroepen en onderzoek het schouder-, elleboog- en polsgewricht ook passief.

Vasovegetatieve stoornissen

- vaak meest uitgesproken in onderarm en hand;
- oedeem, rode of paarse verkleuring huid;

- verstoorde 'thermostaat' van de huid (temperatuurverschil handen/onderarmen);
- soms veranderde haar- of nagelgroei in aangedane extremiteit.

17.1 Pijn in nek en armen

17.1.1 STAP 1 IS ER SPRAKE VAN EEN NEUROLOGISCH PROBLEEM?

Neurologisch probleem waarschijnlijk, indien:
- uitstralende pijn;
- tintelingen en/of doofheid aanwezig;
- actieve bewegingsbeperking (= parese);
- atrofie.

Vasovegetatieve symptomen kunnen aanwezig zijn, maar deze zijn meestal niet heel prominent.

Neurologisch probleem onwaarschijnlijk indien:
- pijn op één plek;
- geen gevoelsstoornissen;
- naast actieve ook passieve bewegingsbeperking (onderzoeker kan beweging ook niet uitvoeren/voltooien);
- prominente of alleen vasovegetatieve symptomen.

17.1.2 STAP 2 ALS EEN NEUROLOGISCH PROBLEEM WAARSCHIJNLIJK IS, WAAR IS DE LAESIE DAN GELOKALISEERD?

Zenuwwortel:
- uitstralende pijn of tintelingen;
- klachten te provoceren of verergeren door mechanische rek aan wortel (arm strekken, tillen, nek draaien) en door hoesten, persen;
- alle symptomen (pijn, sensibele klachten, parese) in dezelfde radiculaire distributie (zie tabel 17.1);
- cave symptomen in de duim: motorisch T1, sensibel C6!

NB: niet alle symptomen hoeven gelijktijdig aanwezig te zijn. Vaak eerst pijn of tintelingen, en dan pas parese merkbaar.

Overweeg als oorzaak:
- veelvoorkomend: discushernia of foramen stenose;
- zeldzamer: leptomeningeale metastasering, botmetastase wervelkolom; vooral bij bekende maligniteit.

Plexus brachialis:
- verschillende symptomen, niet goed te lokaliseren tot een wortel of perifere zenuw ('vlekkig');
- indien pijn aanwezig, vaak zeer hevig;
- klachten soms te provoceren of verergeren door mechanische rek aan wortel (arm strekken, tillen, nek draaien), maar niet door hoesten of persen;
- afhankelijk van lokalisatie/etiologie ook vaak 'ongebruikelijke' spieren en delen van de huid aangedaan, met name proximaal in regio schouderblad, romp, diafragma.

Overweeg als oorzaak:
- veelvoorkomend: plexopathie door zenuwontsteking (neuralgische amyotrofie);
- zeldzamer: trauma (motorongeval) of tumor (pancoastsyndroom).

Perifere zenuw:
- klachten van pijn en uitval volgen gebied van de aangedane zenuw.

Overweeg als oorzaak:
- veelvoorkomend: carpaletunnelsyndroom, drukneuropathie n. ulnaris bij de elleboog, n. radialis letsel na humerusfractuur.

Spieren:
- alleen zwakte of onvermogen tot volhouden van bepaalde houdingen of bewegingen;
- vaak als onderdeel van meer gegeneraliseerde spierziekte, die kan beginnen of zich vooral kan uiten in de schouders en/of armen;
- primair pijnloos, meestal pas secundaire (spier)pijn door overbelasting, geen sensibele symptomen.

Overweeg als oorzaak:
- frequent: polymyalgia rheumatica (hoge BSE, vaak wel pijnlijk);
- zeldzamer: myopathie in schouder en armen: facioscapulohumerale dystrofie, limb-girdle dystrofie;
- soms begint M. Parkinson met pijnklachten in de schouders en armen.

Tabel 17.1 Innervatietabel bovenste extremiteit.

spier	*spinaal*	*truncus*	*divisie*	*cord*	*zenuw*
sternocleidomastoideus	C2, C3				accesorius
trapezius	C3, C4 (C5)				accesorius
diafragma	C3, C4				phrenicus
levator scapulae	(C3) C4, C5				dorsalis scapulae
rhomboideus minor	(C4) C5				dorsalis scapulae
rhomboideus major	(C4) C5				dorsalis scapulae
serratus anterior	C5, C6, C7				thoracicus longus
supraspinatus	C5, C6	sup			suprascapularis
infraspinatus	C5, C6	sup			suprascapularis
teres major	C5, C6 (C7)	sup	post	post	subscapularis inferior
deltoideus	C5, C6	sup	post	post	axilaris
teres minor	C5, C6	sup	post	post	axilaris
coracobrachialis	C6, C7	sup, med	ant	lat	musculocutaneus
biceps brachii	C5, C6	sup	ant	lat	musculocutaneus
brachialis	C5, C6	sup	ant	lat	musculocutaneus
pectoralis major (clav)	C5, C6, C7	sup, med	ant	lat	pectoralis lateralis
pectoralis minor	C6, C7, C8	sup, med, inf	ant	med, lat	pectoralis med & lat

spier	*spinaal*	*truncus*	*divi-sie*	*cord*	*zenuw*
latissimus dorsi	C6, C7, C8	sup, med, inf	post	post	thoracodorsa-lis
triceps	C6, C7, C8	sup, med, inf	post	post	radialis
brachialis	C5, C6	sup	ant	lat	radialis
anconeus	C6, C7, C8	sup, med, inf	post	post	radialis
brachioradialis	C5, C6	sup	post	post	radialis
supinator	C5, C6	sup	post	post	radialis
extensor carpi ra-dialis longus	C5, C6, C7	sup, med	post	post	radialis
extensor carpi ra-dialis brevis	C5, C6, C7	sup, med	post	post	radialis
extensor digitorum communis	(C6) C7, C8	med, inf	post	post	radialis
extensor digiti mi-nimi	C7, C8	med, inf	post	post	radialis
extensor carpi ul-naris	C7, C8	med, inf	post	post	radialis
abductor pollicis longus	C7, C8	med, inf	post	post	radialis
extensor indicis proprius	C7, C8	med, inf	post	post	radialis
extensor pollicis brevis	C7, C8	med, inf	post	post	radialis
extensor pollicis longus	C7, C8	med, inf	post	post	radialis
pronator teres	C6, C7	sup, med	ant	lat	medianus
flexor carpi radialis	C6, C7	sup, med	ant	lat	medianus
palmaris longus	C7, C8, T1	med, inf	ant	lat, med	medianus

spier	spinaal	truncus	divisie	cord	zenuw
flexor digitorum sup	C7, C8, T1	med, inf	ant	lat, med	medianus
flexor pollicis longus	C7, C8, T1	med, inf	ant	lat, med	medianus
flexor digitorum prof. 2 en 3	C7, C8, T1	med, inf	ant	lat, med	medianus
pronator quadratus	C7, C8, T1	med, inf	ant	lat, med	medianus
abductor pollicis brevis	C8, T1	inf	ant	med	medianus
opponens pollicis	C8, T1	inf	ant	med	medianus
flexor pollicis brevis (sup)	C8, T1	inf	ant	med	medianus
lumbricalis 1 en 2	C8, T1	inf	ant	med	medianus
flexor carpi ulnaris	(C7) C8, T1	inf	ant	med	ulnaris
flexor digitorum prof. 4 en 5	C8, T1	ínf	ant	med	ulnaris
abductor digiti minimi	C8, T1	inf	ant	med	ulnaris
opponens digiti minimi	C8, T1	inf	ant	med	ulnaris
flexor digiti minimi	C8, T1	inf	ant	med	ulnaris
lumbricalis III, IV	C8, T1	inf	ant	med	ulnaris
interosseus palmaris 1-5	C8, T1	inf	ant	med	ulnaris
interosseus dorsalis 1-4	C8, T1	inf	ant	med	ulnaris
flexor pollicis brevis (prof)	C8, T1	inf	ant	med	ulnaris
adductor pollicis	C8, T1	inf	ant	med	ulnaris
pectoralis major (sternocost)	C8, T1	inf	ant	med	pectoralis medialis

18 Spierpijn en kramp

Prof. dr. P.A. van Doorn

18.1 Spierpijn

Het is altijd de vraag of het 'echte' spierpijn betreft. Zo wordt stijfheid van spieren nogal eens aangeduid als spierpijn. Het onderscheid tussen spierpijn en kramp blijkt voor de patiënt ook vaak lastig te zijn. Bij echte kramp is er op dat moment vaak een afwijkende stand van een gewricht en soms is er een duidelijke relatie met inspanning. Als er pijn in de spier is zonder kramp of een afwijkende stand van een gewricht gaat het om echte spierpijn.
Het is zinvol om te vragen naar het precieze karakter (kramp/spierpijn) en de locatie (lokaal, proximaal of gegeneraliseerd) van de pijn en om te vragen of er ook spierzwakte is. Voor oorzaken van spierpijn zie tabel 18.1.

18.2 Spierkramp

Spierkramp komt voor bij een scala aan neurologische aandoeningen, zoals amyotrofische lateraal sclerose, radiculopathieën en polyneuropathieën. Spierkrampen kunnen gepaard gaan met fasciculaties (irregulaire spiertrekkinkjes zonder bewegingseffect op het gewricht) of myokymieën (uitgebreider dan fasciculaties, meer golfvormige spiertrekkinkjes). Krampen kunnen echter ook bij veel niet-neurologische aandoeningen voorkomen. Vaak zijn krampen 'benigne' (idiopathisch); er is geen directe relatie met een neurologische aandoening. Hiermee wordt onder andere nachtelijke kramp in de kuiten bedoeld. Dit komt niet alleen bij ouderen voor (denk dan aan vasculaire problemen), maar ook bij 15% van de gezonde studenten! De combinatie van krampen,

Tabel 18.1	Oorzaken van spierpijn met of zonder zwakte.
oorzaken van lokale spierpijn	– spierpijn na (overmatige) inspanning – pijn door druk, trauma of infiltrerend proces – vasculaire oorzaken – focale myositis/pyomyositis – 'referred spierpijn' bijvoorbeeld door gewrichtsproblemen
oorzaken van gegeneraliseerde/ diffuse spierpijn *met zwakte*	– polymyositis/dermatomyositis (gaat niet altijd met spierpijn gepaard) – mitochondriale myopathie – proximale myotone myopathie (PROMM) – hypothyreoïdie (gaat niet altijd met zwakte gepaard) – infecties (meestal geen zwakte) – diverse medicamenten, waaronder statinen
oorzaken van gegeneraliseerde/ diffuse spierpijn *zonder zwakte*	– virale myalgie – polymyalgia rheumatica (vaak overwegend proximale zwakte), toxische myopathie (bijv. bij statinen, chloroquine) – hypothyreoïdie (kan ook zwakte geven) – andere niet-neurologische oorzaken (zoals elektrolytstoornissen, steroïden onttrekking, functionele stoornissen of somatisatie)

spierpijn en fasciculaties *zonder* spierzwakte of atrofie komt als benigne symptoom voor. Het kan echter ook voorafgaan aan motorneuronziekte. Voor oorzaken van spierkramp zie tabel 18.2. Vaak is het de vraag of er wel sprake is van 'echte' spierkramp. Er kan een onderscheid worden gemaakt in spierkrampen, myotonie en contracturen.

– *Spierkrampen* zijn plotselinge, onwillekeurige pijnlijke spierverkortingen, gepaard gaande met een zichtbare of voelbare verharding van de spier en soms met een abnormale stand van het betrokken gewricht, die meestal verlicht worden door rekken of massage van de spier. Deze definitie maakt het dus mo-

gelijk om spierkramp te onderscheiden van andere pijnlijke spieraandoeningen zonder spierverkorting (zie: 'spierpijn') en van spierverkortingen zonder pijn, zoals voorkomt bij myotonie en soms bij een contractuur.
- *Myotonie* is een vertraagde relaxatie van een spier(groep) na willekeurige contractie ('actiemyotonie') of na percussie ('percussiemyotonie'). De patiënt spreekt in dit geval vaak over spierstijfheid. Myotonie kan verwarring geven met spierkramp en wordt hier uitsluitend als differentiaaldiagnostische mogelijkheid besproken. De bekendste ziekten die myotonie geven zijn dystrophia myotonica en myotonia congenita.
- Een *contractuur* geeft verkorting van de spieren die kan ontstaan na inspanning, waarbij het onmogelijk is de spieren te relaxeren. Pijnlijke contracturen komen met name voor bij metabole myopathieën. Bij rigor is er sprake van een contractuur, en dus een onvermogen om te relaxeren. In vergelijking met spierkramp ontstaat een contractuur vaker tijdens dan na inspanning, hij houdt vaak langer aan, is veelal zeer pijnlijk en er is vaker een associatie met periodieke zwakte en myoglobulinurie.

18.3 Diagnose

Voor de diagnostiek van spierpijn en spierkramp kunnen de stroomdiagrammen zoals aangegeven in figuur 18.1 en 18.2 worden gebruikt.

18.4 Spierkramp en statinen

Statinen kunnen spierpijn, spierkramp en spierzwakte geven. Dit komt waarschijnlijk voor bij ongeveer 1-5% van de patiënten die statinen gebruiken. Deze patiënten kunnen ook een asymptomatische CK-verhoging hebben. Sommige patiënten die statinen gebruiken, hebben spierzwakte bij een normaal creatinekinase (CK). Met name in combinatie met lever-, nierfunctiestoornis, hypothyreoïdie, diabetes en andere medicatie kan het risico op rabdomyolyse (uiteenvallen van spiercellen) toenemen. De kans op rabdomyolyse bij statine monotherapie is zeer klein (< 1 : 20.000). Het gebruik van statinen bij oudere diabetespatiënten geeft een duidelijk verhoogd risico op het ontstaan van rabdomyolyse.

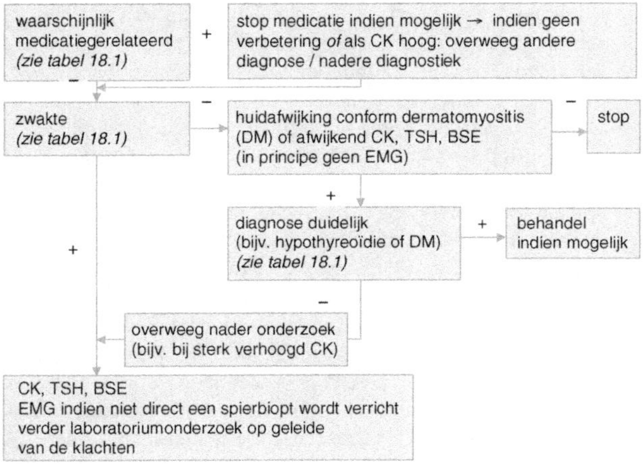

Figuur 18.1 *Voorbeeld stroomdiagram spierpijn.*

18.5 Wat zegt een verhoogd serum creatinekinase (CK)

Bepaling van het serum CK is van groot belang bij patiënten met een mogelijke spierziekte. Het CK kan verhoogd zijn bij diverse oorzaken van spierpijn en spierkramp. Het CK kan behoudens bij spierziekten bij diverse andere aandoeningen verhoogd zijn, zoals intense fysieke inspanning, frequente traumata, langdurig alcoholmisbruik, hypothyreoïdie, bij draagsters duchenne/becker-gen, patiënten met verhoogde gevoeligheid voor maligne hyperthermie, bepaald geneesmiddelgebruik (bijv. statinen). Er bestaat ook een idiopathische hypercreatinekinasemie. Het CK kan na een EMG (concentrisch naaldonderzoek) verhoogd zijn. Ook na een flinke kuitkramp kan het CK binnen 30 uur tot het vijfvoudige stijgen. Als er verder geen onderliggende ziekte is, normaliseren deze waarden binnen enkele dagen.

Tabel 18.2	Aandoeningen waarbij kramp kan optreden.
idiopathisch	– nachtelijke kramp in de benen, tijdens of na langdurige of excessieve inspanning
neurogeen	– motorneuronziekten (ALS, SMA, polio) – polyneuropathie – radiculopathie – kramp-fasciculatiesyndroom
metabool	– elektrolytstoornissen – volumedepletie – nierfunctiestoornis/dialyse – zwangerschap – leverfalen – overmatig alcoholgebruik – hypothyreoïdie – Cushing/bijnierschorsinsufficiëntie – diverse medicamenten, waaronder diuretica, bètablokkers, statinen, clonidine, nifedipine, captopril, lithium, d-penicillamine, clofibraat, corticosteroïden, acetylcholinesteraseremmers, ciclosporine, goud

18.6 Behandeling van spierpijn en spierkramp

Er is geen eenduidig behandelingsschema voor spierpijn en spierkramp. Tracht eerst de oorzaak te achterhalen. Indien mogelijk elimineren van de onderliggende oorzaak. Bij benigne spierkramp wordt wel aangeraden om eerst het effect van warmte/koude na te gaan, de benen wat hoog te leggen en de desbetreffende spier te rekken als er kramp optreedt. Er is momenteel onvoldoende hard bewijs beschikbaar voor een echt werkzaam geneesmiddel.

Als behandeling wordt overwogen, wanneer hiervoor genoemde adviezen zonder resultaat waren, kunnen de volgende middelen gebruikt worden:
- clonazepam 0,5-1 mg/dg;
- carbamazepine 200-600 mg/dg; of
- fenytoïne 100-300 mg/dg.

18.7 Conclusies

Spierpijn en -kramp zijn veelvoorkomende verschijnselen. Een gerichte anamnese en het neurologisch onderzoek in combinatie

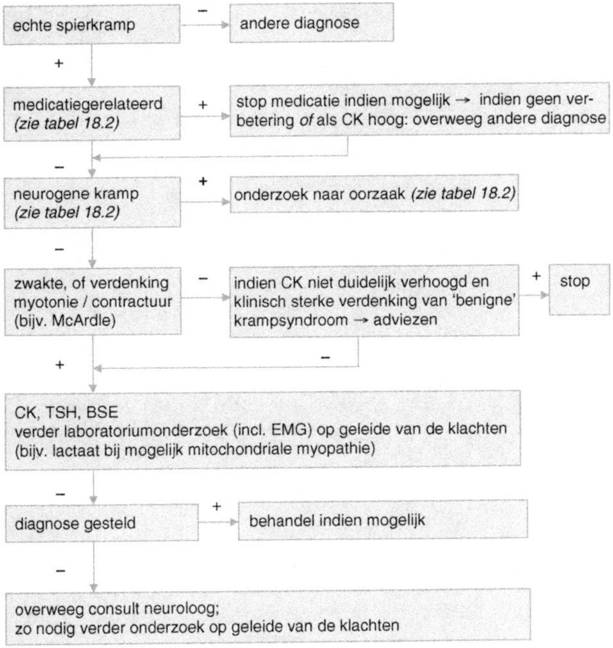

Figuur 18.2 *Voorbeeld stroomdiagram spierkramp.*

met eenvoudig laboratoriumonderzoek zijn meestal voldoende om een diagnose te stellen. Het standaard laboratoriumonderzoek bestaat vrijwel altijd uit CK en TSH en kan zo nodig worden aangevuld op geleide van de klachten. Een EMG is soms noodzakelijk om de diagnose te kunnen stellen. Een spierbiopt is slechts zelden geïndiceerd.

Deel 2 Neurologische ziekten

19 Geheugenstoornissen

Prof. dr. M. Vermeulen

19.1 Ziekte van Alzheimer

19.1.1 INLEIDING

De ziekte van Alzheimer is de meest voorkomende oorzaak van dementie boven het 65e jaar. Op de leeftijd van 80 jaar heeft 20% van de bevolking de ziekte van Alzheimer. Allerlei afwijkingen in de hersenen zijn bij deze ziekte vastgesteld: amyloïd neerslagen, tekenen van inflammatie, oxidatieve stress, hyperfosforylatie van tau-eiwitten, tekorten aan neurotransmitters. Wat primair en wat secundair daaraan is, is nog steeds niet bekend.
Voor de preventie lijken het verlagen van te hoge bloeddruk, een mediterraan dieet en bewegen belangrijk.

19.1.2 SYMPTOMEN

Deze ziekte begint met geheugenstoornissen bestaande uit het onvermogen nieuwe informatie op te slaan. Een kort verhaaltje kan tien minuten later niet meer worden gereproduceerd. Naast de geheugenstoornissen ontstaan andere cognitieve stoornissen zoals afasie, apraxie (stoornissen in het handelen, bijvoorbeeld koffiezetten lukt niet omdat de handelingen niet in de juiste volgorde worden verricht, koffie in het waterreservoir en water in de filterhouder), en agnosie (stoornissen in het herkennen van tactiele, auditieve of visuele informatie). Deze stoornissen leiden tot beperkingen in het dagelijks leven.

19.1.3 HOE WORDT DE DIAGNOSE GESTELD?

Allereerst moet de patiënt voldoen aan de criteria voor dementie. Er mag geen gedaald bewustzijn zijn en er mogen geen aanwijzingen voor delier zijn.

Voor dementie door de ziekte van Alzheimer pleit:
- geheugenstoornissen zijn het eerste symptoom;
- sluipend begin en geleidelijke achteruitgang ten minste zes maanden bestaand;
- naast de geheugenstoornis is er een andere cognitieve stoornis als afasie of apraxie of agnosie;
- normaal psychomotorisch tempo;
- bij neurologisch onderzoek geen aanwijzingen voor stoornissen van hersenzenuwen, motoriek, coördinatie, sensibiliteit, reflexen of looppatroon.

Bij laboratoriumonderzoek zijn Hb, Ht, MCV, BSE, glucose, TSH en creatinine normaal.
Op indicatie worden ook B1, B6, B12, foliumzuur, Na en K bepaald, als niet zeker is dat deze waarden normaal zullen zijn.
Bij twijfel over de aanwezigheid van cognitieve functiestoornissen wordt neuropsychologisch onderzoek verricht.
Beeldvormend onderzoek wordt verricht als de diagnose nog niet duidelijk is: CT om een andere diagnose uit te sluiten (subduraal hematoom), MRI om de ziekte van Alzheimer waarschijnlijker te maken (atrofie van de hippocampus). Voor liquoronderzoek is er zelden een indicatie; wel als de ziekte van Creutzfeldt-Jakob nog in de differentiaaldiagnose staat (14-3-3-eiwit).

19.1.4 WAT IS DE DIFFERENTIAALDIAGNOSE?

- structurele hersenafwijkingen als infarcten, leukoaraiose, subduraal hematoom;
- frontotemporale dementie;
- lewylichaampjesdementie;
- ziekte van Creutzfeldt-Jakob;
- delier;
- epilepsie;
- intoxicatie.

19.1.5 THERAPIE

Cholinesteraseremmers – zeker niet geïndiceerd bij alle patiënten met de ziekte van Alzheimer – blijken effect te hebben bij delirante patiënten.
Rivastigmine 3 mg 2dd, bij ontbreken van bijwerkingen na twee weken ophogen met 1,5 mg per week tot 6 mg 2dd.

Voor de NMDA-glutamaatreceptorantagonist memantine is geen plaats in de behandeling, omdat een gunstig effect niet overtuigend is aangetoond.

Bij crisisinterventie hebben antipsychotica de voorkeur boven benzodiazepinen.
- haloperidol 0,5 mg beginnen, tot 1-2 mg/dag;
- gedragsstoornissen: rivastigmine (zie hiervoor).

Psychosociale begeleiding van patiënt en partner is veel belangrijker dan medicamenteuze therapie.

19.2 Transient global amnesia

19.2.1 INLEIDING

Het gaat bij transient global amnesia om een aanval van een voorbijgaande geheugenstoornis met een duur van twee tot twaalf uur, meestal na een bijzondere lichamelijke inspanning of emotionele gebeurtenis. De geheugenstoornis bestaat uit een zogenoemde anterograde amnesie, wat wil zeggen dat nieuwe informatie niet wordt vastgelegd, en er is een retrograde amnesie, wat betekent dat gebeurtenissen van voor de aanval niet gereproduceerd kunnen worden. Meestal is men niet meer dan een paar weken kwijt. Na de aanval krimpt die retrograde amnesie tot een paar uur, later is er amnesie voor de gebeurtenissen tijdens de aanval. Deze aandoening is zeldzaam en meestal eenmalig. Naast de geheugenstoornis zijn er geen andere neurologische verschijnselen. De oorzaak is nog steeds onbekend; wel is bekend dat het geen TIA's zijn.

19.2.2 SYMPTOMEN

De patiënt is verbijsterd, weet niet waarom hij in het ziekenhuis is, hoe hij daar is gekomen, en vraagt steeds hetzelfde. Als de arts weggaat en opnieuw binnenkomt, herkent de patiënt haar niet. Meestal kan de patiënt niet vertellen wat er de laatste week is gebeurd, wel weet hij waar hij woont, wie hij is en wat zijn beroep is. Ook gebeurtenissen uit het afgelopen jaar kunnen worden verteld. Andere symptomen zijn er niet, het bewustzijn is ongestoord.

19.2.3 HOE WORDT DE DIAGNOSE GESTELD?

De diagnose wordt gesteld op grond van de hiervoor genoemde symptomen.

19.2.4 WAT IS DE DIFFERENTIAALDIAGNOSE?

- epilepsie. Deze amnesie kan voorkomen bij epilepsie, maar wordt dan transient epileptic amnesia genoemd. Aan epilepsie wordt gedacht als er tekenen van veranderd bewustzijn waren. Deze aanvallen bij epilepsie duren meestal korter dan twee uur. Veelal wordt voor alle zekerheid bij patiënten met voorbijgaande amnesie in de dagen na de aanval een eeg gemaakt om epilepsie uit te sluiten.
- psychogene amnesie. Deze patiënten weten meestal helemaal niets, ook niet wie ze zijn. Als het plotseling en zonder schedeltrauma is ontstaan, is dit bewijzend voor deze diagnose. Nieuwe informatie wordt duidelijk wel opgeslagen; de dokter die opnieuw binnenkomt wordt wel herkend.

19.2.5 THERAPIE

De aanval gaat vanzelf over en komt meestal niet terug. Dus geen therapie en geen profylaxe.

19.3 Syndroom van Korsakoff

19.3.1 INLEIDING

Het syndroom van Korsakoff is een amnestisch syndroom dat meestal een overblijfsel is van de wernicke-encefalopathie. Zelden, en dan vooral bij alcoholisten, ontstaat het zonder wernicke-encefalopathie. Zeer verdacht voor wernicke-encefalopathie is het voorkomen van de trias oogmotoriekstoornissen (vooral door uitval van n. abducens), ataxie en verwardheid; dit laatste kan in ernstige gevallen in coma overgaan. Bij wernicke-encefalopathie zijn er meestal ook aanwijzingen voor polyneuropathie. Als de hypothalamus bij de ziekte betrokken is, kan ook hypothermie ontstaan.

De symptomen ontstaan door bloedinkjes en celverlies centraal in de hersenstam als gevolg van vitamine B1-tekort. De symptomen kunnen na een koolhydraatrijke maaltijd plotseling ontstaan bij patiënten met een tekort aan vitamine B1, omdat vitamine B1 gebruikt wordt bij het koolhydraatmetabolisme. Wernicke-encefalopathie ontstaat bij alcoholisten, na langdurig braken en door onvoldoende voeding in het ziekenhuis. Bij de geringste verdenking wordt na bloedafname onmiddellijk begonnen met toediening van vitamine B1, omdat na snelle behandeling de kans op het ontstaan van het korsakoff-syndroom afneemt. Dit korsakoff-syndroom ontstaat door bloedinkjes en celverlies in de corpora mamillaria en de voorste thalamuskernen. Dit leidt tot geheugenstoornissen en desoriëntatie, zonder andere cognitieve stoornissen.

19.3.2 SYMPTOMEN

Inprentingstoornissen, desoriëntatie in tijd en plaats, confabulaties, retrograde amnesie (gebeurtenissen van de afgelopen jaren worden niet herinnerd) en geen ziekte-inzicht. De symptomen blijven over na een wernicke-encefalopathie.

19.3.3 HOE WORDT DE DIAGNOSE GESTELD?

De diagnose wordt gesteld op grond van de symptomen, bevestigd met vitamine B1-bepaling.

19.3.4 WAT IS DE DIFFERENTIAALDIAGNOSE

- geheugenstoornissen na schedelhersenletsel;
- geheugenstoornissen na infarcten, leukoaraiose en bloedingen.

Bij alcoholisten is vaak moeilijk uit te maken wat de belangrijkste oorzaak van de geheugenstoornissen is, want behalve de vitamine B1-deficiëntie zijn er vaak valpartijen met daardoor hersenbeschadigingen. Vasculaire risicofactoren zijn niet adequaat te behandelen, waardoor hersenbeschadiging ontstaat zoals leukoaraiose bij hypertensie. Daarom is de diagnose alcoholgerelateerde dementie ingevoerd.

19.3.5 THERAPIE

Bij de geringste verdenking na bloedafname:
- thiamine 100 mg i.m. 1 dd gedurende 1 week;
- daarna thiamine 100 mg per os 3 dd 1 gedurende 3 maanden;
- daarna 25 mg 1 dd 1 per os.

Gedragsstoornissen

20

Prof. dr. W.A. van Gool

20.1 Asymmetrische corticale degeneratie

20.1.1 INLEIDING

De klinische verschijnselen bij patiënten met een geïsoleerde corticale functiestoornis zoals een afasie of een visuospatiële stoornis – dat is een stoornis in de ruimtelijke oriëntatie – kunnen soms jarenlang stabiel blijven zonder bijkomende neuropsychiatrische verschijnselen en zonder progressie naar een meer globale dementie. Dergelijke patiënten lijden aan een van de zeldzame syndromen die veroorzaakt worden door focale varianten van neurodegeneratieve ziekten, met een relatief langzaam beloop.

20.1.2 SYMPTOMEN

Primair progressieve afasie (PPA), gekenmerkt door geïsoleerde taalstoornissen, is de meest voorkomende vorm van lobaire (temporale) atrofie. De overige cognitieve functies zijn intact en daarmee samenhangend blijven de beperkingen in het dagelijks leven over een periode van enkele jaren stabiel. Woordvindstoornissen staan op de voorgrond en het taalbegrip is relatief intact. Bij patiënten met semantische dementie (SD) doet zich frequent parafasie voor ('kijker' voor 'bril'). De taalexpressie is vloeiend en de spraak is normaal. De communicatie verloopt moeizaam, omdat de betekenis van sommige woorden volledig verloren is gegaan, maar overigens is de syntaxis intact, evenals alle andere elementen van de taal en alle andere cognitieve functies. Complexe taken, waarbij communicatie geen belangrijke rol speelt,

kunnen lange tijd zonder problemen worden uitgevoerd. Patiënten met SD zijn soms bovenmatig gepreoccupeerd met de tijd en ontwikkelen soms ook andere dwangmatige trekken.
De asymmetrische corticale degeneratiesyndromen PPA en SD worden ook wel beschouwd als vroege fasen van frontotemporale dementie (FTD). Na een jarenlang stabiel karakter van de taalstoornissen kunnen zich bij de meeste patiënten inderdaad ook veranderingen in het sociale functioneren of de persoonlijkheid gaan voordoen, zodat het klinische beeld gediagnosticeerd kan worden als FTD (zie hierna).
Patiënten met posterieure corticale atrofie (PCA) zoeken in eerste instantie vaak hulp in verband met klachten over het lezen of herkennen van gezichten. Als een oogarts of opticien dan geen afwijkingen kan vaststellen, wordt duidelijk dat de problemen betrekking hebben op de hogere visuele verwerking. De ruimtelijke oriëntatie is gestoord en patiënten kunnen geen voorwerpen of kleuren herkennen. De oriëntatie, het geheugen en andere cognitieve functies blijven jarenlang intact. Vervolgens kan het klinische beeld zich ontwikkelen in de richting van een meer globale dementie. Sommigen beschouwen PCA dan ook als de 'visuele variant' van de ziekte van Alzheimer.
Naast PPA, SD en PCA, wordt corticobasale degeneratie (CBD) soms als voorbeeld van een asymmetrisch corticaal degeneratiesyndroom beschouwd.

20.1.3 HOE WORDT DE DIAGNOSE GESTELD?

In vroege fasen van PPA en SD is neuropsychologisch onderzoek belangrijk bij het karakteriseren van de taalstoornissen, maar vooral ook voor het vastleggen van het normale niveau van andere cognitieve functies. Anders dan bij de ziekte van Alzheimer, zijn bij PPA en SD het geheugen en de visuospatiële functies niet aangedaan. PPA en SD onderscheiden zich bij neuroradiologisch (computertomografie of magnetisch-resonantie)onderzoek van FTD door geïsoleerde atrofie temporaal en het ontbreken van weefselverlies in frontale gebieden.
Ook bij PCA speelt neuropsychologisch onderzoek een belangrijke rol bij het karakteriseren van de functiestoornis en het vastleggen van het geïsoleerde karakter van de cognitieve functiestoornissen. Bij dit onderzoek kan sprake zijn van simultaan-agnosie, oculaire apraxie, optische ataxie, kleuragnosie en visuospatiële inattentie, terwijl de taal, het geheugen en de uitvoerende func-

ties (relatief) gespaard zijn. Bij neuroradiologisch onderzoek is er uitgesproken atrofie van occipitaal, zich soms enigszins uitbreidend naar pariëtaal. Zowel bij PPA, SD als bij PCA kan 'single photon emission computed tomography' (SPECT-)onderzoek afwijkend zijn, ook al in een fase waarin de atrofie nog niet uitgesproken is. In die gevallen is er bij PPA temporaal in de dominante hemisfeer minder activiteit, bij SD beiderzijds temporaal en bij PCA beiderzijds pariëto-occipitaal.

20.1.4 WAT IS DE DIFFERENTIAALDIAGNOSE?

- langzaam groeiende tumoren (laaggradig glioom);
- ziekte van Alzheimer;
- frontotemporale dementie.

20.1.5 THERAPIE

Voor geen van de genoemde syndromen, PPA, SD en PCA, is er een oorzakelijke therapie beschikbaar. Het accent dient te liggen op voorlichting, ergotherapeutische begeleiding, en begeleiding door hulpverleners met expertise op het gebied van logopedie ter verbetering van de communicatie bij PPA en SD, of begeleiding van blinden en slechtzienden bij PCA.

20.2 Frontotemporale dementie

20.2.1 INLEIDING

Frontotemporale dementie (FTD) is, na de ziekte van Alzheimer, de meest voorkomende oorzaak van dementie voor het 65e jaar. Van alle patiënten met dementie jonger dan 65 jaar heeft 20% FTD. Bij mensen ouder dan 50 jaar is de prevalentie van FTD 10 per 100.000. FTD wordt gekenmerkt door progressieve gedragsveranderingen, taalstoornissen en stoornissen van vooral de uitvoerende functies. Een uitgebreide en betrouwbare heteroanamnese is onontbeerlijk om een goede indruk te krijgen van de gedragsveranderingen die een doorslaggevende rol spelen bij de diagnostiek van dit ziektebeeld.

20.2.2 SYMPTOMEN

Apathie en initiatiefverlies op middelbare leeftijd kunnen, behalve op een stemmingsstoornis, ook het eerste symptoom zijn van FTD. Doordat deze eerste symptomen sluipend beginnen en aspecifiek van aard zijn, wordt de diagnose FTD vaak laat gesteld:

eerst worden overspanning, depressie of relatieproblematiek overwogen. Vooral het gebrek aan inzicht in sociale situaties is kenmerkend: FTD-patiënten kunnen grove taal gebruiken, zich beledigend gedragen, of in gezelschap delicate onderwerpen tactloos aansnijden. Gestoorde gedragsregulatie uit zich verder in ongedurigheid en agitatie of juist extreme apathie en initiatiefloosheid. Emotionele onverschilligheid ten aanzien van familie, gebrek aan ziektebesef en hardnekkige ontkenning zijn typerend en uitermate belastend voor de familie. Perseveraties (verbale of motorische herhalingen) en dwangmatig gedrag komen frequent voor, en verlaagde impulscontrole leidt tot utilisatiegedrag: gedrag dat bepaald wordt door hetgeen in de omgeving wordt waargenomen, bijvoorbeeld het oppakken van een reflexhamer door de patiënt. De taalstoornissen bestaan uit woordvindstoornissen, verminderde spontane spraak, stereotiep taalgebruik, perseveratie en echolalie. Uiteindelijk worden patiënten mutistisch.

20.2.3 HOE WORDT DE DIAGNOSE GESTELD?

Bij de diagnostiek van frontotemporale dementie is een uitgebreide en betrouwbare heteroanamnese absoluut noodzakelijk. Patiënten zelf hebben bijna nooit enige klacht. Bij neurologisch onderzoek moet gelet worden op taalstoornissen en op het gedrag van de patiënt in de spreekkamer. Zo kunnen, in aanvulling op de heteroanamnese, perseveraties, utilisatiegedrag of ontremming soms rechtstreeks worden vastgesteld. Daarnaast kunnen al in een vroeg stadium primitieve reflexen (snout-reflex, verhoogde masseterreflex) opvallen. Bradykinesie en rigiditeit kunnen in de loop van het ziektebeeld ontstaan. Bij een klein aantal patiënten met FTD ontwikkelt zich ook motorisch voorhoornlijden.

Neuroradiologisch (computertomografie of magnetisch-resonantie)onderzoek kan door het aantonen van focale atrofie frontaal en het voorste deel van de temporaalkwab extra steun geven voor de diagnose FTD. 'Single photon emission computed tomography' (SPECT-)onderzoek toont in een vroeg stadium van FTD verminderde opname in de frontale gebieden, ook bij patiënten zonder atrofie op CT en/of MRI.

Ernstige geheugenstoornissen bij neuropsychologisch onderzoek, zoals bij de ziekte van Alzheimer, pleiten sterk tegen FTD. Typerende afwijkingen zijn stoornissen in de planning en execu-

tieve functies, verminderde aandacht en woord 'fluency'. De oriëntatie in tijd en plaats en visuospatiële functies zijn relatief gespaard, anders dan bij de ziekte van Alzheimer.
Bij 60 tot 70% van de patiënten is er sprake van een sporadische vorm van FTD. Bij ongeveer 30 tot 40% van de patiënten met FTD spelen erfelijke factoren een rol. Bij 10% van het totale aantal patiënten is sprake van een duidelijk autosomaal dominant overervingspatroon. Mutatieanalyse voor diagnostische doeleinden is vooralsnog mogelijk bij slechts 5 tot 10% van de patiënten (microtubuli geassocieerd eiwit tau en granuline gen). Dit dient te gebeuren in overleg met een klinisch-genetisch centrum. Bij een verzoek tot presymptomatische diagnostiek bij verwanten van een FTD-patiënt, moet de adviesvrager verwezen worden voor klinisch-genetische begeleiding.

20.2.4 WAT IS DE DIFFERENTIAALDIAGNOSE?

- frontale tumor, bijvoorbeeld een meningeoom;
- herseninfarct, bijvoorbeeld in nucleus caudatus;
- ziekte van Alzheimer.

20.2.5 THERAPIE

Behandeling gericht op de oorzaak van FTD is niet mogelijk. Symptomatische medicamenteuze en niet-medicamenteuze therapie moet gericht zijn op beïnvloeding van de meest invaliderende gedragsstoornissen. Daarvoor komen antipsychotica in aanmerking.
In situaties die afwijken van het dagelijkse patroon neemt impulsief gedrag meestal sterk toe. Veranderingen van de status-quo beleeft de patiënt als bedreigend. Begeleiding van de patiënt moet daarom zo veel mogelijk gericht zijn op het bieden van structuur en regelmaat. Daarnaast verdient de grote belasting van de mantelzorger aandacht. Partners en kinderen van FTD-patiënten moeten voorgelicht worden over de achtergronden van de dagelijkse gedragsveranderingen, het ziektebeeld, de prognose en indien van toepassing de erfelijkheidsaspecten.

20.3 Ziekte van Creutzfeldt-Jakob

20.3.1 INLEIDING

De ziekte van Creutzfeldt-Jakob (CJ) is een snel en onveranderlijk fataal verlopende neurodegeneratieve aandoening, die veroorzaakt wordt door stapeling van abnormaal prioneiwit in de hersenen. CJ is zeldzaam: in Nederland doen zich circa twintig nieuwe ziektegevallen per jaar voor. De mediane overleving bedraagt zes maanden.

20.3.2 SYMPTOMEN

Bij een snel progressieve dementie, zeker wanneer er ook myoclonus of ataxie is, moet de diagnose CJ worden overwogen. Als de symptomen langer dan acht tot twaalf maanden bestaan, pleit dat tegen de diagnose, maar circa 5% van de CJ-patiënten heeft een ziektebeloop met een sluipend begin en een ziekteduur van twee tot vijf jaar. De eerste duidelijke symptomen worden vaak voorafgegaan door een prodromale fase met aspecifieke klachten over lusteloosheid, angst, slapeloosheid, of verminderde eetlust. Bij de eerste klinische symptomen kunnen drie patronen worden onderscheiden, alle optredend bij ongeveer een derde van de patiënten. Bij presentatie kunnen niet-cognitieve symptomen op de voorgrond staan, bijvoorbeeld diplopie, ataxie of loopstoornissen. In de tweede plaats kunnen er vanaf het begin cognitieve stoornissen zijn met psychiatrische symptomen (depressie, agitatie, wanen of hallucinaties), terwijl een derde groep patiënten vanaf het begin een combinatie vertoont van cognitieve stoornissen (afasie, apraxie, agrafie, agnosie, neglect) en stoornissen in de motoriek of coördinatie (rigiditeit, tremoren, dystonie, spasticiteit, dysartrie, ataxie, en vooral ook myoclonus). Uiteindelijk treedt een akinetisch-mutistisch toestandsbeeld op.

20.3.3 HOE WORDT DE DIAGNOSE GESTELD?

Gezien de presentatie met snel in ernst toenemende neurologische verschijnselen zal bij de meeste patiënten een lumbaalpunctie worden verricht. Als daarbij een celreactie of een sterk verhoogd eiwit wordt gevonden (> 1 gram/liter) dan kan de diagnose CJ in principe worden verworpen. Bij een normaal celaantal en een eiwitconcentratie < 1 gram/liter, is bepaling van het 14-3-3 eiwit of andere hersenspecifieke eiwitten (tau, neuronspecifieke enolase, S100) zinvol. Bij CJ-patiënten is in 95% van de gevallen (sensitiviteit) het 14-3-3 in de liquor aantoonbaar, terwijl dit in patiëntengroepen met andere vormen van dementie bij slechts 5% het geval is (fout-positieve fractie), als een meningo-encefalitis, recent herseninfarct of een hersentumor is uitgesloten. Trifasische complexen bij een vertraagd achtergrondpatroon op het elektro-encefalogram (eeg) pleiten voor CJ, maar deze afwijkingen zijn niet specifiek. Voordeel van eeg-onderzoek is dat het weinig invasief is en dus eenvoudig herhaald kan worden. Op magnetisch resonantie (MR-)afbeeldingen (T_2-, flair- of diffusiegewogen) kan verhoogde signaalintensiteit worden gevonden in de basale kernen, thalamus en de neocortex. Vergelijkbare afwijkingen in de basale kernen kunnen ook voorkomen bij bijvoorbeeld de ziekte van Leigh, ziekte van Wilson en hepatische encefalopathie, maar in die gevallen zijn ook T_1-gewogen opnamen afwijkend in de desbetreffende gebieden. Bovendien zijn deze ziekten met eenvoudig laboratoriumonderzoek uit te sluiten. Afwijkingen in het pulvinar van de thalamus komen voor bij 80% van de patiënten met variant CJ, de vorm van prionziekte die veroorzaakt wordt door abnormaal prioneiwit van runderen met boviene spongiforme encefalopathie.

20.3.4 WAT IS DE DIFFERENTIAALDIAGNOSE?

- meningo-encefalitis;
- hepatische encefalopathie; vanzelfsprekend niet zonder leverfunctiestoornissen;
- ziekte van Wilson; autosomaal recessieve ziekte door koperstofwisselingsstoornis. In serum het koper en ceruloplasmine gehalte laten bepalen;
- ziekte van Leigh; mitochondriale ziekte. Hoog serum lactaatgehalte, afwijkend spierbiopt, diagnose kan met DNA-onderzoek worden bevestigd;
- glioom.

20.3.5 THERAPIE

De stapeling van abnormaal prioneiwit kan niet worden verholpen; er zijn geen specifieke therapeutische maatregelen. Myoclonieën kan men proberen te verminderen door toediening van

- valproaat 2 dd 500 tot 1000 mg; of
- clonazepam 2 dd 0,5 tot 5 mg (nadeel: sedatie).

Bij de verzorging van patiënten met CJ bestaat er geen gevaar op overdracht via speeksel, traanvocht, urine of feces. Liquor bevat echter wel infectieus prioneiwit en van bloed is dit aannemelijk. Gebruikelijke voorzorgsmaatregelen, zoals het dragen van handschoenen en het vermijden van contact met punctienaalden, garanderen voldoende veiligheid. Gebruikte naalden, gaasjes en buisjes moeten behandeld worden als besmettelijk ziekenhuisafval en bij heelkundige ingrepen en obducties worden extra voorzorgen geadviseerd (zie de landelijke richtlijnen van de Werkgroep Infectiepreventie, www.wip.nl).

20.4 Lewylichaampjesdementie

20.4.1 INLEIDING

Lewylichaampjesdementie (of: dementie met Lewy bodies (DLB)) is een neurodegeneratieve aandoening die met de ziekte van Parkinson deel uitmaakt van één spectrum van klinische syndromen die alle veroorzaakt worden door stapeling van lewylichaampjes in de hersenen. DLB heeft een geleidelijk progressief beloop, waarbij aanvankelijk hallucinaties en verwardheid op de voorgrond staan en uiteindelijk een ernstige globale dementie met parkinsonisme ontstaat. De therapie is uitsluitend symptomatisch. De mediane overleving bedraagt circa vijf jaar.

20.4.2 SYMPTOMEN

Het klinische beeld bij DLB lijkt sterk op dat van de ziekte van Parkinson. Het zwaartepunt van de afwijkingen bij de ziekte van Parkinson ligt weliswaar op de bewegingsstoornis en bij DLB op de neuropsychiatrische verschijnselen, maar er is geen enkel klinisch symptoom waarmee beide syndromen met zekerheid van elkaar kunnen worden onderscheiden. Bij DLB komen hallucinaties meer frequent voor en hetzelfde geldt voor hypotensie als uiting van autonoom falen, slaapstoornissen, cognitieve stoornissen waarvan de ernst sterk fluctueert in de loop van de tijd, en overgevoeligheid voor de extrapiramidale bijwerkingen van klassieke neuroleptica. Al deze verschijnselen kúnnen zich ook voordoen bij de ziekte van Parkinson.
De cognitieve stoornis bij DLB wordt gekenmerkt door sterke wisselingen in de aandacht, met uitvoerende functiestoornissen en visuospatiële stoornissen, terwijl er, anders dan bij de ziekte van Alzheimer, vroeg in het ziektebeloop geen opvallende taal- of geheugenstoornissen zijn.

20.4.3 HOE WORDT DE DIAGNOSE GESTELD?

De diagnose DLB is gebaseerd op de combinatie van progressieve cognitieve stoornissen en sterke fluctuaties in het functioneren, visuele hallucinaties en parkinsonisme. Als een patiënt daarbij ook frequent valt, een syncope doormaakt, aan wanen lijdt of ook

andere dan visuele hallucinaties vertoont, kan dat beschouwd worden als extra steun voor de diagnose DLB. Een REM-slaapgerelateerde stoornis kan zich uiten in klachten over extreme nachtelijke onrust of nachtmerries.
Bij DLB vertoont het eeg al in een vroeg stadium, bij lichte of relatief geringe cognitieve stoornissen, een belangrijke vertraging van het achtergrondpatroon.

WAT IS DE DIFFERENTIAALDIAGNOSE?

- ziekte van Parkinson (zie symptomen);
- ziekte van Alzheimer. Bij de ziekte van Alzheimer zijn er vroeg in het ziektebeloop geen belangrijke extrapiramidale verschijnselen of hallucinaties. Anders dan bij DLB staan de geheugenstoornissen op de voorgrond. Elektro-encefalografisch (eeg-)onderzoek kan bijdragen aan het maken van een onderscheid tussen de ziekte van Alzheimer en DLB: bij DLB vertoont het eeg al in een vroeg stadium, bij lichte of relatief geringe cognitieve stoornissen, een belangrijke vertraging van het achtergrondpatroon. Een single photon emission computed tomography (SPECT-)scan, met gebruik van een ligand (FP-CIT) waarmee de presynaptische dopaminetransporter zichtbaar gemaakt kan worden, kan bijdragen aan de differentiaaldiagnostiek ten opzichte van de ziekte van Alzheimer. De toegevoegde waarde van dergelijke scans in de praktijk, ná klinisch, eeg-, CT/MRI- en eventueel neuropsychologisch onderzoek, is niet goed gedocumenteerd.
- vasculaire dementie. Bij de meeste vormen van vasculaire dementie zal er belangrijke vasculaire comorbiditeit bestaan (hypertensie, coronairlijden, claudicatio) en, anders dan bij DLB het geval is, zullen zich episodes hebben voorgedaan met een verlamming of focale neurologische uitval van andere aard, als uiting van een TIA of herseninfarct. Met neuroradiologisch (computertomografie of magnetischresonantie)onderzoek kunnen DLB en vasculaire dementie met zekerheid van elkaar worden onderscheiden.

20.4.5 THERAPIE

Anders dan bij de ziekte van Parkinson heeft slechts ongeveer een derde van de patiënten met DLB baat bij behandeling met levodopa. De kans op bijwerkingen in de vorm van hallucinaties is groot. Klassieke neuroleptica, zoals haloperidol, zijn gecontraindiceerd in verband met de grote kans op ernstige extrapiramidale bijwerkingen die gepaard gaan met een hoge mortaliteit.
Bij toename van hallucinaties, verwardheid of onrust, waardoor

de noodzaak tot interventie ontstaat, moet eerst nagegaan worden of uitlokkende factoren kunnen worden weggenomen: koorts, infecties, en alle medicatie met anticholinerge (parasympathicolytische) activiteit, zoals middelen die werden voorgeschreven in verband met comorbiditeit, bijvoorbeeld incontinentie (oxybutinine of tolterodine), neuropathische pijn, spanningshoofdpijn of stemmingsstoornissen (amitriptyline). Patiënten met DLB kunnen al bij lage doseringen van deze middelen ernstig verward of apathisch worden.
Als er geen behandelbare, uitlokkende factoren zijn én de hallucinaties zijn zo ernstig dat snel ingrijpen noodzakelijk is, dan kan gestart worden met:
- clozapine, te beginnen met 12,5 mg 1 dd 1, eventueel verhogen tot 25 mg.

Als er meer tijd voor interventie beschikbaar is, verdient het geleidelijk insluipen van een cholinesteraseremmer de voorkeur:
- rivastigmine starten met 2 dd 1,5 mg, welke dosering, afhankelijk van effect en bijwerkingen, in de loop van enkele weken verhoogd kan worden tot 2 dd 6 mg; of
- galantamine van 2 dd 4 mg tot 2 dd 12 mg.

21 Slaapstoornissen

Dr. G.J. Lammers

21.1 Insomnie

21.1.1 INLEIDING

Insomnie wordt gedefinieerd als een ervaren probleem met inslapen, of doorslapen, of een als niet restauratief ervaren nachtslaap die gepaard gaat met klachten over het functioneren overdag, zoals moeheid, slaperigheid, prikkelbaarheid, verminderde concentratie en afgenomen prestaties. Insomnie is, zoals uit de definitie blijkt, een diagnose die op grond van subjectieve ervaringen wordt gesteld. Het is een zeer veelvoorkomende aandoening. De prevalentie op enig moment wordt geschat op ongeveer 30% van de volwassen bevolking, zij het dat minder dan 6% daadwerkelijk medische steun voor deze klacht zoekt. De prevalentie neemt toe met de leeftijd en vrouwen zijn veel vaker aangedaan dan mannen. Belangrijk is dat patiënten met insomnie, al zijn er klachten van slaperigheid overdag, eigenlijk nooit overdag ongewild in slaap vallen.

Er worden acute (< 1 maand) en chronische vormen (> 1 maand) onderscheiden. Bij de acute vorm worden de klachten uitgelokt door stress. Gaat dit over in een chronische vorm terwijl de stressor verdwenen is, dan gaat het om psychofysiologische insomnie, de verreweg meest voorkomende vorm van insomnie. Kenmerkend is dat conditionering en/of de aanwezigheid van hyperarousal onderhoudende factoren zijn. Medicatie kan bij de acute insomnie nuttig zijn.

Een bijzondere vorm van chronische insomnie is de paradoxale insomnie, ook wel slaapmisperceptiesyndroom genoemd. Het wordt gekenmerkt door een ervaren insomnie die niet 'geobjectiveerd' kan worden door slaapregistratieonderzoek. Het geven van inzicht bij deze vorm van insomnie is vaak beter dan het verstrekken van medicatie.

21.1.2 SYMPTOMEN

Deze patiënten klagen over niet in slaap kunnen komen, in de nacht te vroeg wakker worden of 's morgens niet het gevoel hebben verkwikkend te hebben geslapen.

21.1.3 HOE WORDT DE DIAGNOSE GESTELD?

De anamnese is meestal voldoende. Slaapregistratie is alleen geïndiceerd bij gerede twijfel of er een andere diagnose is, zoals obstructief slaapapneusyndroom (OSAS), en verder een enkele keer om inzicht te geven bij veronderstelde paradoxale insomnie.

21.1.4 WAT IS DE DIFFERENTIAALDIAGNOSE?

- OSAS;
- paradoxale insomnie;
- RLS / PLMD.

21.1.5 THERAPIE

Bij *acute* insomnie, waarvoor vrijwel altijd een oorzaak is aan te wijzen, is het essentieel voorlichting te geven over slaap in het algemeen en de invloed die stress kan hebben op slaap. Aanvullend kan medicatie worden overwogen. Als medicatie wordt voorgeschreven dan voor korte tijd (maximaal 10 tabletten):
- temazepam 10-20 mg;
- zolpidem 10 mg (bij ouderen 5 mg).

Bij de *chronische* vormen zijn psychologische en gedragsmatige interventies effectief: stimulus-control therapie, slaaprestrictie, relaxatietraining, cognitieve gedragstherapie en educatie over slaaphygiëne. Voordelen van deze niet-medicamenteuze behandelingen zijn afwezigheid van bijwerkingen en een aangetoond lang aanhoudend effect. Verder moeten oorzaken (vaak multifactorieel) zoveel mogelijk worden weggenomen: gebruik van psychoactieve stoffen, stress en onregelmatig slaap-waakritme. Alleen van kortdurende behandeling met benzodiazepine-receptor agonisten kan gesteld worden dat het gebruik aanvullend op de niet-medicamenteuze behandeling 'evidence-based' is. Over het algemeen wordt aangenomen dat deze middelen niet langer dan drie maanden effectief zijn en tot problemen leiden naarmate ze langer worden gebruikt.

21.2 Restless legs syndroom (RLS)/Periodic Limb Movement Disorder (PLMD)

21.2.1 INLEIDING

Hoewel het Restless Legs Syndroom (RLS) (een sensorische stoornis) in strikte zin geen slaapstoornis is, kan het wel tot (in)-slaapproblemen leiden en gaat het vaak gepaard met periodieke beenbewegingen (een motorische stoornis) in de slaap. Om die reden wordt het tot de slaapstoornissen gerekend. Zowel de sensorische als motorische fenomenen reageren doorgaans goed op de behandeling van RLS. Bij geïsoleerd voorkomen van periodieke beenbewegingen in de nacht spreekt men van Periodic Limb Movement Disorder (PLMD); of dit tot relevante klinische klachten leidt, is controversieel, al zijn ze wel als aparte categorie in de internationale classificatie van slaapstoornissen opgenomen.
De oorzaak van (primaire) RLS is niet bekend. Erfelijke factoren spelen in de meeste gevallen een belangrijke rol en er zijn aanwijzingen voor een stoornis van het dopaminesysteem, waarschijnlijk veroorzaakt door een gestoorde cerebrale ijzerhuishouding. IJzer is nodig bij de vorming van dopamine.

21.2.2 SYMPTOMEN

Een onweerstaanbare drang de benen te bewegen (motorisch), veroorzaakt door een moeilijk te omschrijven onaangename sensatie (sensorisch) in de benen. Deze drang ontstaat of neemt toe bij rust of inactiviteit zoals bij zitten of liggen. De onaangename sensatie die tot beweging noopt, wordt geheel of gedeeltelijk verlicht door bewegingen zoals lopen of rekken, tenminste zolang de activiteit voortduurt. De onaangename sensatie en bewegingsdrang zijn ‘s avonds en ‘s nachts erger dan overdag of komen uitsluitend ‘s avonds en ‘s nachts voor.

21.2.3 HOE WORDT DE DIAGNOSE GESTELD?

Net als insomnie is RLS een diagnose die op grond van de anamnese gesteld wordt. Er wordt een primaire en een secundaire vorm onderscheiden: bij de primaire is er geen bekende oorzaak, al speelt genetische predispositie meestal een belangrijke rol.

Secundaire vormen worden gezien bij polyneuropathie, chronisch nierfalen, ijzergebrek, diabetes en zwangerschap.

21.2.4 WAT IS DE DIFFERENTIAALDIAGNOSE?

- veneuze insufficiëntie (klachten bij staan en vast te stellen bij lichamelijk onderzoek);
- arteriële insufficiëntie (klachten bij inspanning);
- acathisie (vrijwel altijd in kader van gebruik neuroleptica en vooral overdag);
- nachtelijke spierkrampen.

21.2.5 THERAPIE

Voor de secundaire vormen is behandeling van het onderliggend lijden, indien mogelijk, over het algemeen goed voor de RLS-klachten. Als een laag ferritine is gevonden, is behandeling met ijzer nogal eens teleurstellend.
Geadviseerd wordt: vermijden van sigaretten, koffie en alcohol, een regelmatig slaappatroon, regelmatige, niet te zware lichaamsbeweging. Mogelijk is er ook een gunstige invloed van warme baden en/of beenmassage.
Bij de ernstiger vormen zal in veel gevallen (avond)medicatie geïndiceerd zijn.

medicament	*gebruikelijke dosis (mg)*
ropinirol*	0,25-1,5
pramipexol*	0,125-0,5
tramadol	50-200
gabapentine	900-2100

Deze medicatie moet in de avond enkele uren voor het optreden van de klachten worden ingenomen.
* Deze middelen zijn geregistreerd voor de behandeling van RLS. Als na geleidelijk ophogen van de medicatie nauwelijks effect wordt bereikt, kan de behandeling na enkele weken worden gestaakt.

De effectieve doses van dopaminemedicatie voor RLS zijn veel lager dan de gebruikelijke doses bij de ziekte van Parkinson en worden over het algemeen goed verdragen. In de praktijk blijkt het van belang patiënten uit te leggen dat RLS niets met (de kans op het krijgen van) de ziekte van Parkinson te maken heeft. Ge-

bruik van lage doses lijkt bovendien minder kans te geven op wat 'augmentatie' genoemd wordt. Onder augmentatie wordt verstaan: een eerder op de dag (> 2 uur) optreden van de RLS-klachten dan voor de start van de medicamenteuze behandeling, vaak in combinatie met verergering van de klachten en/of uitbreiding van de klachten naar andere delen van het lichaam (bijv. de armen) waar voorheen geen klachten waren. Kortetermijnoplossingen voor augmentatie zijn dosisverhoging en/of eerder innemen van de medicatie. Vaak zal dit een tijdelijke oplossing blijken te zijn. Wat er dan rest is een 'drug holiday' of een (tijdelijke) overstap naar een niet-dopaminerge behandeling.
Er zijn indicaties dat opiaten minder vaak tot augmentatie leiden. Er is nog een aantal medicamenten waarvan aannemelijk is dat ze effectief zijn; de belangrijkste zijn: clonazepam en carbamazepine. Deze medicatie overwegen als de middelen uit de tabel niet werkzaam zijn.

21.3 Slaapgerelateerde ademhalingsstoornissen (OSAS en verwante stoornissen)

Slaapgerelateerde ademhalingsstoornissen komen voor bij het slaapapneusyndroom en bij neurologische ziekten.

21.4 Slaapapneusyndroom

21.4.1 INLEIDING

Bij het slaapapneusyndroom zijn er slaperigheidsklachten overdag die ontstaan door een gestoorde nachtrust als gevolg van een gestoorde ademhaling gedurende de nacht(slaap). Het kan veroorzaakt worden door zowel apneus als hypopneus. Verder wordt er onderscheid gemaakt tussen 'obstructieve apneus', een gevolg van collaps van de bovenste luchtwegen door aan slaap gerelateerde verslapping en 'centrale apneus', een gevolg van een verstoorde regulatie van de ademhaling. Meestal is er een gecombineerd voorkomen met een overweging van de obstructieve apneus. Dit wordt dan benoemd als obstructief slaapapneusyndroom (OSAS). De ernst kan klinisch worden gedefinieerd aan de hand van de ernst van de slaperigheid overdag, maar wordt meestal uitgedrukt aan de hand van het aantal apneus/hypopneus per uur slaap: de apneu/hypopneu-index. Een index > 5-15/uur wordt gezien als 'licht', > 15-30 als matig en > 30 als ernstig. De diagnose mag overigens niet alleen gesteld worden op basis van de apneu/hypopneu-index, maar moet ook berusten op klachten. Dit verklaart dat de prevalentie van het apneusyndroom (dus apneus en klachten) wordt geschat op 0,5-4% van de bevolking > 30 jaar, terwijl er onderzoeken zijn waaruit blijkt dat een derde van de volwassen bevolking een index > 5/uur heeft.

OSAS komt vooral voor bij mannen vanaf de middelbare leeftijd. De oorzaak is meestal onduidelijk. Soms is er een anatomische afwijking als oorzaak aan te wijzen. Over risicofactoren is meer bekend; de belangrijkste zijn: overgewicht, benzodiazepinegebruik, alcohol en roken. Ook kinderen kunnen aangedaan zijn, met name bij anatomische afwijkingen van de nasofarynx, gezwollen tonsillen of ernstig overgewicht. Er is verder een verhoogd voorkomen bij neuromusculaire aandoeningen. Ten slotte kunnen secundair aan de door apneus optredende nachtelijke hypoxie pulmonale hypertensie, cor pulmonale en cognitieve disfunctie ontstaan.

21.4.2 SYMPTOMEN

Overmatige slaperigheid overdag met daardoor minder goed functioneren in het dagelijks leven.

21.4.3 HOE WORDT DE DIAGNOSE GESTELD?

De diagnose wordt gesteld op basis van het klachtenpatroon, de (hetero)anamnese (apneus tijdens slaap) en kan worden bevestigd met slaapregistratie.

2.14.4 WAT IS DE DIFFERENTIAALDIAGNOSE?

- parasomnieën / PLMD;
- narcolepsie;
- idiopathische hypersomnie (IH) zonder lange slaap.

21.4.5 THERAPIE

De behandeling van OSAS en de gemengde vorm bestaat uit conservatieve maatregelen (gewichtsreductie, geen alcohol in de avond, geen sederende medicatie, stoppen met roken), aangevuld met nachtelijke behandeling met ‘Continuous Positive Airway Pressure’ (CPAP), of een ‘oral appliance’ (meest gebruikt is het MRA: mandibulair repositieapparaat) en/of operatieve technieken (diverse typen zijn beschreven).

Conservatieve maatregelen en CPAP zijn eerste keuze behandelingen. Bij lichte apneusyndromen kunnen MRA's ook effectief zijn. Daarna worden operaties overwogen.

21.5 Slaapgerelateerde ademhalingsstoornissen bij neurologische ziekten

21.5.1 INLEIDING

Bij slaapgerelateerde ademhalingsstoornissen bij neurologische ziekten kan het gaan om neuromusculaire aandoeningen die verhinderen dat de adembeweging goed kan worden uitgevoerd en om verstoringen van de ademregulatiecentra in de hersenstam. Bij de eerste groep is CO_2-stapeling ten gevolge van hypoventilatie het probleem. Kenmerkend is dat de ademhalingsproblemen het eerste en het meest prominent voorkomen tijdens de REM-slaap (blijkt uit slaapregistratie), wanneer de intercostaalspieren minder bijdragen aan de ventilatie en er meer arbeid van het diafragma gevraagd wordt.
Veel zeldzamer zijn de aandoeningen van de ademregulatiecentra in de hersenstam. Ze leiden feitelijk tot 'centrale' apneus. Defecten in dit 'automatische' regulatiesysteem kunnen congenitaal voorkomen, ('Ondine's curse') en bij verworven aandoeningen (infarct en bloeding). De problemen zullen zich manifesteren tijdens de non-REM-slaap (blijkt uit slaapregistratie). Tijdens waak kunnen hoger gelokaliseerde centra willekeurig de ademhaling sturen, maar tijdens de non-REM-slaap wordt de ademhaling volledig via de 'ademautomaat' in de hersenstam gereguleerd, die nu juist in het kader van deze aandoeningen niet (goed) functioneert.

21.5.2 SYMPTOMEN

Overmatige slaperigheid overdag bij de aanwezigheid van neurologische symptomen (door bijv. infarct ter hoogte van de ademregulatiecentra in de hersenstam of bij neuromusculaire aandoening als myasthenia gravis, guillain-barré-syndroom, duchennespierdystrofie, spinale spieratrofieën e.d.).

21.5.3 HOE WORDT DE DIAGNOSE GESTELD?

De diagnose wordt gesteld op basis van de anamnese, in combinatie met neurologisch onderzoek en slaapregistratie. Zo nodig meting van bloedgassen.

21.5.4 WAT IS DE DIFFERENTIAALDIAGNOSE?

Slaapstoornissen bij patiënten met neurologische symptomen, bij wie er geen relatie is tussen de neurologische aandoening en de slaapstoornissen, bijvoorbeeld een patiënt met een herseninfarct en OSAS.

21.5.5 THERAPIE

Bij nachtelijke ademhalingsstoornissen in het kader van neuromusculaire aandoeningen zal behandeling plaatsvinden door middel van BiPAP (bi-level Positive Airway Pressure) of non-invasieve ventilatie. Het voordeel van deze behandelingen is dat ook een deel van de ademarbeid door de behandeling wordt overgenomen. Het zal een evidente verbetering van de nachtelijke slaap geven en daarmee een duidelijke verbetering van de kwaliteit van leven. Bovendien werkt het levensverlengend. Voor de behandeling van stoornissen van de regulatiecentra in de hersenstam is nachtelijke ventilatie nodig.

21.6 Narcolepsie

21.6.1 INLEIDING

De prevalentie van narcolepsie is ongeveer 5 op de 10.000. Een vorm mét en een vorm zonder kataplexie worden onderscheiden. De laatste vorm is vermoedelijk zeldzaam. Kataplexie is een plotseling optredend, kortdurend bilateraal verlies van spiertonus met een behouden bewustzijn, uitgelokt door emoties, met name lachen.
Bij narcolepsie met kataplexie kan de kataplexie overigens soms pas enkele jaren na het ontstaan van de verhoogde slaapneiging debuteren. De oorzaak van narcolepsie met kataplexie is een tekort aan hypocretine in het centrale zenuwstelsel. Hypocretine is een eiwit dat in de hypothalamus wordt geproduceerd en dat een functie heeft bij het slaap-waakritme. De concentratie kan worden gemeten in de liquor.

21.6.2 SYMPTOMEN

De verhoogde slaapneiging is dagelijks aanwezig en uit zich zowel in een continu gevoel van slaperigheid als in onweerstaanbare slaapaanvallen, die patiënten over het algemeen voelen aankomen, maar niet kunnen weerstaan. De duur is meestal kort, waarna ze zich tijdelijk verkwikt voelen. Monotone, passieve bezigheden werken luxerend, maar bij ernstige vormen kunnen patiënten zelfs tijdens eten of fietsen in slaap vallen. Er zijn vrijwel altijd bijkomende concentratieproblemen, maar ook geheugenklachten en automatisch gedrag (het verrichten van inadequate handelingen). De slaapproblemen bij narcolepsie beperken zich niet tot de dag. Hoewel deze patiënten vlot inslapen, worden zij daarna vaak kortdurend wakker. Hierdoor is de totale hoeveelheid slaap per etmaal doorgaans niet toegenomen. Kataplexie komt bij de meerderheid van de patiënten met narcolepsie voor, maar debuteert soms pas jaren na het ontstaan van de verhoogde slaapneiging. Patiënten kunnen door de aanwezigheid van kataplexie letterlijk 'slap van het lachen' worden, maar ook andere emoties kunnen een aanval uitlokken, zoals boosheid of een onverwachte ontmoeting met een bekende. De duur varieert van seconden tot maximaal minuten, waarbij het herstel abrupt en volledig is. De frequentie varieert van minder dan één aanval per maand tot tientallen per dag. In meerderheid betreft het partiële aanvallen, waarbij bijvoorbeeld alleen de kaak en/of de nek gaat hangen of er een kortdurend slap gevoel in de knieën is. Bij veel patiënten blijft het tot dit type beperkt. In ernstige gevallen zijn er complete aanvallen, waarbij patiënten op de grond vallen en niet kunnen reageren. Andere niet-specifieke verschijnselen zijn hypnagoge hallucinaties (levendige, droomachtige gewaarwordingen vlak voor het inslapen), slaapverlamming en een neiging tot overgewicht.

21.6.3 HOE WORDT DE DIAGNOSE GESTELD?

De diagnose narcolepsie met kataplexie wordt gesteld op basis van de anamnese in combinatie met slaapregistratie en/of een hypocretinebepaling in de liquor. De diagnose narcolepsie zonder kataplexie wordt gesteld door uitsluiting van chronische slaapdeficiëntie als oorzaak en op basis van de anamnese en slaapregistratie. Het op abnormale tijdstippen optreden van de rapid-eye movement (REM-)slaap onderscheidt het van de andere hypersomnieën. Slechts zelden wordt bij deze patiënten een te laag hypocretine in de liquor gevonden.

21.6.4 WAT IS DE DIFFERENTIAALDIAGNOSE?

- IH;
- OSAS;
- RLS / PLMD.

21.6.5 THERAPIE

Naast adviezen over regelmaat in slapen en het doen van één of meer geplande (korte) dutjes op vaste tijden overdag, zal vaak aanvullende medicatie nodig zijn.

medicament	*dosis (mg)*	*aantal doses/dag*
methylfenidaat	10-60	2-3
modafinil	200-400	1-2
dexamfetamine	5-60	1-2
gammahydroxyboterzuur	3-9 gram	2 nachtelijke doses*

* Gammahydroxyboterzuur geeft ook verbetering van de nachtelijke slaap.

Voor de behandeling van kataplexie en hypnagoge hallucinaties:

medicament	*dosis (mg)*	*aantal doses/dag*
clomipramine	10-30 (max. 150)	1-3
imipramine	10-30 (max. 150)	1-3
fluoxetine	20-60	1
fluvoxamine	100-300	1-2
venlafaxine	37,5-150	1-2
gammahydroxyboterzuur	3-9 gram	2 nachtelijke doses*

* Gammahydroxyboterzuur geeft ook verbetering van de nachtelijke slaap.

21.7 Idiopathische hypersomnie

21.7.1 INLEIDING

Idiopathische hypersomnie (IH) is verhoogde slaapneiging zonder dat voldaan wordt aan de criteria voor narcolepsie, PLMD of het OSAS. Vermoedelijk is de prevalentie vergelijkbaar met die van narcolepsie. Er worden twee vormen onderscheiden: één met een lange nachtslaap (> 10 uur) en één zonder lange nachtslaap. Deze laatste vorm lijkt klinisch sterk op narcolepsie zonder kataplexie, maar heeft niet het kenmerkend optreden van REM-slaap bij slaapregistratie. De vorm met lange nachtslaap is veel zeldzamer en wordt voornamelijk gekenmerkt door een toegenomen hoeveelheid slaap. Er zijn geen aanwijzingen dat verstoring van het hypocretinesysteem een rol speelt bij deze aandoeningen.

21.7.2 SYMPTOMEN

Verhoogde slaapneiging overdag bij de vorm zonder lange nachtslaap. Een patiënt met de vorm met lange nachtslaap slaapt langer en heeft overdag klachten van slaperigheid, maar kan vaak wel wakker blijven. De meeste patiënten doen overigens wel een gepland dutje overdag. Na de slaap is er slaapinertie (slaapdronkenheid), het duurt lang voor de patiënt op gang is.

21.7.3 HOE WORDT DE DIAGNOSE GESTELD?

De diagnose wordt gesteld op basis van de anamnese aangevuld met dagboekgegevens en slaapregistratie, inclusief actigrafie.

21.7.4 WAT IS DE DIFFERENTIAALDIAGNOSE?

- narcolepsie;
- PLMD;
- OSAS.

21.7.5 THERAPIE

Leefadviezen en medicamenteuze behandeling met stimulantia zoals bij narcolepsie. De effectiviteit van de behandeling is vaak minder bij de vorm met de lange nachtslaap.

21.8 Parasomnieën

Parasomnieën zijn doorgaans (abnormale) bewegingen en/of gedragingen tijdens de slaap, maar het kunnen ook zuiver mentale ervaringen zijn. Met name bij kinderen komen ze veel voor en hoeven ze niet abnormaal te zijn. De meest bekende zijn: slaapwandelen, pavor nocturnus en nachtmerries. Voor de neurologie zijn van belang: exploding head syndroom en REM Sleep Behaviour Disorder (RBD). De slaap kan met diverse methoden worden geregistreerd. Wij maken geen onderscheid en noemen alle methoden eenvoudig slaapregistratie.
Hierna volgen bijzondere vormen van parasomnie.

21.9 'Exploding head syndroom'

21.9.1 INLEIDING

Het exploding head syndroom wordt tot de parasomnieën gerekend.
De impact van het ervaren van een soort explosie in het hoofd is vaak groot, waardoor patiënten soms moeilijk kunnen geloven dat het om iets onschuldigs gaat. Het komt vooral voor op middelbare en oudere leeftijd en zowel bij inslapen overdag als 's nachts. Het kan ook tijdens de nacht optreden, vermoedelijk rond korte waakperiodes. De pathofysiologie is niet opgehelderd. Er zijn geen aanwijzingen dat het om een epileptisch fenomeen gaat.
Het exploding head syndroom werd reeds in 1920 beschreven, maar de term werd pas in 1989 door Pearce geïntroduceerd. Er zijn observaties die doen vermoeden dat het niet zo zeldzaam is.

21.9.2 SYMPTOMEN

Het plots horen of ervaren van een explosie of knal in het hoofd die zeer heftig en beangstigend is, op het moment van in slaap vallen. Door de ervaring is de betrokkene direct weer alert. Er kunnen bijkomende ervaringen zijn als het zien van lichtflitsen. Soms blijft het bij één of twee aanvallen, maar het kan ook maandenlang regelmatig terugkeren. De duur is meestal slechts enkele seconden, maar het kan zich herhalen bij opnieuw inslapen. Patiënten geven de ervaring eigenlijk nooit als pijn aan.

21.9.3 HOE WORDT DE DIAGNOSE GESTELD?

Bij een typische anamnese is de diagnose duidelijk en hoeft geen aanvullend onderzoek verricht te worden ter uitsluiting van eventuele andere diagnosen.

21.9.4 WAT IS DE DIFFERENTIAALDIAGNOSE?

Geen, als duidelijk is dat het niet om pijn gaat.

21.9.5 THERAPIE

Uitleg volstaat over het algemeen.

21.10 REM Sleep Behaviour Disorder (RBD)

21.10.1 INLEIDING

De REM parasomnie REM Sleep Behaviour Disorder (RBD) krijgt de laatste jaren veel aandacht. Door het uitblijven van de fysiologische, met REM-slaap geassocieerde spieratonie ontstaan abnormale gedragingen tijdens REM-slaap die slaapverstoringen geven en vaak ook verwondingen, zowel van de patiënt zelf als van de eventuele bedpartner. Er is geen associatie met slaperigheid overdag en evenmin met agressieve uitingen overdag.
RBD wordt vooral bij personen boven de 50 jaar gezien en vaker bij mannen. RBD kan een voorbode zijn van de ziekte van Parkinson, 'multi system atrofie' (MSA), lewylichaampjesdementie (DLB) en mogelijk ook andere dementieën. Verder is er een verhoogd voorkomen in het kader van narcolepsie (in dat geval is er uiteraard wel sprake van bijkomende slaperigheid overdag), zonder dat dit wijst op een associatie met (andere) neurodegeneratieve stoornissen. Antidepressiva kunnen RBD induceren en/of verergeren.

21.10.2 SYMPTOMEN

De patiënten oefenen hun droom als het ware uit. Het zijn vaak de verwondingen die leiden tot consultering van een arts. Het kan gaan om slaan, schreeuwen, schoppen, stompen, overeind komen etc. Patiënten gaan zelden wandelen. De ogen zijn meestal gesloten en ze lijken 'aandacht' te hebben voor de droomervaring en niet voor de omgeving. Dit is vermoedelijk de reden dat er relatief vaak verwondingen ontstaan. Bij ontwaken zijn patiënten vrijwel direct alert en rapporteren dan gewoonlijk droomervaringen die corresponderen met het daarvoor vertoonde gedrag. De gedragingen komen vrijwel nooit voor tijdens de eerste anderhalf uur van de nachtslaap, aangezien de eerste REM-episode pas na anderhalf uur komt.

21.10.3 HOE WORDT DE DIAGNOSE GESTELD?

De diagnose wordt gesteld door slaapregistratie met simultane videoregistratie.

21.10.4 WAT IS DE DIFFERENTIAALDIAGNOSE?

- andere parasomnieën dan RBD;
- frontale epilepsie.

21.10.5 THERAPIE

De behandeling is medicamenteus:

- clonazepam 0,25 mg-3 mg voor de nacht is het middel van eerste keus;
- van melatonine 2-5 mg voor de nacht zijn eveneens goede effecten beschreven

21.11 Stoornissen circadiane ritmiek

21.11.1 INLEIDING

Slaapverstoring door jetlag en ploegendienst komt relatief veel voor, maar zal zelden tot een verwijzing naar een neuroloog leiden. 'Advanced Sleep Phase Syndrome' en 'Delayed Sleep Phase Syndrome' komen weinig voor en worden evenmin naar de neuroloog verwezen, hoewel het in strikte zin om neurologische aandoeningen gaat. Er zijn mutaties en polymorfismen in klokgenen beschreven als verklaring voor het ontstaan. Circadiane ritmestoornissen kunnen verder voorkomen als onderdeel van degeneratieve hersenaandoeningen of als gevolg van traumatische of vasculaire letsels van de anatomische structuren van dit systeem. De verstoorde ritmiek is dan echter vrijwel nooit een typische op de voorgrond staande klinische uiting.

21.11.2 SYMPTOMEN

Mensen met het 'Advanced Sleep Phase Syndrome'en 'Delayed Sleep Phase Syndrome' zijn respectievelijk extreme ochtend- of avondmensen.

21.11.3 HOE WORDT DE DIAGNOSE GESTELD?

Op grond van de anamnese, zo nodig aangevuld met slaapregistratie en melatoninemetingen. In geselecteerde gevallen genetisch onderzoek of beeldvorming van de hersenen.

21.11.4 WAT IS DE DIFFERENTIAALDIAGNOSE?

Jetlag, ploegendienst.

21.11.5 THERAPIE

De behandeling van deze stoornissen is voorbehouden aan gespecialiseerde centra.

22 Neurovestibulaire stoornissen

Dr. C.C. Tijssen

Bij neurovestibulaire stoornissen is de klacht draaiduizeligheid. De patiënt ervaart een bewegingssensatie, hetzij van zichzelf, hetzij van de omgeving. De onderliggende aandoeningen worden hier in het kort besproken in afnemende frequentie van voorkomen.

22.1 Benigne paroxismale positieduizeligheid (BPPD)

22.1.1 INLEIDING

Benigne paroxismale positieduizeligheid (BPPD) is de meest voorkomende oorzaak van draaiduizeligheid. Het komt voor vanaf de adolescentie tot op hoge leeftijd, met de hoogste incidentie tussen 50 en 70 jaar.

22.1.2 SYMPTOMEN

Het ziektebeeld bestaat uit recidiverende, kortdurende aanvallen van draaiduizeligheid met een specifieke tijdsrelatie ten opzichte van de positionering van het hoofd. De aanvallen hebben als kenmerk dat zij met een korte latentietijd (seconden) na de provocerende beweging optreden en korter dan één minuut duren. De beweging die de klachten uitlokt is, afhankelijk van welk van de drie halfcirkelvormige evenwichtskanalen is aangedaan. Meestal betreft dit het posterieure kanaal (90%). De uitlokkende bewegingen zijn dan: omdraaien in bed, het bed in- of uitstappen, vooroverbuigen of overeind komen, en omhoogkijken met het hoofd.

De aandoening wordt veroorzaakt door klontering van afbraakproducten in één van de halfcirkelvormige kanalen van het labyrint. Dit kan het gevolg zijn van een trauma, ingrepen en langdurige bedrust; meestal wordt echter geen oorzaak gevonden.

22.1.3 HOE WORDT DE DIAGNOSE GESTELD?

De diagnose kan naast de typische anamnese worden gesteld door middel van de kiepproef van Dix-Hallpike (zie figuur 22.1). Naast de draaiduizeligheid treedt dan ook een passagère horizontaal-rotatoire nystagmus op. Het aangedane evenwichtsorgaan betreft de kant van het onderste oor bij de positieve kiepproef.

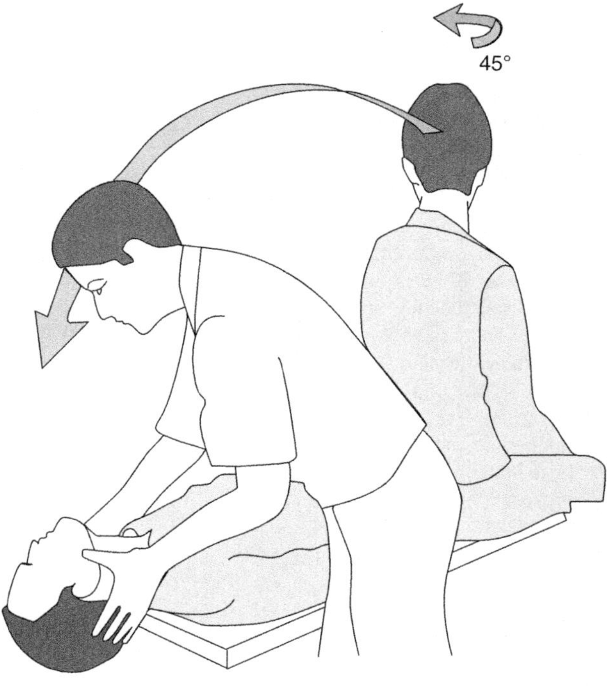

Figuur 22.1 *Kiepproef van Dix-Hallpike.*
De patiënt wordt vanuit een rechtop zittende houding, met rotatie van het hoofd naar één zijde, achterover gekiept, waarbij het hoofd enigszins over de tafelrand naar beneden komt te hangen.

22.1.4 WAT IS DE DIFFERENTIAALDIAGNOSE?

Overwogen worden alle hier besproken oorzaken van draaiduizeligheid.

22.1.5 THERAPIE

De behandeling bestaat zeker niet uit rust. Integendeel, de patiënten kunnen beter blijven bewegen en bij voorkeur zoveel mogelijk de beweging maken waarbij de klachten optreden. Hiervoor zijn ook provocatieoefeningen (volgens Brandt-Daroff, zie figuur 22.3) beschikbaar die meerdere malen per dag moeten worden uitgevoerd. Verder zijn er verschillende kantelmanoeuvres met directe kans op genezing toepasbaar. De meest gebruikte is de epley-manoeuvre (zie figuur 22.2). De kanteling wordt stapsgewijs uitgevoerd, waarbij telkens in de verschillende posities 30 seconden gewacht wordt. Het succespercentage bij juiste uitvoering van deze methode is meer dan 50% bij de eerste poging en meer dan 70% bij herhaalde pogingen, waarbij de patiënten direct van hun klachten af zijn. Er zijn ook door de patiënt zelf toepasbare behandelvarianten volgens de epley-methode beschikbaar met goede resultaten. Bij 10-20% kan na een aanvankelijke verbetering binnen enkele weken een recidief optreden; dan kan opnieuw dezelfde behandeling worden toegepast. De prognose van BPPD is ook zonder behandeling gunstig, meestal herstelt de aandoening spontaan in weken tot maanden. Na genezing bestaat er wel ongeveer 30% kans op een recidief in de daaropvolgende jaren.
Bij deze aandoening is er geen plaats voor medicamenteuze behandeling.
Therapieschema
1 kantelmanoeuvre volgens Epley (figuur 22.2);
2 provocatieoefeningen (figuur 22.3);
3 geruststelling.

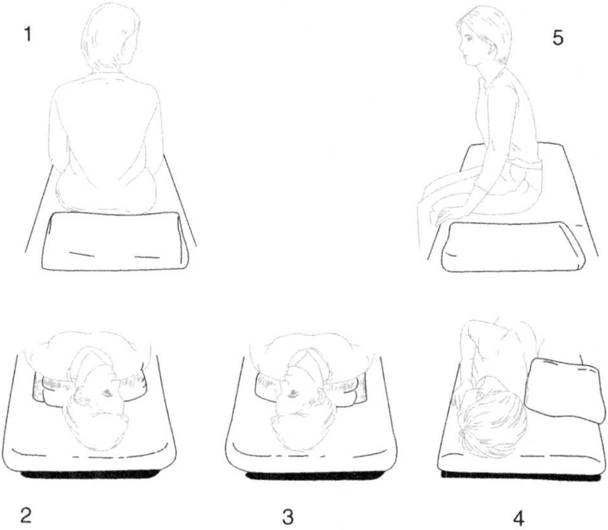

Figuur 22.2 *Kantelmanoeuvre volgens Epley voor BPPD van het rechterlabyrint.*

1 Draai het hoofd 45 graden naar rechts.
2 Kiep de patiënt achterover waarbij het hoofd iets naar beneden komt te hangen.
3 Draai het hoofd 90 graden naar de andere kant.
4 Draai hoofd en lichaam 90 graden verder door.
5 Ga weer overeind zitten. Wacht tussen de achtereenvolgende stappen 30 sec.

22.2 Neuritis vestibularis

22.2.1 INLEIDING

Neuritis vestibularis is de tweede meest voorkomende oorzaak van draaiduizeligheid. De voorkeursleeftijd ligt tussen 30 en 60 jaar, maar het komt ook bij kinderen voor. Het klinisch beeld wordt gekenmerkt door acuut optreden van heftige draaiduizeligheid gepaard gaande met misselijkheid en braken. Patiënten liggen bij voorkeur stil in bed en vermijden hoofdbewegingen die de

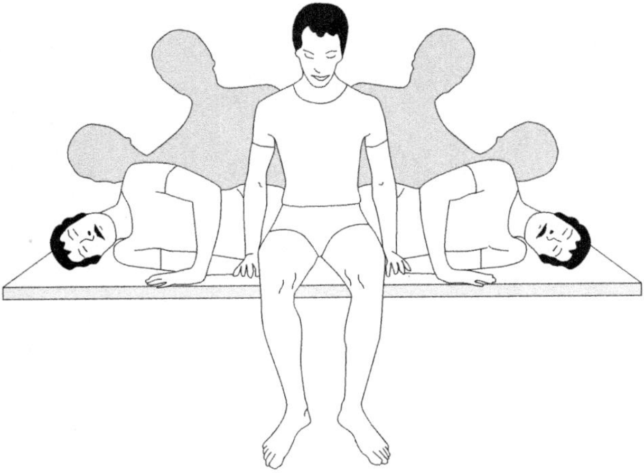

Figuur 22.3 *Provocatieoefeningen volgens Brandt-Daroff*
De patiënt zit op bed, laat zich opzij vallen en komt op de zijde te liggen met de zijkant van het achterhoofd rustend op het bed. De patiënt blijft liggen tot de symptomen verdwijnen, maar minimaal 30 sec. De provocatie wordt ook naar de andere kant gedaan en enkele malen herhaald. Per dag doet men minimaal één serie van deze oefeningen.

klachten verergeren. Bij onderzoek bestaat er een balansstoornis en een nystagmus. De klachten en verschijnselen verminderen gewoonlijk na één tot vijf dagen, alhoewel restverschijnselen weken tot maanden aanwezig kunnen blijven.
De oorzaak van deze aandoening is waarschijnlijk viraal (herpes simplex), gelijk aan de pathogenese bij Bell's palsy. Hierdoor ontstaat een ontsteking van de vestibulaire hersenzenuw (N VIII) en/of het labyrint. Vaak melden patiënten een bovenste luchtweginfectie één tot twee weken tevoren.

22.2.2 HOE WORDT DE DIAGNOSE GESTELD?

De diagnose wordt gesteld op basis van anamnese en neurologisch onderzoek. Bij twijfel over de diagnose, bijvoorbeeld als de patiënt zich in een latere fase presenteert, kan een elektronystagmogram ter bevestiging worden verricht, maar dit is zelden nodig.

22.2.3 WAT IS DE DIFFERENTIAALDIAGNOSE?

Overwogen worden alle hier besproken oorzaken van draaiduizeligheid, waarbij met name een cerebellair infarct een valkuil kan zijn.

22.2.4 THERAPIE

In de acute fase (1-2 dagen) kan symptomatische behandeling ter bestrijding van de draaiduizeligheid, misselijkheid en braken nodig zijn.
Behandeling met methylprednisolon wordt door velen gepropagandeerd, maar een positief effect op de klinische uitkomst is niet onomstotelijk bewezen. Wel zou de snelheid van herstel hierdoor enigszins positief beïnvloed worden. Voorlopig valt dit alleen te overwegen bij patiënten met heftige klachten die de eerste dagen weinig tendens tot verbetering tonen.
Therapieschema:

- zo nodig symptomatische behandeling met metoclopramide 10-20 mg 3 dd (per tablet of zetpil) gedurende enkele dagen;
- bij ernstige, langer aanhoudende klachten (> 48 uur) behandeling met methylprednisolon 100 mg dag 1-3, 80 mg dag 4-6, 60 mg dag 7-9, 40 mg dag 10-12, 20 mg dag 13-15, 10 mg dag 16-18 en 10 mg op dag 20 en 22.

22.3 Ziekte van Ménière

22.3.1 INLEIDING

De ziekte van Ménière komt ongeveer even vaak voor als neuritis vestibularis. De voorkeursleeftijd bij het begin van de ziekte ligt tussen 30 en 60 jaar. Meestal begint het in één oor; naarmate de aandoening langer bestaat, is er meer kans op bilateraal voorkomen (30-60% na 10-20 jaar).
De ziekteverschijnselen gaan gepaard met endolymfatische hydrops; hoe die ontstaat is onbekend.

22.3.2 SYMPTOMEN

De ziekte wordt gekenmerkt door episodische draaiduizeligheid, fluctuerend gehoorverlies en oorsuizen. De typische aanvallen bestaan uit een aanvankelijk vol gevoel in het oor, een verminderd gehoor en toename van oorsuizen, wat na enkele minuten wordt gevolgd door draaiduizeligheid en misselijkheid. Bij onderzoek in de acute fase van een aanval is er een balansstoornis en een nystagmus. Het vóórkomen van de aanvallen is onregelmatig, met wisselende tussenpozen van weken tot maanden.

22.3.3 HOE WORDT DE DIAGNOSE GESTELD?

Criteria voor de diagnose zijn:
- twee of meer aanvallen van draaiduizeligheid met een duur van minstens twintig minuten tot maximaal enkele uren;
- een vol gevoel in het oor of oorsuizen en audiometrisch vastgesteld gehoorverlies.

22.3.4 WAT IS DE DIFFERENTIAALDIAGNOSE?

Overwogen worden alle hier besproken oorzaken van draaiduizeligheid.

22.3.5 THERAPIE

De volgende maatregelen zijn geboden tijdens een aanval: patiënt laten zitten of liggen om vallen te voorkomen, hoofdbewegingen zoveel mogelijk vermijden en symptomatische behandeling (zie verder).
Daarnaast worden vaak mede ter voorkoming van nieuwe aanvallen medicamenten zoals betahistine en (vooral in de Verenigde Staten) diuretica (hydrochloorthiazide) aanbevolen, waarvan het nuttig effect echter niet afdoende is bewezen. Bij een hoge aanvalsfrequentie met invaliderende aanvallen kan gekozen worden voor een selectieve chemische uitschakeling van het labyrint door middel van intratympanische toediening van gentamycine.
Therapieschema:
- zo nodig symptomatische aanvalsbehandeling met metoclopramide 10-20 mg (tablet of zetpil) 3 dd in de acute fase;
- bij ernstig invaliderende vormen intratympanische toediening van gentamycine.

22.4 Duizeligheid bij migraine

22.4.1 INLEIDING

Draaiduizeligheid op basis van migraine komt waarschijnlijk veel voor, maar wordt niet vaak onderkend. Duizeligheid kan zich voordoen voorafgaande of tijdens de hoofdpijnfase, maar kan zich ook manifesteren als geïsoleerd verschijnsel zonder hoofdpijn. De aanvallen kunnen minuten tot uren duren. Uit epidemiologisch onderzoek is ook gebleken dat migraine is geassocieerd met vestibulaire stoornissen zoals BPPD, Ménière en wagenziekte.

22.4.2 HOE WORDT DE DIAGNOSE GESTELD?

Opgestelde criteria voor de diagnose migraineuze draaiduizeligheid zijn:

- episodische draaiduizeligheid;
- migraine volgens de IHS-criteria;
- ten minste één van de bekende migrainesymptomen tijdens ten minste twee duizeligheidsaanvallen, zoals hoofdpijn, fono- of fotofobie, visuele of andere aura's.

22.4.3 WAT IS DE DIFFERENTIAALDIAGNOSE?

Overwogen worden alle hier besproken oorzaken van draaiduizeligheid.

22.4.4 THERAPIE

De behandeling van migraineuze vertigo is meer gebaseerd op expert opinion dan gedegen wetenschappelijk bewijs. Voor de aanvalsbehandeling kunnen vestibulaire suppressiva (cinnarizine) of anti-emetica (metoclopramide) gegeven worden (zie verder). Bij frequente aanvallen, bijvoorbeeld twee of meer per maand, kan een van de bekende profylactische middelen (propranolol, valproaat, topiramaat) ingezet worden, die bij een migraineuze draaiduizeligheid een vergelijkbaar effect zouden hebben als bij andere vormen van migraine.

Therapieschema:

- aanvalsbehandeling met metoclopramide 10-20 mg (zetpil) 1-3dd;
- zo nodig profylaxe met propranolol retard 80 mg 1dd, natriumvalproaat 500 mg 2dd, topiramaat 50 mg 2dd.

22.5 Traumatische vertigo

22.5.1 INLEIDING

Draaiduizeligheid komt vaak voor na een schedeltrauma. In de meeste gevallen betreft dit een posttraumatische benigne paroxismale positieduizeligheid. Deze manifesteert zich dagen tot weken na het trauma.

22.5.2 SYMPTOMEN

Draaiduizeligheid direct in aansluiting op het trauma is meestal het gevolg van een contusio labyrinthi. Dit gaat gewoonlijk gepaard met gehoorverlies. De duizeligheid kan dagen tot weken aanwezig blijven.
Een functiestoornis van de nervus vestibularis kan het gevolg zijn van een fractuur van het os temporale, ook dan is het gehoor meestal aangedaan.
Een bijzondere traumatische aandoening is de perilymfatische fistel, waarbij er een abnormale verbinding ontstaat tussen het labyrint en het middenoor. Het klinisch beeld wordt gekenmerkt door episodische draaiduizeligheid met wisselende intensiteit en duur (seconden tot dagen) en gehoorverlies. De klachten treden vooral op bij drukverhogende momenten.

22.5.3 HOE WORDT DE DIAGNOSE GESTELD?

Doorslaggevend is de anamnese of heteroanamnese waaruit blijkt dat er een relatie is met een trauma.

22.5.4 WAT IS DE DIFFERENTIAALDIAGNOSE?

- benigne paroxismale positieduizeligheid;
- duizeligheid na een schedel- of nektrauma niet passend bij een van de hiervoor genoemde oorzaken van duizeligheid na een trauma. Het gaat dan meestal niet om draaiduizeligheid; een afwijking in labyrint of van de n. vestibularis lijkt onwaarschijnlijk.

22.5.5 THERAPIE

De therapie van posttraumatische BPPD is gelijk aan andere vormen van BPPD (zie therapie BPPD). Voor contusio labyrinthi kan bij matig tot ernstige klachten een kortdurende symptomatische behandeling gewenst zijn met metoclopramide 10-20 mg (tablet of zetpil 3dd, tegen misselijkheid en braken). Langdurige bedrust is hiervoor niet geboden.
Perilymfatische fistels herstellen meestal spontaan met bedrust en het vermijden van drukverhogende momenten. Bij langdurig aanhoudende klachten is chirurgische exploratie hiervan soms aangewezen.

22.6 Vestibulaire paroxismen

22.6.1 INLEIDING

Vestibulaire paroxismen komen weinig frequent voor. Verondersteld wordt dat neurovasculaire compressie van de achtste hersenzenuw, naar analogie van de trigeminusneuralgie, de onderliggende oorzaak is.

22.6.2 SYMPTOMEN

Het beeld wordt gekenmerkt door korte, frequente aanvallen van draaiduizeligheid, die seconden tot minuten duren en vele malen per dag kunnen voorkomen. Eenzijdige gehoorsvermindering of oorsuizen kan erbij aanwezig zijn.

22.6.3 HOE WORDT DE DIAGNOSE GESTELD?

De diagnose wordt gesteld als andere oorzaken van draaiduizeligheid niet waarschijnlijk zijn en de symptomen voorkomen die hiervoor zijn vermeld.

22.6.4 WAT IS DE DIFFERENTIAALDIAGNOSE?

Overwogen worden alle hier besproken oorzaken van draaiduizeligheid.

22.6.5 THERAPIE

- carbamazepine 200 mg 3 dd, oxcarbamazepine 300 mg 3 dd;
- in ernstige therapieresistente gevallen: operatieve microvasculaire decompressie.

22.7 Centrale neurovestibulaire stoornissen

Centrale neurovestibulaire stoornissen leidend tot draaiduizeligheid komen veel minder vaak voor dan perifere oorzaken. Meestal zijn er dan ook andere bijkomende symptomen. De meest voorkomende oorzaken zijn infarcten, bloedingen, multipele sclerose, tumoren en infecties van hersenstam of cerebellum. Meestal zal de differentiaaldiagnose tussen centrale en perifere oorzaken geen problemen opleveren.
Bij centrale stoornissen zijn meestal ook andere neurologische uitvalsverschijnselen aanwezig; gehoorsymptomen (oorsuizen, gehoorverlies) zijn afwezig en de nystagmus is meestal alleen aanwezig bij kijken naar links of rechts. Een belangrijke valkuil

vormt echter het cerebellaire infarct in het stroomgebied van de posterieure of anterieure inferieure cerebellaire arterie, waarbij een beeld kan optreden vergelijkbaar met BPPD of neuritis vestibularis (ook wel pseudoneuritis vestibularis genoemd). Bij patiënten met vasculaire risicofactoren moet hieraan gedacht worden. Bij jongere patiënten kan het ook een gevolg zijn van een art. vertebralisdissectie; er treedt dan veelal pijn bij op. De diagnose kan worden gesteld met een MRI-scan van de hersenen.

23 Beroerte

Dr. P.J. Nederkoorn

23.1 TIA of herseninfarct

23.1.1 INLEIDING

Bij een TIA ('transient ischemic attack') is er voorbijgaande focale neurologische uitval veroorzaakt door een tijdelijke doorbloedingsstoornis in de hersenen of in de retina (amaurosis fugax). Bij een herseninfarct zijn de uitvalsverschijnselen hetzelfde, maar blijvend. Ook hier gaat het om een doorbloedingsstoornis. Deze kan veroorzaakt worden door een embolie van buiten de hersenen (bijvoorbeeld uit de arteria carotis, aorta of uit het hart), of er is een lokale intracerebrale atherosclerotische vernauwing of trombus in een bloedvat.

23.1.2 SYMPTOMEN

De uitvalsverschijnselen bij een TIA of een herseninfarct zijn identiek en onderscheiden zich dus alleen door de duur. De neurologische uitval ontstaat van het ene op het andere moment. Omdat de ischemie meestal in een van de hersenhelften ontstaat, is de uitval meestal halfzijdig, dat wil zeggen parese van het gelaat en de arm, van de arm en het been of van alle drie. De uitval is afhankelijk van de plaats van de doorbloedingsstoornis. Een schema van de meest voorkomende uitvalsverschijnselen is opgenomen in tabel 6.1.

23.1.3 HOE WORDT DE DIAGNOSE GESTELD?

De diagnose wordt gesteld op basis van de anamnese, de kliniek en de beeldvorming van de hersenen. Verdenking op een herseninfarct ontstaat vooral door plotseling optredende neurologische uitval. Er wordt dan altijd een CT- of een MRI-scan van de herse-

Tabel 23.1 Onderzoek bij TIA of herseninfarct.

CT-hersenen (bij persisterende uitval direct, bij een TIA binnen 24 uur)	
laboratoriumonderzoek	– chemie: CRP, Na, K, creatinine, glucose; bij patiënten < 80 jaar lipidenspectrum – hematologie: BSE, Hb, Ht, leukocyten, trombocyten – stolling: INR alleen bij (twijfel over) gebruik orale antistolling – bij patiënten < 50 jaar onderzoek van stolling en onderzoek naar vasculitis
ecg; alleen op indicatie echo cor	
X-thorax	
echo duplex carotiden (indien uitval in het carotis stroomgebied zonder ernstige invaliditeit)	

nen verricht. Op een CT is een infarct in de acute fase vaak nog niet zichtbaar, maar wel kan een bloeding worden uitgesloten. Dit laatste is in de acute fase bij een herseninfarct van groot belang, als intraveneuze trombolysebehandeling overwogen wordt. Op een MRI is een infarct vaak wel meteen zichtbaar wanneer van de diffusie/perfusietechniek gebruik wordt gemaakt. Voor de therapie in de acute fase is dit echter niet relevant. Wanneer bij een herseninfarct intraveneuze trombolyse wordt overwogen telt elke minuut. De CT verdient de voorkeur, omdat dit onderzoek meestal sneller verricht kan worden en minder tijd in beslag neemt. Bij een TIA wordt de CT binnen 24 uur verricht, omdat de secundaire profylaxe zo snel mogelijk gestart dient te worden. Daarnaast wordt bij een TIA of herseninfarct altijd bloedonderzoek, een ecg en een X-thorax verricht, en op indicatie een echo duplex carotiden, dit laatste als de uitval overeenkwam met het carotis stroomgebied (dus niet bij uitval passend bij het vertebrobasilaire stroomgebied) (tabel 6.1).

23.1.4 WAT IS DE DIFFERENTIAALDIAGNOSE?

Een intracerebrale bloeding is de belangrijkste diagnose die moet worden overwogen en uitgesloten, gezien de consequenties voor de behandeling. Andere mogelijkheden in de differentiaaldiagnose zijn epilepsie, hypoglykemie en migraine.

23.1.5 THERAPIE

Intraveneuze trombolyse

Wanneer er geen contra-indicaties zijn, zoals een recente operatie (bloedingsrisico) of een stollingsstoornis, wordt bij een herseninfarct zo snel mogelijk intraveneuze trombolyse met rt-PA (0,9 mg/kg) gestart. Deze behandeling kan plaatsvinden tot 4,5 uur na start van de symptomen, maar is effectiever naarmate deze sneller gestart wordt. Iedere patiënt met verdenking op een herseninfarct dient daarom zo snel mogelijk per ambulance naar een ziekenhuis gestuurd te worden, waar intraveneuze trombolyse uitgevoerd kan worden. Ook bij twijfel, bijvoorbeeld over gebruik van orale anticoagulantia, moet de patiënt ingestuurd worden. Uit recent onderzoek is gebleken dat de traditionele grenzen bij de indicatiestelling voor trombolyse minder strikt hoeven te worden toegepast. Zo werd bijvoorbeeld vroeger niet en nu soms wel behandeld bij gebruik van anticoagulantia bij een normale INR, bij een recente beroerte of bij een hoge bloeddruk.

Intra-arteriële trombolyse

Voor intra-arteriële trombolyse als routinebehandeling bij een herseninfarct is op dit moment nog onvoldoende bewijs. In studieverband zal deze behandeling de komende jaren echter steeds meer toegepast gaan worden, vooral bij contra-indicaties voor intraveneuze trombolyse of onvoldoende effect van intraveneuze trombolyse. Intra-arteriële trombolyse heeft wel al een plaats in de behandeling van een ernstige arteria basilaristrombose.

Hemicraniëctomie

Er zijn aanwijzingen dat bij zeer ernstige en progressieve uitval ten gevolge van een groot en ruimte-innemend herseninfarct een hemicraniëctomie zinvol is bij een leeftijd onder de 60 jaar en een gedaald bewustzijn (EMV < 13).

Opname stroke-unit

Opname op een stroke-unit met controle van vitale functies en gespecialiseerde verpleegkundige zorg is bewezen effectief bij een acute beroerte. Het verkleint de kans op allerlei mogelijke complicaties, zoals een longontsteking, urineweginfectie, decubitus of diepveneuze trombose.

Medicamenteuze secundaire profylaxe

De medicamenteuze secundaire profylaxe dient zo snel mogelijk gestart te worden. De kans op een recidief TIA of infarct is in de eerste weken het hoogst. De volgende medicamenteuze therapie kan gestart worden bij een TIA of een herseninfarct:

- ascal 1 dd 300 mg gedurende 14 dagen; daarna 1 dd 100 mg;
- dipyridamol retard 2dd 200 mg (ter voorkoming van hoofdpijn start 1 dd 200 mg gedurende twee weken);
- behandeling hypertensie (volgens NHG-Standaard, afhankelijk van bijkomende risicofactoren);
- simvastatine 1 dd 40 mg.

Hypertensie is de belangrijkste risicofactor die medicamenteus behandeld kan worden. Of ascal veilig is binnen 24 uur na trombolyse wordt op dit moment onderzocht. Clopidogrel is alleen geïndiceerd als er een contra-indicatie is voor ascal. Bij een cardiale emboliebron, zoals atriumfibrilleren, wordt in samenspraak met de cardioloog orale antistolling overwogen.

Behandeling carotisstenose

Bij niet-invaliderende symptomen passend bij het stroomgebied van de arteria carotis dient een echo duplex carotiden verricht te worden. Bij verdenking op een carotisstenose op de echo duplex dient, wanneer behandeling wordt overwogen, een tweede diagnostische test verricht te worden (MRA of CTA). Een schatting van de stenosegraad op echo duplex alleen is onvoldoende nauwkeurig. De standaardbehandeling van een symptomatische carotisstenose is een operatieve endarteriëctomie. Het is van belang te beseffen dat de stenose niet alleen behandeld wordt bij een 70-99% stenose, maar dat een subgroep van de patiënten, namelijk mannen met symptomen uit een hemisfeer in plaats van amaurosis fugax, ook behandeld wordt bij een 50-69% stenose. Daarnaast is van essentieel belang dat de behandeling snel plaatsvindt, het liefst binnen twee weken.

23.2 Intracerebrale bloeding

23.2.1 INLEIDING

Spontane intracerebrale bloedingen zijn in te delen in drie groepen:

1 lobaire, vaak subcorticaal gelegen hematomen;

2 diep gelegen bloedingen in de basale ganglia, thalamus of hersenstam;
3 cerebellaire bloedingen.

Bij een intracerebrale bloeding moet als eerste worden nagegaan of de patiënt orale antistolling gebruikt en als dat het geval is moet deze onmiddellijk gecoupeerd worden. Het verdere beleid hangt af van het type hematoom en de leeftijd van de patiënt. Hypertensie is de meest voorkomende oorzaak van spontane intracerebrale bloedingen. Vooral bij ouderen kan de bloeding ook ontstaan zijn op basis van amyloïd angiopathie. In zeldzamere gevallen is een vaatafwijking, zoals een arterioveneuze malformatie, de oorzaak van het hematoom.

23.2.2 SYMPTOMEN

Een intracerebraal hematoom kan zich, net als een TIA of een herseninfarct, presenteren met acute focaal neurologische uitvalsverschijnselen, zoals een halfzijdige verlamming van het gelaat en de arm, de arm en het been of alle drie. Onderscheid tussen een bloeding en een infarct is op basis van focale uitval dan ook niet mogelijk. Daarnaast is er bij een intracerebrale bloeding vaker hoofdpijn, misselijkheid en/of braken. Bij verplaatsing van de hersenstructuren kan er hersenzenuwuitval ontstaan (voornamelijk een lichtstijve pupil door druk op de nervus oculomotorius aan de ipsilaterale kant) en er kan een bewustzijnsdaling ontstaan tot coma aan toe. Bij een cerebellaire bloeding is er door druk op de hersenstam snel gevaar voor een ernstige bewustzijnsdaling op basis van inklemming al dan niet in combinatie met een hydrocefalus.

23.2.3 HOE WORDT DE DIAGNOSE GESTELD?

Bij verdenking op een intracerebraal hematoom moet, net als bij verdenking op een herseninfarct, eerst zo snel mogelijk een CT-scan van de hersenen gemaakt worden. In de acute fase is het onderscheid tussen een infarct of een bloeding cruciaal met het oog op eventuele intraveneuze trombolysebehandeling bij een infarct. Daarnaast kan de plaats van de bloeding informatie geven over een eventueel onderliggende vaatafwijking. Behalve bij een subarachnoïdale bloeding hoeft er in de acute fase geen onderzoek gedaan te worden naar dergelijke vaatafwijkingen. Als er een bloeding is, moet bij gebruik van orale anticoagulantia meteen de stollingsstatus bepaald worden.

23.2.4 WAT IS DE DIFFERENTIAALDIAGNOSE?

De belangrijkste differentiaaldiagnose is het herseninfarct gezien de consequenties voor de behandeling.

23.2.5 THERAPIE

Couperen orale antistolling

De antistolling kan gecoupeerd worden door middel van 10 mg vitamine K en 2000 eenheden Cofact. Daarna kan op basis van de INR, in overleg met de stollingsarts, extra Cofact toegediend worden. Aspirine en andere plaatjesremmers dienen onmiddellijk gestaakt te worden. Of het toedienen van plaatjes bij gebruik van ascal effectief is, wordt op dit moment nog onderzocht.

Opname stroke-unit

Opname op een stroke-unit met controle van vitale functies en gespecialiseerde verpleegkundige zorg is bewezen effectief bij een acute beroerte. Het verkleint de kans op allerlei mogelijke complicaties, zoals een verslikpneumonie, urineweginfectie, decubitus of diepveneuze trombose. Daarnaast dient het bewustzijn van patiënten met een bloeding in de acute fase frequent gecontroleerd te worden met het oog op een eventuele operatie.

Operatie

Bij een patiënt die jonger is dan 60 jaar dient bij daling van het bewustzijn een operatie overwogen te worden (GCS < 11). Bij een GCS < 7 is de prognose slecht. Bij een cerebellair hematoom dient een operatie sneller plaats te vinden, gezien het grote risico op compressie op de hersenstam. Alleen wanneer de patiënt helder is, is afwachten gerechtvaardigd. Bij dieper gelegen bloedingen in de diepe kernen of de hersenstam is een operatie zelden geïndiceerd.

Behandeling onderliggende vaatafwijking

Na enkele weken, wanneer het bloed grotendeels geresorbeerd is, kan diagnostiek verricht worden naar een onderliggend vaatlijden, wanneer daar op basis van de eerste CT een verdenking op is ontstaan. Meestal voldoet een MRI/MRA. Bij twijfel wordt een angiografie verricht.

Secundaire profylaxe

In de acute fase na een intracerebrale bloeding is het niet zinvol hypertensie te behandelen, omdat deze aanleiding kan geven tot cerebrale ischemie.

Bij patiënten die redelijk of goed hersteld zijn, dient als secundaire profylaxe nauwkeurig de bloeddruk gecontroleerd en zo nodig behandeld te worden.

23.3 Subarachnoïdale bloeding (SAB)

23.3.1 INLEIDING

Een subarachnoïdale bloeding (SAB) is een acute en levensbedreigende situatie. De belangrijkste oorzaak van een SAB is een gebarsten aneurysma. Andere oorzaken zijn een vaatmalformatie of een schedeltrauma. Daarnaast kan er een doorbraak van een hematoom zijn naar de subarachnoïdale ruimten bij een primair intracerebrale bloeding. Op basis van een blanco CT-scan is vaak niet met zekerheid te zeggen of het om een aneurysmatische bloeding gaat. Aanvullende vaatdiagnostiek (CTA, MRA of angiografie) moet een aneurysma aantonen of uitsluiten. Bij een SAB wordt een eventueel onderliggend aneurysma met spoed behandeld, gezien de grote recidiefkans (30%) en de zeer hoge mortaliteit daarvan.

23.3.2 SYMPTOMEN

Het belangrijkste symptoom van de SAB is acute, zeer hevige hoofdpijn. Vaak wordt gesproken over de heftigste hoofdpijn ooit. Daarnaast zijn er patiënten die een 'knapje' in het hoofd beschrijven of een klap op het achterhoofd. Andere symptomen kunnen zijn misselijkheid en/of braken, nekstijfheid of insulten. Een patiënt kan bij een ernstige SAB snel comateus raken en dan is een anamnese niet meer te verkrijgen. Bij een patiënt die comateus is aangetroffen, waarvoor er geen andere verklaring is, dient dan ook altijd met spoed een CT verricht te worden om een beroerte, bijvoorbeeld een subarachnoïdale bloeding, als oorzaak voor het gedaalde bewustzijn uit te sluiten.

23.3.3 HOE WORDT DE DIAGNOSE GESTELD?

Bij een verdenking op een SAB moet, wanneer de patiënt stabiel is, direct een CT-scan van de hersenen gemaakt worden. Als deze een SAB laat zien, moet aanvullende diagnostiek plaatsvinden door middel van een CTA. Bij twijfel kan deze gevolgd worden door een angiografie. Wanneer de CT geen SAB laat zien, moet altijd een lumbaalpunctie volgen. Indien de liquor geen erytrocyten of afbraakproducten daarvan bevat gedurende de eerste drie dagen na het ontstaan van de symptomen, is een SAB voldoende uitgesloten. De lumbaalpunctie moet minimaal zes, bij voorkeur twaalf, uur na het begin van de symptomen gedaan worden, om goed onderscheid te kunnen maken tussen een traumatische punctie en een subarachnoïdale bloeding (bij een traumatische punctie geen, bij een SAB wel bloedpigmenten aantoonbaar in de liquor na centrifugeren). Wanneer na vaatonderzoek geen aneurysma kan worden aangetoond, kan nog een MRI van het ruggenmerg worden overwogen, om spinaal gelegen vaatmalformaties uit te sluiten.

23.3.4 WAT IS DE DIFFERENTIAALDIAGNOSE?

Als geen aneurysma wordt aangetoond, kan het gaan om een goedaardige perimesencefale bloeding. Patiënten met deze bloeding herstellen volledig zonder complicaties. Als het niet om een bloeding gaat en er was geen bewustzijnsverlies, dan wordt de diagnose migraine overwogen. Indien er wel bewustzijnsverlies was, wordt de differentiaaldiagnose van wegrakingen en coma overwogen.

23.3.5 THERAPIE

Wanneer een aneurysma is aangetoond, moet dit zo snel mogelijk behandeld worden gezien de hoge kans op een recidiefbloeding en de zeer slechte prognose daarvan. De endovasculaire benadering heeft de voorkeur (coilen). Wanneer een aneurysma om technische redenen niet 'coilbaar' is, wordt een craniotomie uitgevoerd, waarbij het aneurysma operatief wordt 'geclipt'. Na behandeling van het aneurysma volgt een kritische periode van circa twee weken, waarbij als belangrijkste complicatie obstructie hydrocefalus of ischemie kan voorkomen.

23.4 Cerebrale veneuze sinustrombose

23.4.1 INLEIDING

Een zeldzame vorm van beroerte is cerebrale veneuze sinustrombose. Deze vorm van beroerte komt vaker voor bij jonge mensen en bij vrouwen. Er zijn veel mogelijke oorzaken beschreven voor cerebrale sinustrombose, zoals infecties vanuit de voorhoofdsholten, hoofdtraumata, zwangerschap en hematologische afwijkingen. Ook medicijnen zijn beschreven als mogelijke oorzaken van cerebrale sinustrombose, bijvoorbeeld orale anticonceptiva en steroïden.

23.4.2 SYMPTOMEN

De symptomen bij cerebrale sinustrombose zijn afhankelijk van de plaats en de uitgebreidheid van de trombose. Het kan gaan om hoofdpijn, misselijkheid, braken, epilepsie, verminderd bewustzijn (tot coma), eenzijdig krachtsverlies, visusverlies of eenzijdige doofheid. Vaak zijn er veneuze hemorragische infarcten.

23.4.3 HOE WORDT DE DIAGNOSE GESTELD?

Bij verdenking op een cerebrale veneuze sinustrombose moet een CT-angiografie of MR-angiografie met afbeelding van de veneuze vaten gemaakt worden. Bij twijfel kan aanvullend een conventionele angiografie gemaakt worden. Soms kan die laatste gecombineerd worden met trombosuctie.

23.4.4 WAT IS DE DIFFERENTIAALDIAGNOSE?

Een herseninfarct, een hersenbloeding of epilepsie (door een andere oorzaak dan een beroerte).

23.4.5 THERAPIE

Buiten de ondersteunende maatregelen en het bestrijden en behandelen van epileptische aanvallen, is de behandeling fraxiparine. Soms, bij een uitgebreide trombus, is intra-arteriële trombosuctie geïndiceerd. Bij een snel dalend bewustzijn of tekenen van inklemming moet een hemicraniëctomie overwogen worden. Anders dan bij arteriële herseninfarcten kan het herstel ook bij uitgebreide veneuze infarcten soms erg goed zijn. De prognose van een cerebrale sinustrombose is in het algemeen relatief goed. Coma en de aanwezigheid van een hersenbloeding maken de prognose slechter.

23.5 Leukoaraiose

23.5.1 INLEIDING

Leukoaraiose is de benaming voor de diffuse, confluerende wittestofafwijkingen die een verlaagde densiteit (dichtheid) op CT-scans hebben en die op T_2-gewogen en FLAIR MRI-opnamen een hyperintens signaal geven. Bij vorderende leeftijd worden steeds meer focale witte-stofafwijkingen gevonden. Leukoaraiose komt vaker voor bij mensen die een herseninfarct hebben doorgemaakt. Verder hebben ouderen met leukoaraiose een groter risico op het krijgen van een hersenbloeding, met name wanneer zij bloedverdunners gebruiken.

23.5.2 SYMPTOMEN

Leukoaraiose is geassocieerd met een tragere informatieverwerking, verslechtering van executieve functies en een slechter geheugen. Leukoaraiose wordt gezien bij 50% van de mensen die lijden aan een dementiesyndroom, zowel bij vasculaire dementie als bij de ziekte van Alzheimer. Tot 80% van de ouderen met uitgebreide leukoaraiose heeft een loopstoornis.

23.5.3 HOE WORDT DE DIAGNOSE GESTELD?

Door middel van een CT- of MRI-scan van de hersenen.

23.5.4 WAT IS DE DIFFERENTIAALDIAGNOSE?

Dementie, ziekte van Alzheimer, 'normal pressure' hydrocefalus, en loopstoornissen met een andere oorzaak.

23.5.5 THERAPIE

Behandeling hypertensie, zo nodig behandeling van andere cardiovasculaire risicofactoren. Overigens is de therapie symptomatisch.

24 Syncope

Prof. Dr. J.G. van Dijk

24.1 Syncope e.c.i.

24.1.1 INLEIDING

Alle wegrakingen hebben aanvallen van bewusteloosheid gemeen. Het onderscheid tussen de diverse oorzaken maakt men dan ook op grond van bijkomende waarnemingen. Zo kunnen misselijkheid, zweten en bleekheid tevoren wijzen op reflexsyncope, en pijn op de borst en hartkloppingen op een cardiale syncope. Als dergelijke aanwijzingen ontbreken, is vaak op grond van de symptomen (zie verder) wel te stellen dat er zeer waarschijnlijk sprake is van syncope, maar is de oorzaak onduidelijk: syncope e.c.i.

24.1.2 SYMPTOMEN

Een syncope e.c.i. betreft een wegraking waarbij er géén duidelijk uitlokkende factor aanwijsbaar is, er alleen slapte is of op zijn hoogst enige stijfheid, of er slechts enkele schokjes zijn waarbij de bewusteloosheid meestal veel minder dan een minuut bedraagt en men na het gebeuren direct helder is.
Welke factor syncope uitlokt en welke waarschuwingstekenen een patiënt tevoren bemerkt, zijn cruciaal voor het herkennen van de oorzaak. De afwezigheid van een uitlokkende factor en van waarschuwingstekenen bij herhaalde aanvallen mag zelfs als aanwijzing worden opgevat voor de enige vorm zonder dergelijk patroon: een ritmestoornis. Dit geldt helaas niet voor ouderen, bij wie uitlokkende factoren en waarschuwingstekenen ook bij andere vormen kunnen ontbreken.

24.1.3 HOE WORDT DE DIAGNOSE GESTELD?

De initiële analyse van syncope (alle vormen) dient de volgende drie elementen te bevatten:

1. anamnese van details van de aanval en waar mogelijk een heteroanamnese van een ooggetuige; de anamnese dient medicatiegebruik en de voorgeschiedenis te bevatten;
2. lichamelijk onderzoek (in ieder geval hartauscultatie, bloeddrukmeting liggend en staand);
3. ecg (laagdrempelig; kan achterwege blijven bij evident niet-cardiale oorzaak).

Bij syncope e.c.i. dient de aanpak gericht te zijn op risicostratificatie, waarbij cardiale syncope centraal staat wegens het risico op plotse hartdood. Een syncope met hoog cardiaal risico dient als een spoedgeval behandeld te worden. Waarschuwingstekenen voor een hoog cardiaal risico worden bij cardiale syncope behandeld.

24.1.4 THERAPIE

Afhankelijk van de oorzaak.

24.2 Reflexsyncope

24.2.1 INLEIDING

Reflexsyncope berust op een vrij plotselinge afname van sympathische vasoconstrictie ('vasodepressief'), waardoor vaatverwijding in buik, bekken en benen optreedt, met als resultaat het onttrekken van bloed aan de arteriële circulatie en een bloeddrukdaling. Een toename van vagale invloed op de SA-knoop ('cardio-inhibitoir') zorgt voor een hartslagdaling, tot asystolie toe. De beide delen van de reflex kunnen apart of samen ('gemengd') optreden. Het autonome zenuwstelsel is verder normaal.

24.2.2 SYMPTOMEN

De kernsymptomen zijn die van een wegraking (verlies motorische controle, non-responsiviteit, latere amnesie), met een snel en goed herstel van het bewustzijn. Bijkomende symptomen omvatten het optreden van 'autonome activatie', leidend tot zweten, misselijkheid, soms braken en (lijk)bleekheid. Grote pupillen en verhoogde peristaltiek komen ook voor. Samen worden deze verschijnselen wel als 'vagaal' aangeduid, maar dat is fysiologisch voor sommige aspecten onjuist.

We onderscheiden de volgende vormen van reflexsyncope:

- Vasovagale syncope. Dit is de meest voorkomende oorzaak van wegraking. Deze vorm wordt opgewekt door pijn, angst of staan. 'Staan' draagt bij tot alle vormen van syncope en is dus niet specifiek voor vasovagale syncope. Vasovagale syncope heeft een sterk familiair karakter en komt het gehele leven door voor bij 35-40% van de mensen, met een begin vanaf 6 jaar, een piek rond het 16e jaar en een piek op oudere leeftijd. Het begint niet na het 35e jaar, zodat navragen van vroegere episoden nuttig is. Op oudere leeftijd zijn de uitlokkende factoren veelal minder duidelijk (m.n. pijn en angst lijken dan minder effectief) en is autonome activatie minder herkenbaar.
- Situationele syncope. Dit woord geeft aan dat de syncope telkens in dezelfde situatie voorkomt. Hieronder vallen mictiesyncope, defecatiesyncope en vele andere zeldzamere vormen als stretchsyncope, slik- en hoestsyncope, syncope tijdens de slaap. Of deze vormen dezelfde familiaire achtergrond hebben als vasovagale syncope is niet bekend.
- Sinus-caroticussyncope. Dit is niet hetzelfde als sinus-caroticusovergevoeligheid: dit laatste betreft een afwijkende respons op uitwendige massage van de sinus caroticus (zie bij diagnose). Een dergelijke respons ziet men bij < 4% van personen onder de 40 jaar, stijgend tot > 40% boven de 80 jaar. Er is veel epidemiologisch bewijs dat de respons gekoppeld is aan het voorkomen van verder onverklaarde syncope en vallen bij ouderen, welke koppeling ertoe leidde dat sinusmassage een vaste plaats heeft gekregen bij het onderzoek van syncope bij ouderen. Daar staat tegenover dat de respons ook gezien kan worden bij tot 35% van ouderen zonder klachten van syncope of vallen.
  - Bij een diagnostische sinusmassage ontstaat meestal geen syncope; als dit wel zo is gaat het om 'geïnduceerde sinus-caroticussyncope'. Er bestaat ook een 'spontane sinus-caroticussyncope', waarbij syncope wordt opgewekt door hoofddraaiingen en dergelijke; deze is echter extreem zeldzaam.

24.2.3 HOE WORDT DE DIAGNOSE GESTELD?

De initiële analyse staat beschreven bij 'syncope e.c.i.'. De anamnese is het voornaamste diagnostisch instrument.

Kantelproef

De kantelproef heeft tot doel syncope op te wekken. Minimaal dienen hierbij het ecg en een continue slag-op-slag bloeddrukmeting vastgelegd te worden. De meest gebruikte variant is het 'Italiaanse protocol', waarbij de patiënt eerst twintig minuten passief staat op een bank met voetsteun die tot 60-70% vanaf de horizontale positie omhoog gekanteld wordt. Syncope wordt dan gekenmerkt door een meestal geleidelijk beginnende beperkte bloeddrukdaling, die nogal abrupt sterk verder daalt, al dan niet samen met bradycardie of asystolie. De patiënt wordt dan teruggekanteld. Indien in de eerste twintig minuten geen spontane syncope optreedt, wordt 400 microgram nitroglycerine onder de tong toegediend en wordt nogmaals twintig minuten geregistreerd of alsnog syncope ontstaat. Soms wordt de test al eerder beëindigd als er evidente klachtenherkenning is, want een vergelijking met de eerdere klachten is een integraal deel van de test. Bij volledige herkenning is de diagnose rond; bij volledige ontkenning dient men door te zoeken. De circulatoire respons wordt beschreven in termen van bloeddruk- en/of hartslagdaling. Een 'cardio-inhibitoire' respons heeft een voorspellende waarde voor een vergelijkbare ecg-pauze bij een spontane syncope, maar dergelijke pauzes komen helaas ook voor bij een vasodepressief patroon bij de kantelproef.

Indicaties

Bij een anamnestisch evidente vasovagale syncope is een kantelproef voor de diagnose niet nuttig, maar kan dat wel voor de therapie zijn. Een kantelproef is geïndiceerd wanneer er twijfel is over de diagnose (syncope vs. epilepsie, reflexsyncope vs. andere syncope, syncope vs. pseudosyncope). De test is tevens geïndiceerd bij onverklaard vallen van ouderen, waarbij dan ook sinusmassage kan worden uitgevoerd (zie verder). Ten slotte heeft de test een therapeutisch effect (zie aldaar).

Contra-indicaties

Aangezien de test tot doel heeft syncope op te wekken met een afname of zelfs stilstand van de circulatie als gevolg, zijn aandoeningen waarbij orgaanperfusie al gevaar loopt gecontra-indiceerd: ischemische hartziekten, aortastenose, obstructieve cardiomyopathie, TIA's, herseninfarcten en stenosen van de halsarteriën.

Complicaties

De test is veilig indien voorgaande regels worden gevolgd. Atriumfibrilleren is beschreven.

Sinus-caroticusmassage

Sinus-caroticusmassage heeft tot doel een afwijkende gevoeligheid van de sinus caroticus op te sporen. Minimaal worden hierbij het ecg en een continue slag-op-slag bloeddrukmeting vastgelegd. De test kan zowel liggend als staand op een kantelbank verricht worden; staand doet meestal recht aan de spontane omstandigheden. Massage vergt vijf tot tien seconden per zijde. Een afwijkend resultaat kan op twee wijzen worden gedefinieerd. Ten eerste is dat sinus-caroticusovergevoeligheid, gedefinieerd als een daling van de systolische bloeddruk van 50 mmHg of meer en/of een asystolie van ≥ 3 seconden. Ten tweede kan men varen op het opwekken van een daadwerkelijke syncope.

Indicaties

Sinusmassage is geïndiceerd bij onverklaarde syncope na de initiële evaluatie bij personen boven de 40 jaar.

Contra-indicaties

Als bij de kantelproef.

Complicaties

Er zijn zowel TIA's als herseninfarcten beschreven; het hoogst beschreven percentage was 0,5; het percentage uit het grootste onderzoek (n = 4000) was 0,28.

24.2.4 THERAPIE

De therapie van reflexsyncope omvat drie mogelijkheden.

Uitleg en manoeuvres

Begrip van wat er in het lichaam gebeurt tijdens reflexsyncope helpt herhalingen te voorkomen. Patiënten dienen risicosituaties te vermijden, wat kan uiteenlopen van gaan liggen bij medische ingrepen, zittend nachtelijk plassen bij mannen, gaan zitten bij recepties en kerkdiensten, vermijden van lange hoestbuien, en vermijden van excessief vochtverlies bij hitte en ziekte. Eventuele antihypertensieve therapie wordt zo nodig aangepast. Snelle inname van ruim water (halve liter) levert een tijdelijke bloeddrukverhoging op, te gebruiken wanneer problemen voorzien kunnen worden, zoals bij plechtigheden. Bloeddrukverhogende manoeuvres zijn eveneens zeer nuttig; hieronder vallen zitten, hurken, de benen met kracht kruisen, aanspannen van de billen, van de armen en het maken van vuisten. Zelfs praten kan dit effect hebben. Het leereffect is het grootst indien de patiënt de resultaten ter plekke ziet op een continue bloeddrukmeter. Een dergelijke oefensessie kan uitgevoerd worden direct na een diagnostische kantelproef.

Medicamenteus

Er zijn vele medicijnen onderzocht, maar zonder succes. Bètablokkers werken niet en dienen niet voorgeschreven te worden. Midodrine zou effectief zijn, maar de bronnen zijn matig overtuigend.

Pacemakers

Pacemakers spelen een geringe rol bij de meeste vormen van reflexsyncope. Als minimale voorwaarde ze te overwegen geldt dat er een asystolie bij syncope gedocumenteerd moet zijn. Bij een kantelproef mogen er geen aanwijzingen voor de gemengde vorm zijn, want de vasodepressieve component kan zelf syncope veroorzaken. Een met een 'interne loop recorder' aangetoonde cardio-inhibitie bij een spontane aanval is eveneens een argument voor een pacemaker. Aanvullende argumenten zijn situaties waarin syncope extreme risico's oplevert (diverse beroepen), falen van alle andere therapie, of – zeer zeldzaam – indien asystolie opgewekt wordt door een epileptisch insult. Bij sinus-caroticusovergevoeligheid wordt een pacemaker sneller overwogen dan bij andere vormen van reflexsyncope, maar ook dan moet er asystolie vastgesteld zijn bij sinusmassage.

24.3 Syncope door orthostatische hypotensie

24.3.1 INLEIDING

Orthostatische hypotensie ontstaat als het autonome zenuwstel-

sel er niet in slaagt de bloeddruk aan te passen aan de eisen van een staande positie. Als zodanig is het een vorm van 'autonoom falen', dat echter ook andere functies dan de circulatie kan betreffen. De bloeddruk daalt na opstaan, waarbij de daling eerst snel is en daarna afneemt om op een vast niveau tot staan te komen. Of er klachten bij optreden hangt af van dat niveau, zodat een dergelijke hypotensie zeer wel symptoomloos kan zijn. De consensusdefinitie van orthostatische hypotensie (daling ≥ 20 mmHg systolisch binnen drie minuten na opstaan) erkent latere dalingen niet, maar die zijn er wel degelijk, en geldt onafhankelijk van eventuele klachten.
Letterlijk zou men de lage bloeddruk bij bijvoorbeeld vasovagale syncope in staande positie ook kunnen opvatten als 'orthostatische hypotensie', maar deze term wordt gereserveerd voor de aandoeningen als hierna genoemd.

24.3.2 SYMPTOMEN

De bloeddrukdaling bij orthostatische hypotensie ontstaat relatief langzaam, wat betekent dat er geen syncope hoeft te ontstaan, en ook niet direct na opstaan hoeft te ontstaan. Bij een relatief lage bloeddruk kan pijn ontstaan in de schouders en nek door lokale spierischemie, die prompt overgaat bij gaan liggen. In zeldzame gevallen kan ook pijn op de borst ontstaan. Er is géén autonome activatie als bij reflexsyncope. Als eerste verschijnselen van verminderde hersenperfusie kunnen lichtheid in het hoofd en concentratiestoornissen ontstaan, verminderde reactiviteit, afname van kleurenzien en daarna donker worden van het beeld, en uiteindelijk bewusteloosheid. In zeldzame gevallen kan de betrokkene net rechtop staan, maar verder geen actie meer ondernemen. Een verwante uiting is 'post-exercise hypotension', waarbij men bij plotseling staken van beweging onwel wordt, zoals stilstaan voor een stoplicht bij het fietsen of bovenaan de trap.
De klachten zijn veelal erger onder de volgende omstandigheden: 's ochtends, na maaltijden, bij hitte zoals in de zomer, maar ook na een heet bad of tijdens een hete douche. Alcohol vermindert de tolerantie voor staan.
In liggende houding is de bloeddruk veelal hoog, wat kan aangezien worden voor hypertensie als aandoening op zichzelf. Let op: antihypertensiva kunnen de orthostatische hypotensie dan wezenlijk verslechteren.

Oorzaken van orthostatische hypotensie zijn:
- Medicatie (zeer frequent). Dit betreft alle medicatie die bijdraagt tot vermindering van het circulerend volume of die anderszins een bloeddrukverlagend effect heeft. Bekend zijn antihypertensiva c.q. diuretica, antidepressiva en neuroleptica.
- De vermoedelijk in omvang tweede groep oorzaken is 'secundair autonoom falen'. Dit betreft aandoeningen waarbij het autonome zenuwstelsel schade oploopt in het kader van andere aandoeningen, meestal polyneuropathieën, zoals bij diabetes mellitus, amyloïdose of cytostatica.
- De kleinste groep, maar met de ernstigste vormen, betreft primair autonoom falen. Hieronder vallen vooral 'puur autonoom falen' (PAF), multipele systeematrofie (MSA), de ziekte van Parkinson met autonoom falen en 'lewylichaampjesdementie'.
  - PAF treft personen van middelbare leeftijd; de klachten beginnen met mictieproblemen en potentieproblemen bij mannen, gevolgd door orthostatische hypotensie; er komen geen neurologische bewegingstoornissen bij voor.
  - MSA begint op vergelijkbare wijze, maar met een wisselende tijd, meestal wel binnen vijf jaar, ontstaan parkinsonisme en/of cerebellaire ataxie.
  - Bij de ziekte van Parkinson met autonoom falen moet worden onderzocht of orthostatische hypotensie veroorzaakt wordt door levodopa. De afgrenzing met MSA kan lastig zijn.

24.3.3 HOE WORDT DE DIAGNOSE GESTELD?

Testen:
- Een bloeddrukmeting in liggende en staande houding kan voldoende zijn om orthostatische hypotensie vast te stellen. De bloeddrukdaling bij staan kan over de dag in ernst sterk wisselen, zodat het nuttig kan zijn de meting te herhalen, bijvoorbeeld in de ochtend. Bij persisterende twijfel of de klachten aan de daling kunnen worden toegeschreven, dient men een de bloeddruk tijdens een moment van klachten te meten, waarbij thuismetingen ingezet kunnen worden.
- Een kantelproef biedt de kans om de bloeddrukdaling gedetailleerd in kaart te brengen, en maakt een vergelijking tussen actief opstaan en passief kantelen mogelijk, wat een in ernst verschillende respons kan opleveren en een therapeutische opening biedt. De proef wordt uitgevoerd met enkele verschil-

len ten opzichte van de situatie bij reflexsyncope: de test hoeft meetal slechts vijftien minuten te duren, en er wordt geen gebruikgemaakt van nitroglycerine sublinguaal.
- 24-uurs metingen van de bloeddruk kunnen helpen om perioden met een falende regulatie en liggende en/of nachtelijke hypertensie te ontdekken.

Van belang bij de diagnose is vooral of medicijnen gebruikt worden die de bloeddruk kunnen verlagen.
Tot het onderscheid tussen PAF en MSA kunnen catecholaminemetingen en een nucleair onderzoek van het hart (MIBG-scan) bijdragen. Tot het onderscheid tussen de ziekte van Parkinson en MSA kunnen SPECT-, PET- and MRI-onderzoeken bijdragen.

24.3.4 THERAPIE

Leefmaatregelen
Evenals bij reflexsyncope dient aan patiënten en hun familie uitgelegd te worden wat er in het lichaam gebeurt, wat effectief gebeurt door ze hun bloeddruk onder diverse omstandigheden te tonen. Maatregelen die patiënten kunnen nemen zijn:
- het verhogen van het hoofdeinde van het bed met 10-20 cm verbetert de tolerantie voor de staande positie overdag;
- ruime zout- en vochtinname;
- vermijden van lang staan;
- bloeddrukverhogende manoeuvres zijn dezelfde als bij reflexsyncope (zie aldaar);
- zittend plassen voor mannen;
- zittend douchen;
- op veel plaatsen een krukje hebben klaarstaan in huis, zoals bovenaan de trap;
- draagbaar krukje voor verplaatsingen buitenshuis;
- meerdere kleine maaltijden als er een postprandiale verergering bestaat;
- snelle inname van ruim water (halve liter) levert een tijdelijke bloeddrukverhoging op, te gebruiken als problemen voorzien kunnen worden;
- strakke kousen kunnen werken, maar het effect is niet altijd groot en ze worden matig verdragen; een buikband is te overwegen als minder restrictief alternatief.

Medicatiebeleid

Hieronder valt ten eerste een herziening van medicatie die orthostatische hypotensie als bijwerking heeft. Bij de diagnose essentiële hypertensie moet men zich afvragen of deze wel terecht was, of berustte op het vaststellen van hoge bloeddruk die bij autonoom falen veel voorkomt en in liggende of zittende houding optreedt; antihypertensiva kunnen dan kwaad. Herziening van psychiatrische medicatie dient met veel zorg te gebeuren teneinde ontsporingen van de onderliggende aandoening te voorkomen.

De meest gebruikte medicijnen zijn fludrocortison, een mineralocorticoïd dat volume-expansie teweegbrengt, en midodrine, een alfa-1-mimeticum. Midodrine wordt in Nederland niet vergoed, ondanks de aanwezigheid van meerdere kwalitatief afdoende onderzoeken. Gezien de kleine aantallen patiënten met dergelijk ernstig autonoom falen is verwijzing naar een gespecialiseerd centrum te overwegen.

- Fludrocortison 0,0625 mg

  Start behandeling 's ochtends met één dosis. Uitbreiding op het effect, met soms een dagdosis tot ongeveer 0,6 mg per dag. Hypokaliëmie komt bij hogere dosis frequent voor en vergt dan kaliumsuppletie.
- Midodrine 5 mg

  Ook hier kan gestart worden met één dosis 's ochtends. Uitbreiding op grond van de klachten en op grond van liggende hypertensie. De werkingsduur is twee tot vier uur, zodat rekening gehouden moet worden met herhaalde inname.

  De prijs die hiervoor betaald wordt is een verdere stijging van de bloeddruk in zittende en vooral liggende houding, die zeer uitgesproken kan zijn. Om die reden dient liggen c.q. slapen overdag vermeden te worden, en dient de dosis 's avonds al geminderd te worden, zodat de bloeddruk 's nachts beheersbaar blijft. Welke mate van liggende hypertensie men accepteert zal afhangen van leeftijd en overige risicofactoren, maar vooral van de door orthostatische hypotensie veroorzaakte beperkingen. Het is aan te bevelen de medicatie 's ochtends in bed in te nemen en pas enige tijd later op te staan.

24.4 Cardiale syncope

24.4.1 INLEIDING

Er zijn twee hoofdgroepen cardiale syncope: structurele hartziekten en ritmestoornissen. In beide gevallen ligt de oorzaak van syncope in het tekortschieten van de pompfunctie van het hart; bij structurele hartziekten komt daar vermoedelijk een reflexcomponent bij die het zeer abrupte optreden verklaart.

- Structurele hartziekten:
  - obstructieve klepaandoeningen;
  - cardiomyopathie;
  - harttumoren (myxoom atrium);
  - acuut myocardinfarct;
  - aortadissectie;
  - pericardziekten, tamponnade;
  - longembolie, pulmonale hypertensie;
  - rechter ventrikeldysplasie;
  - congenitale coronairafwijkingen.
- Ritmestoornissen:
  - bradycardieën:
    - disfunctie SA-knoop;
    - ziekten geleidingssysteem;
    - medicamenteus;
    - pacemakerdisfunctie;
  - tachycardieën (supraventriculair en ventriculair):
    - idiopathisch;
    - secundair bij structurele hartziekten;
    - medicamenteus.

24.4.2 SYMPTOMEN

Ritmestoornissen komen in de regel voor zonder specifieke uitlokking; het herhaald optreden van syncope zonder enige uitlokking is er zelfs verdacht voor. Een uitzondering is het erfelijke verlengde QT-syndroom, waarbij syncope bij verder volledig symptoomloze jongeren kan worden uitgelokt door schrik (wekker) of door koud water in het gezicht (wassen, zwemmen). Syncope in liggende houding is eveneens zeer verdacht voor een ritmestoornis, maar dit kan ook voorkomen bij pseudosyncope. Hartkloppingen kunnen eveneens op een ritmestoornis wijzen. Structurele hartziekten kunnen tot syncope leiden tijdens lichamelijke inspanning. Bij personen van middelbare leeftijd en ou-

deren is dit dan ook een gevaarsteken. Een optreden direct na inspanning wordt ook vermeld. Andere oorzaken die ook tot syncope direct na inspanning kunnen leiden zijn orthostatische hypotensie, vooral bij personen van middelbare leeftijd en ouderen, en reflexsyncope, vooral bij zeer getrainde sporters.
Cardiale analyse dient met spoed verricht te worden als er tekenen zijn van een hoog risico. Dezelfde analyse kan ook met minder spoed verricht worden bij herhaalde syncope e.c.i., of bij geïsoleerde syncope e.c.i. in gevaarlijke situaties, zoals in sommige beroepen.

Waarschuwingstekenen voor een hoog cardiaal risico zijn:
- syncope tijdens lichamelijke inspanning of liggend;
- hartkloppingen voorafgaand aan syncope;
- cardiale voorgeschiedenis;
- familiair voorkomen van plotseling overlijden;
- afwijkingen op het ecg:
  - perioden met ventrikeltachycardie;
  - bundeltakblok (QRS-duur > 0,12 sec.);
  - sinusbradycardie (< 50 slagen/minuut) of SA-blok, niet verklaard door medicatie of lichamelijke training;
  - pre-excited QRS-complex;
  - abnormaal verlengd of verkort QT-interval;
  - brugadasyndroom op ecg;
  - afwijkingen wijzend op rechter ventrikeldysplasie;
- comorbiditeit met anemie of elektrolytstoornissen.

24.4.3 HOE WORDT DE DIAGNOSE GESTELD?

Details van het cardiologisch onderzoek vallen buiten het bestek van dit hoofdstuk. Voor de volledigheid worden enkele mogelijkheden hier kort genoemd:
- holtermonitoring (alleen als er een redelijke kans op een aanval is in de registratieperiode van 1-2 etmalen, wat bijna nooit het geval is);
- externe loop recorder (als er een redelijke kans op een aanval is in de registratieperiode van 1-2 weken);
- interne loop recorder (als er een redelijke kans op een aanval is in de registratieperiode tot 1,5 jaar);
- elektrofysiologisch onderzoek;
- inspanningstest.

24.4.4 THERAPIE

De therapie is gericht op de onderliggende aandoening en valt buiten het bestek van dit boek.

24.5 Functionele wegrakingen

24.5.1 INLEIDING

Het woord 'functioneel' wordt gebruikt om aan te geven dat een lichamelijke functie gestoord is zonder herkenbaar lichamelijk substraat, waarbij een psychologisch mechanisme wordt vermoed. In classificaties worden ze geduid als dissociatie of conversie. Er zijn twee vormen: één met schokken die op epilepsie lijkt en vaak wordt aangeduid als 'psychogenic non-epileptic seizures' (PNES), en een vorm zonder bewegingen, die afhankelijk van de duur een 'pseudosyncope' of een 'pseudocoma' oplevert. Geen van beide vormen is zeldzaam: PNES wordt gezien bij 20% van gevallen in tertiaire epilepsieklinieken.
Deze aandoeningen komen vooral voor bij jonge vrouwen, veelal met een belaste voorgeschiedenis in de zin van vroeger fysiek c.q. seksueel geweld en eerder psychologische/psychiatrische interventies.

24.5.2 SYMPTOMEN

PNES wordt hier verder niet behandeld. Pseudosyncope is een wegraking die meestal in enkele aspecten verschilt van alle syncopevormen: er is vaak geen duidelijk uitlokkend moment, en de aanvallen duren erg lang, van meerdere minuten tot vijftien of meer minuten. De frequentie kan extreem hoog zijn, tot tientallen malen per dag. De aanvallen kunnen liggend optreden. Andere elementen vereisen geoefende waarnemers, zoals het behoud van tonus en houdingen die niet passen bij een volledig verlies van motorische controle. De ogen zijn bijna altijd dicht, in tegenstelling tot zowel epilepsie als syncope; helaas blijkt oogsluiting via een heteroanamnese matig betrouwbaar te achterhalen.

24.5.3 HOE WORDT DE DIAGNOSE GESTELD?

Een verdenking ontstaat op grond van de hiervoor genoemde elementen. Bij pseudosyncope zijn hartslag- en bloeddrukmetingen tijdens een aanval (niet pas na herstel van het bewustzijn!) cruciaal. Deze kunnen verkregen worden via thuismetingen, waarbij ook video's ingezet kunnen worden. Net als PNES is pseudosyncope gevoelig voor suggestie, zodat verdenking op pseudosyncope een erkende indicatie is voor een kantelproef, die ook bij syncope tot doel heeft een aanval op te wekken. De combinatie van een normale, vaak hoge, hartfrequentie en bloeddruk zijn bewijzend, bij voorkeur aangevuld met een normaal eeg. Pseudosyncope (en PNES) zijn vormen van conversie waarbij de diagnose veelal met zekerheid kan worden gesteld.

24.5.4 THERAPIE

De diagnose wordt besproken, waarbij uitgelegd wordt dat het veel voorkomt en dat er geen lichamelijke stoornis aan ten grondslag ligt. Of woorden als 'psychologisch' vermeden worden hangt af van patiënt en arts. De boodschap kan met meer overtuiging gebracht worden als er zekerheid verkregen is. Patiënten beschouwen de aanvallen als iets wat hen overkomt, en het vertrouwen in de juistheid van het oordeel wordt bevorderd door het ongewilde en onverwachte karakter van de aanvallen krachtig te onderschrijven en elke schijn af te wijzen dat de patiënt de aanvallen zelf produceert. Psychotherapie is te overwegen; als men daartoe overgaat, dient men de patiënt eerst te motiveren voor een dergelijk consult.

25 Epilepsie

Dr. C.A. van Donselaar

25.1 Inleiding

De jaarlijkse incidentie van epilepsie wordt geschat op 50 per 100.000 inwoners en is relatief hoger bij kinderen en bij ouderen. De prevalentie is 5 per 1000 inwoners. Ongeveer 2-5% van de bevolking maakt ooit in zijn leven een epileptische aanval door en daarnaast krijgt 4% van de kinderen één of meer koortsstuipen. Ongeveer 60-70% van de patiënten wordt aanvalsvrij met medicatie. Belangrijke gunstige prognostische factoren zijn de afwezigheid van een onderliggende structurele oorzaak en een goede initiële reactie op medicatie. Bij de meeste patiënten is het beloop van de epilepsie vanaf het begin gunstig. Zij zijn direct aanvalsvrij na starten van de medicatie of worden aanvalsvrij tijdens de eerste jaren van de behandeling. Bij een substantieel deel van de patiënten, en zeker bij kinderen, kan de medicatie na verloop van de tijd weer worden gestaakt. Bij een klein deel van de patiënten heeft de ziekte direct vanaf het begin een ernstig beloop. Vaak gaat het daarbij om symptomatische vormen van epilepsie. Een kleine groep patiënten doet het eerst goed op medicatie, maar ontwikkelt in de loop van de jaren een moeilijk te behandelen vorm van epilepsie. Epilepsie kan gepaard gaan met comorbiditeit in de vorm van leer- en gedragsproblemen en kan een uiting zijn van een onderliggende ziekte. Patiënten met epilepsie worden vaak geconfronteerd met bijwerkingen door medicatiegebruik en met psychosociale gevolgen, zoals beperking van de rijgeschiktheid, stigmatisering en vooroordelen.

Tabel 25.1 Epileptische aanvallen.

partiële aanvallen
- eenvoudige partiële aanval
- complexe partiële aanval
- secundair gegeneraliseerde tonische-klonische aanval

gegeneraliseerde aanvallen
- absences
- tonisch-klonische aanval
- myoclonieën
- atone aanvallen

niet-classificeerbare aanvallen

25.2 Symptomen

Epileptische aanvallen worden onderscheiden in partiële en gegeneraliseerde aanvallen.
Bij eenvoudige partiële aanvallen blijft het bewustzijn helder, maar zijn er verschijnselen passend bij focale prikkeling in de hersenen, zoals schokken in een duim of hand, prikkelingen in de tong, een vreemd, vaak onbenoembaar gevoel, een déja-vu gevoel, of een opstijgend gevoel vanuit de maagstreek. Een zogeheten aura is ook een eenvoudig partiële aanval. Het beloop is vaak stereotiep. Ook kan zich een 'march' voordoen, waarbij de verschijnselen zich stapsgewijs uitbreiden.
Bij complexe partiële aanvallen is het bewustzijn verlaagd en verkeert de patiënt in een soort schemertoestand. De patiënt reageert niet of traag, of maakt een afwezige indruk, staart voor zich uit en verricht automatische handelingen zoals smakken, kauwen, over zijn neus wrijven of maakt steeds dezelfde doelloze bewegingen met zijn handen. Sommige patiënten lopen rond zonder dat er echt contact met hen is te krijgen. Een eenvoudige partiële aanval kan overgaan in een complexe partiële aanval of in een secundair gegeneraliseerd tonisch-klonisch insult.
Een tonisch-klonisch insult begint plotseling met een verkramping in armen en benen, gevolgd door een serie heftige, meestal symmetrische spierschokken. Aan het begin van de aanval slaakt de patiënt soms een kreet, kan op zijn tong bijten (zijkant van de tong, wat een epileptische aanval vrijwel zeker maakt) en kan er urine-incontinentie optreden, wat echter ook bij andere oorzaken van bewustzijnsverlies kan voorkomen. De aan-

val zelf duurt meestal maar twee à drie minuten, waarna een uitputtingsfase volgt. Na de aanval volgt geleidelijk herstel van het bewustzijn, een periode met verwardheid en vervreemding. Deze verwardheid zien we niet na een reflex of circulatoire syncope. Gegeneraliseerde tonisch-klonische insulten kunnen primair gegeneraliseerd of secundair gegeneraliseerd zijn.
Ook absences zijn gegeneraliseerde aanvallen. Dit zijn staaraanvallen die seconden duren en vrijwel uitsluitend op de kinderleeftijd voorkomen. De aanvallen beginnen en stoppen abrupt, waarna het kind doorgaat alsof er niets is gebeurd. Onderscheid van complexe partiële aanvallen kan moeilijk zijn.
Myoclonieën zijn kortdurende, meestal symmetrische spierschokken bij helder bewustzijn. De aanvallen kunnen geïsoleerd of in series optreden. Bij atone aanvallen valt de patiënt plotseling, waarbij hij zich kan verwonden. Deze aanvallen komen vrijwel uitsluitend voor bij ernstige vormen van epilepsie op de kinderleeftijd in combinatie met andere aanvalstypen.
De meeste epileptische aanvallen duren slechts enkele minuten. Daarbij is het van groot belang de patiënt en zijn omgeving goed het verschil tussen de ictale fase en de postictale uitputtingsfase uit te leggen. Wanneer de ictale fase van een gegeneraliseerd tonisch-klonisch insult langer duurt dan vijf minuten of wanneer de aanvallen recidiveren zonder dat de patiënt weer helder wordt, is direct ingrijpen noodzakelijk. Men spreekt dan van een dreigende status epilepticus. Voor de andere soorten epileptische aanvallen wordt een status epilepticus gedefinieerd als een aanval die langer duurt dan dertig minuten of meerdere aanvallen zonder dat de patiënt tussendoor weer goed bijkomt.

25.3 Hoe wordt de diagnose gesteld?

Bij de meeste patiënten wordt bij beeldvormend onderzoek geen onderliggende, structurele oorzaak aangetoond. Bij een deel van de patiënten wordt een onderliggende structurele oorzaak aangetoond, zoals een tumor, mesiotemporale sclerose of een eerder doorgemaakt herseninfarct.
De diagnose epilepsie wordt gesteld, wanneer zich ten minste twee niet-geprovoceerde epileptische aanvallen hebben voorgedaan of ten minste één aanval bij een onderliggende structurele afwijking zoals een herseninfarct (laat-symptomatische oorzaak).

Wanneer epileptische aanvallen worden veroorzaakt door hypoglykemie of hyponatriëmie, spreekt men van acuut symptomatische aanvallen en niet van epilepsie in engere zin. Ook koortsconvulsies worden beschouwd als een bijzondere vorm van acuut-symptomatische aanvallen en niet als epilepsie.
Een elektro-encefalogram (eeg) kan bijdragen aan de waarschijnlijkheid van de diagnose epileptische aanval, wanneer er specifieke afwijkingen worden gevonden die overeenkomen met de klinische diagnose. Een eeg kan echter ook vals-negatief zijn, in die zin dat een normaal eeg epilepsie zeker niet uitsluit. Een eeg kan ook vals-positief zijn. Het eeg laat dan epileptiforme afwijkingen zien, terwijl er geen epilepsie is. De kans om uiteindelijk epilepsie te ontwikkelen is dan overigens wel verhoogd. Dat is de reden dat verkeersvliegers worden afgekeurd wanneer dergelijke afwijkingen worden gevonden. De diagnose epilepsie is soms moeilijk te stellen en kan aan fouten onderhevig zijn. In een groot Nederlands cohortonderzoek bij kinderen met nieuw gediagnosticeerde epilepsie bleek achteraf de diagnose epilepsie bij 5% onjuist te zijn geweest. Wanneer patiënten niet aanvalsvrij worden, is het dan ook altijd raadzaam om de diagnose epilepsie te heroverwegen. Wanneer het lukt om een aanval te 'vangen' tijdens eeg-registratie kan meestal met zekerheid worden vastgesteld of het inderdaad om een epileptische aanval gaat. Bij blijvende diagnostische twijfel kunnen patiënten dan ook worden verwezen naar een epilepsiecentrum voor langdurige eeg-videomonitoring. Voorwaarde is wel dat de aanvalsfrequentie vrij hoog is.

25.4 Wat is de differentiaaldiagnose?

Niet iedereen die valt en schokt heeft epilepsie. De eerste stap is dan ook de vraag of de beschrijving van de aanval berust op epilepsie, past bij een bepaald type epileptische aanval en of er aanwijzingen zijn die in de richting van een andere diagnose wijzen. Belangrijke valkuilen bij volwassenen zijn bijvoorbeeld:
- vasovagale syncope;
- hartritmestoornissen;
- psychogene wegrakingen.

Deze ziektebeelden kunnen zich uiten in verschijnselen zoals wegrakingen, trekkingen, incontinentie en wegdraaien van de ogen, die gemakkelijk ten onrechte als epileptische verschijnselen zouden kunnen worden geïnterpreteerd.

Het missen van de diagnose epilepsie is minder schadelijk dan het ten onrechte stellen van de diagnose epilepsie. Patiënten worden dan immers ten onrechte behandeld met anti-epileptica, krijgen specifieke beperkingen opgelegd, zoals een beperking van de rijgeschiktheid, en er kan een vertraging ontstaan in het vaststellen van de juiste diagnose, wat soms levensbedreigend kan zijn, bijvoorbeeld in het geval van hartritmestoornissen.

25.5 Therapie

Wanneer starten met anti-epileptica?

Bij een eerste epileptische aanval zal meestal worden afgewacht, tenzij de kans op een recidief heel hoog is, zoals bij een onderliggende structurele afwijking (MRI of CT) of wanneer het eeg epileptiforme afwijkingen toont.
Ook afwachtend beleid indien: er alleen hele lichte aanvallen zijn, er een goedaardige vorm van kinderepilepsie is (rolandische epilepsie) of de aanvallen sporadisch optreden (interval tussen de aanvallen langer dan een jaar).
Wanneer zich meer dan één aanval heeft voorgedaan en de patiënt ook gemotiveerd is om medicatie te gaan gebruiken, wordt met anti-epileptica gestart.

Monotherapie?

Men start met één anti-epilepticum. Wanneer het effect onvoldoende is, zal de dosering worden verhoogd tot er geen aanvallen meer zijn of bijwerkingen ontstaan. Als eventueel volgende stap kan worden overgegaan op een ander anti-epilepticum. Bij wisselen van medicatie wordt het nieuwe anti-epilepticum eerst aan de oude medicatie toegevoegd. De oude medicatie wordt pas gestopt, wanneer de nieuwe medicatie volledig is ingeslopen. In uitzonderingsgevallen komt men op polytherapie uit. Wanneer een patiënt ondanks drie verschillende soorten anti-epileptica nog steeds niet aanvalsvrij is, is de kans om alsnog met medicatie aanvalsvrij te worden erg klein.

Keuze van anti-epileptica

Bij lokalisatiegebonden vormen van epilepsie zijn carbamazepine, oxcarbazine, lamotrigine en valproaat middelen van eerste keuze.

anti-epilepticum	*totale gebruikelijke dosering in mg*		*dosering interval*	*maximale dosering*
carbamazepine	400-1200	start 1 dd 200	2-3 dd	2400
oxcarbazine	600-2400	start 1 dd 300	2 dd	2400
lamotrigine	200-600	start 1 dd 25	2 dd	500
valproaat	900-2500	start 1 dd 500	2 dd	3000
levetiracetam	1000-3000	start 2 dd 250	2 dd	3000

lamotrigine dosering zeer afhankelijk van comedicatie.

Bij gegeneraliseerde vormen van epilepsie zijn lamotrigine en valproaat middelen van eerste keuze, waarbij valproaat weliswaar over het algemeen effectiever is maar ook meer bijwerkingen geeft. Daarna wordt levetiracetam overwogen.
Patiëntgebonden factoren die een rol spelen bij de keuze van een anti-epilepticum zijn:

- gebruik van orale anticonceptiva: bij gebruik van carbamazepine, oxcarbazine, fenytoïne en hooggedoseerde topiramaat (> 200 mg/dag) is een zwaardere pil met een oestrogeengehalte > 50 microgram/dag noodzakelijk; orale anticonceptiva verlagen de spiegel van lamotrigine en tijdens de stopweek gaat de lamotriginespiegel omhoog;
- overgewicht: liever geen valproaat;
- zwangerschapswens: liever geen valproaat;
- snel optitreren noodzakelijk: liever geen lamotrigine.

Fenytoïne wordt vooral gebruikt voor behandeling van een status epilepticus en is geen middel van eerste keuze, vanwege de lastige farmacokinetiek en de cosmetische bijwerkingen bij langdurig gebruik.

Van de nieuwere anti-epileptica is levetiracetam een middel van de tweede keuze dat ook als eerste middel wordt ingezet, wanneer de oudere anti-epileptica bij een individuele patiënt minder geschikt lijken te zijn.

Clonazepam (0,5-4 mg/dag) of clobazam (10-20 mg/dag) kan worden gebruikt als overbruggingsmedicatie, bijvoorbeeld bij insluipen van een anti-epilepticum.

Bloedspiegels

Van vrijwel alle anti-epileptica kunnen bloedspiegels worden bepaald. Routinegewijze controle van de bloedspiegels is alleen geïndiceerd bij fenytoïne vanwege de moeilijke farmacokinetiek. Bij de andere anti-epileptica is bepalen van de bloedspiegels vooral van belang bij mogelijke intoxicaties en bij twijfel aan de compliance.

Bijwerkingen

Bij het starten van de medicatie treden nogal eens dosisgerelateerde bijwerkingen op, zoals traagheid, die na enkele weken weer overgaan. Een idiosyncratische reactie zoals een 'rash' doet zich meestal binnen acht weken na starten van de medicatie voor. Ernstige hepatoxiciteit, beenmergsuppressie en pancreatitis zijn zeldzaam. Routinegewijze controle van bloed zal dat vrijwel nooit vroeg opsporen en een goede instructie van de patiënt om alarm te slaan bij onverwachte ziekteverschijnselen is dan ook veel belangrijker.
Het grootste probleem zijn subjectieve klachten, zoals concentratiestoornissen, verminderde alertheid of stemmingsveranderingen die met het gebruik van anti-epileptica kunnen samenhangen. Actief navragen is belangrijk. Vooral bij ouderen veroorzaken carbamazepine en oxcarbazine nogal eens een symptomatische hyponatriëmie.
De kans op het ontwikkelen van osteoporose is verhoogd bij gebruik van de zogeheten enzyminducerende anti-epileptica zoals carbamazepine, oxcarbazine of fenytoïne. Het is niet duidelijk of preventieve maatregelen geïndiceerd zijn.
Het komt voor dat niet-aanvalsvrij zijn alleen kan worden bereikt met bijwerkingen. Dan zal moeten worden gekozen tussen bijwerkingen en aanvallen.

Wanneer staken?

Wanneer de patiënt langdurig aanvalsvrij is, dient staken van de medicatie overwogen te worden, zeker bij de niet-symptomatische vormen van epilepsie. Meestal wordt een termijn van twee jaar aanvalsvrij zijn gehanteerd of drie jaar wanneer de patiënt een rijbewijs heeft, omdat hij dan tijdens het uitsluipen van de medicatie toch rijgeschikt blijft. Bij sommige vormen van epilepsie, zoals juveniele myoclonische epilepsie, wordt de medicatie niet gestaakt, omdat de recidiefkans erg hoog is. Gunstig voor de prognose na staken is een initieel goede reactie op anti-epileptica en de afwezigheid van epileptiforme afwijkingen op het eeg.

Wanneer operatie?

Wanneer er ondanks adequate anti-epileptica toch aanvallen zijn, wordt verwijzing voor epilepsiechirurgie overwogen. Voorwaarden zijn dat de aanvallen steeds vanuit dezelfde locatie ontstaan, de bron van de aanvallen precies is te lokaliseren en deze plek geëxcideerd kan worden zonder schade aan te richten. Bij zorgvuldige indicatiestelling is de kans op succes hoog; 60-70% van de patiënten wordt aanvalsvrij, maar tijdens de preoperatieve screeningsprocedure vallen er nogal wat patiënten af.

Wanneer vagusstimulatie?

Tijdens de hiervoor genoemde screeningsprocedure van moeilijk op medicatie in te stellen patiënten kan ook implantatie van een nervus vagus stimulator worden overwogen. Met een soort pacemaker wordt de linker nervus vagus gestimuleerd en dat kan een forse aanvalsreductie opleveren.

Zwangerschap

Gebruik van anti-epileptica door de moeder geeft een verhoogde kans op aangeboren afwijkingen bij het kind en mogelijk ook een grotere kans op leer- en opvoedingsproblemen op langere termijn. Valproaat geeft het hoogste risico; carbamazepine, oxcarbazine en lamotrigine geven een minder hoog risico. Van de nieuwere anti-epileptica is nog onvoldoende bekend. Stoppen van de medicatie is meestal geen optie, omdat vooral het krijgen van een gegeneraliseerd tonisch-klonisch insult mogelijk een negatieve invloed heeft op de foetus. Toch hoeft gebruik van anti-epileptica een zwangerschap niet in de weg te staan. Soms is het mogelijk de medicatie te stoppen, te vereenvoudigen, de dosering te verlagen of van anti-epilepticum te wisselen. Preconceptioneel gebruik van foliumzuur is geïndiceerd. Aan het begin van de zwangerschap zal meestal een uitgebreid echo-onderzoek worden gedaan om eventueel aangeboren afwijkingen op te sporen. Tijdens de zwangerschap zal de dosering van de anti-epileptica worden verhoogd en de bevalling vindt plaats in het ziekenhuis.

Ouderen

Hoewel epilepsie boven de 70 jaar steeds vaker voorkomt is er relatief weinig onderzoek bij deze groep patiënten gedaan. Vaak gaat het om symptomatische vormen van epilepsie op basis van onderliggende vasculaire pathologie of een degeneratieve ziekte. Bij keuze en dosering van anti-epileptica moet rekening worden gehouden met comedicatie.

Rijbewijs

Na een eerste insult zijn patiënten zes maanden rijongeschikt, tenzij bij aanvullend onderzoek geen afwijkingen worden gevonden. De termijn is dan drie maanden. Patiënten met een groot rijbewijs zijn na een eerste insult gedurende ten minste twee jaar rijongeschikt.

Patiënten met epilepsie moeten een jaar aanvalsvrij zijn voor ze weer mogen rijden, tenzij de aanvallen gedurende een jaar uitsluitend 's nachts zijn opgetreden of de rijvaardigheid volstrekt niet beïnvloeden. Dit geldt niet voor beroepschauffeurs, zij blijven rijongeschikt wanneer de diagnose epilepsie is gesteld, ongeacht of ze wel of geen medicatie gebruiken. Bij sporadische aanvallen (interval groter dan een jaar) gelden de regels voor het eerste insult. De patiënt mag doorrijden wanneer de medicatie wordt uitgeslopen na een aanvalsvrije periode van drie jaar of meer.

Bij een recidief insult veroorzaakt door staken of verminderen van de medicatie, mag de patiënt pas weer rijden wanneer hij goed is ingesteld op de oorspronkelijke medicatie. Voor het groot rijbewijs geldt dat de patiënt pas weer mag rijden wanneer vijf jaar na staken van de medicatie geen afwijkingen worden gevonden bij uitgebreid aanvullend onderzoek. Voor beroepsmatig personenvervoer gelden dezelfde regels als voor het groot rijbewijs.

Acute behandeling

Voor de acute behandeling van een gegeneraliseerd tonisch-klonisch insult wordt vaak diazepam rectiole gebruikt. Bij kleine kinderen is dat goed te doen, maar bij adolescenten en volwasse-

nen is het niet echt praktisch en voor de betrokken patiënt achteraf vaak gênant. Acuut ingrijpen heeft alleen zin wanneer de ictale fase van een gegeneraliseerd tonisch-klonisch insult langer duurt dan vijf minuten. In de praktijk wordt diazepam rectaal vaak gegeven in de postictale fase en dat is zinloos. Alternatieven zijn midazolam intramusculair (5-10 mg), buccaal en vooral per neusspray (5 mg per pufje maximaal 10 mg). De midazolam neusspray moet door de apotheek worden bereid en is maar beperkt houdbaar. Ook clonazepam kan buccaal worden gegeven.
Op Spoedeisende Hulp: infuus en lorazepam 2 mg in één minuut, zo nodig herhalen tot 0,3 mg/kg.
Tevens fenytoïne 15-20 mg/kg maximaal 50 mg/minuut, boven 50 jaar 30 mg/minuut.

26 Trauma capitis

Dr. G.W. van Dijk

26.1 Licht schedelhersenletsel (GCS 13-15)

26.1.1 SYMPTOMEN

Na drie maanden heeft bijna de helft van de patiënten met licht schedelhersenletsel nog klachten. Deze klachten zijn divers en weinig specifiek en bestaan uit hoofdpijn, duizeligheid, vermoeibaarheid, geïrriteerdheid, angst, slapeloosheid, overgevoeligheid voor licht en geluid, concentratiestoornissen en geheugenproblemen. In de eerste weken na het trauma kunnen deze klachten een organisch-cerebrale oorsprong hebben. Factoren die een rol spelen in het persisteren van deze klachten zijn: leeftijd, pretraumatische psychosociale problemen en eventuele letselschadeclaims.

26.1.2 HOE WORDT DE DIAGNOSE GESTELD?

De ernst van schedelhersenletsel wordt met de GCS vastgelegd (zie tabel 8.1).

26.1.3 WAT IS DE DIFFERENTIAALDIAGNOSE?

Matig-ernstig schedelhersenletsel.

26.1.4 THERAPIE

Vaste regels voor de duur van bedrust, arbeidsverzuim, staken van sportbeoefening zijn moeilijk te geven, omdat goed onderzoek hieromtrent ontbreekt. Veelal wordt geadviseerd een aantal dagen rust te nemen en daarna op geleide van klachten de dagelijkse bezigheden te hervatten. Met sportbeoefening moet in de regel wat langer worden gewacht dan met werkhervatting, vooral waar dit contactsporten betreft met opnieuw kans op trauma capitis.

Het is van groot belang om kort na het trauma voorlichting te geven over het vóórkomen van deze klachten en het natuurlijke verloop daarvan (voorbijgaand!). Onderzoek wijst uit dat het vroegtijdig geven van informatie en geruststelling hieromtrent een gunstig effect heeft op de ernst, duur en de neiging tot chroniciteit van deze klachten. Bij voorkeur wordt deze informatie schriftelijk in de vorm van een folder meegegeven. Bij geen verbetering van de klachten (4 weken) is poliklinische verwijzing geïndiceerd om patiënt opnieuw te onderzoeken en zo nodig uitleg en geruststelling te geven.

26.2 Matig (GCS 9-12) en ernstig (GCS lager dan 9) schedelhersenletsel

26.2.1 SYMPTOMEN

Zie hoofdstuk 8. Prognostische klinische variabelen voor herstel zijn: leeftijd, GCS bij opname (met name de M-score, d.w.z. de beste motorische reactie van de armen), pupilreacties op licht, aard van de afwijkingen bij beeldvormend onderzoek, aanwezigheid van hypoxie of hypotensie bij opname en stollingsstoornissen. Met behulp van deze variabelen zijn prognostische modellen ontwikkeld die behulpzaam kunnen zijn bij de voorlichting aan familieleden van patiënten tijdens behandeling op de IC en bij het nemen van beslissingen over de behandeling en het aangaan van behandelingsbeperkingen. In verband met de ruime betrouwbaarheidsintervallen van deze uitkomstvoorspellingen moeten deze prognostische modellen met voorzichtigheid worden gebruikt. Een deel van de patiënten met matig-ernstig schedelhersenletsel toont goed herstel en komt weer tot zelfstandig functioneren. Blijvende restverschijnselen betreffen focale neurologische afwijkingen, zoals hersenzenuwuitval (denk aan een n. facialis parese door een schedelbasisfractuur), hemiparese en spraak- of taalstoornissen. Naast deze somatische stoornissen/restverschijnselen kunnen er belangrijke mentale stoornissen bestaan. Dit betreft vooral veranderingen van de persoonlijkheid, geheugenstoornissen, verminderd initiatief en gestoorde emoties. Ook posttraumatische epilepsie kan zich ontwikkelen en tot beperkingen in het dagelijks functioneren leiden.

26.2.2 HOE WORDT DE DIAGNOSE GESTELD?

De ernst van schedelhersenletsel wordt vastgelegd met de GCS.

26.2.3 WAT IS DE DIFFERENTIAALDIAGNOSE?

Licht schedelhersenletsel.

26.2.4 THERAPIE

Door de verbeterde infrastructuur van de traumazorg en daardoor de snelle detectie en behandeling van een neurochirurgisch verwijderbare bloeding is de sterfte door ernstig schedelhersenletsel in de afgelopen decennia afgenomen. Daarnaast is de behandeling van extracraniële complicaties zoals shock, hypoxie en infectie op de IC de laatste jaren verbeterd.

De opvang van traumapatiënten gebeurt sinds de introductie van de zogenoemde advanced trauma life support (ATLS-)regels in 1995 volgens een strikt protocol. Dit omvat een werkwijze volgens een strenge, vaste volgorde van symptoomgericht denken en daaraan gekoppeld handelen met betrekking tot (potentiële) bedreiging van vitale functies. In de aangewezen Nederlandse traumacentra is 24-uurs neurologische en neurochirurgische expertise aanwezig en maken deze disciplines deel uit van het multidisciplinaire traumateam.
Patiënten die vanuit een regionaal ziekenhuis naar een van de traumacentra vervoerd moeten worden, lopen tijdens het transport een groot risico op secundaire achteruitgang. Voorafgaand aan transport moet adequate resuscitatie plaatsvinden. Alle patiënten die comateus zijn, multitraumapatiënten en zeer onrustige patiënten moeten worden gesedeerd en kunstmatig beademd en tijdens transport eventueel begeleid worden door een anesthesioloog of intensivist.

De huidige richtlijnen adviseren het gebruik van ICP-monitoring (ICP = intracranial pressure) en daarvan afgeleide therapie bij patiënten met een GCS < 9 en afwijkingen op de CT-scan. Het doel van ICP-gestuurde therapie is het bewerkstelligen van een adequate cerebrale perfusie door ICP-verlagende of bloeddrukverhogende therapie. Grenswaarden voor ICP zijn ≤ 20-25 mmHg en voor cerebrale perfusiedruk (CPP = MAP – ICP) van ≥ 60 mmHg.

Mannitol is in staat de ICP te verlagen. Doseringen variëren van 0,25-1,0 g/kg lichaamsgewicht. Toediening in bolussen is mogelijk effectiever dan continue infusie. Serumosmolariteit moet

lager dan 320 mosm worden gehouden, in verband met het gevaar van nierfunctiestoornissen. Belangrijk is de toegenomen diurese door mannitol op te vangen met adequate hoeveelheden vochttoediening, om daarmee een goede intravasculaire vullingstoestand te handhaven.
Barbituraten worden aanbevolen voor patiënten met oncontroleerbare hoge ICP als laatste stap in de therapie. Er zijn geen bewijzen uit klinische trials dat barbituraten een gunstig effect hebben op het herstel van de patiënt.

De Europese richtlijn voor ernstig schedelhersenletsel stelt dat operatieve behandeling van grote contusiehaarden (lobectomie) moet worden overwogen bij een grote bloeding in de contusiehaard met massawerking, shift en neurologische achteruitgang. Deze aanbeveling berust louter op expert opinion.
Decompressiecraniëctomie bij refractaire ICP-stijging staat opnieuw in de belangstelling en is op dit moment onderwerp van klinische trials naar de effectiviteit hieromtrent.

Veel auteurs beweren dat er altijd routinematig een follow-up CT-scan van de hersenen moet worden gemaakt na de initiële CT-scan. De reden die hiervoor wordt gegeven is dat bij een significant aantal patiënten, afhankelijk van het tijdtip van de follow-up scan na de eerste scan, een duidelijke verslechtering van het scanbeeld wordt gezien. Risico's voor verslechtering zijn vooral lage bloeddruk, stollingsstoornissen en verhoogde intracraniële druk. In de meeste gevallen heeft de verslechtering van het CT-scanbeeld echter geen directe therapeutische consequenties. Transport levert in die gevallen alleen maar onnodige risico's op voor de patiënt buiten de veilige omgeving van de IC, nog los van de logistieke/personele consequenties die dit transport vaak met zich meebrengen. De noodzaak van een tweede CT-scan moet dus niet routinematig worden uitgevoerd, maar alleen op klinische indicatie en moet worden afgewogen tegen de risico's van transport.

26.3 Epiduraal hematoom

26.3.1 INLEIDING

Een epiduraal hematoom is een traumatische arteriële bloeding tussen de dura en het bot van de schedel. Een epiduraal hema-

toom wordt vooral gezien na een schedelfractuur en is vrijwel altijd het gevolg van een verscheurde tak van de a. meningea media, die in een groeve aan de binnenzijde van het os temporale verloopt.
De grootte van het hematoom hangt af van de mate waarin de dura met het bot is vergroeid en kan in korte of langere tijd een enorm volume bereiken met massawerking op omliggende hersenstructuren en stijging van de intracraniële druk. Door de vergroeiing van de dura met het schedelbot is dit hematoom scherp begrensd en heeft een typisch biconcaaf aspect.

26.3.2 SYMPTOMEN

Patiënten met een schedelfractuur (bijvoorbeeld door een klap op het hoofd met een stomp voorwerp) kunnen aanvankelijk wakker en adequaat zijn, maar in de uren na het trauma geleidelijk verslechteren als gevolg van de ontwikkeling van een epiduraal hematoom. Soms zijn deze patiënten bij opname in een zeer slechte neurologische toestand, maar wanneer deze toestand nog geen uren heeft geduurd, moet met spoed het hematoom worden geëvacueerd, met voor sommige patiënten een goede afloop als gevolg. Het risico op een epiduraal hematoom bij een schedelfractuur maakt ziekenhuisopname daarom altijd noodzakelijk met zeer frequente neurologische controles (bewustzijn, pupillen, symmetrie van motorische reacties).

26.3.3 HOE WORDT DE DIAGNOSE GESTELD?

Op anamnese, klinisch beeld en vervolgens CT hersenen.

26.3.4 WAT IS DE DIFFERENTIAALDIAGNOSE?

- acuut subduraal hematoom;
- intracerebrale bloeding;
- diffuse Axonal Injury.

26.3.5 THERAPIE

Onmiddellijke evacuatie van het hematoom.

26.4 Subduraal hematoom

26.4.1 INLEIDING

Een subduraal hematoom ontstaat door een verscheurde vene of veneuze sinus in de subdurale ruimte (tussen dura en arachnoi-

dea). Deze subdurale ruimte wordt overbrugd door venen en is bij ouderen vergroot ten gevolge van atrofie van de hersenen. Een subduraal hematoom wordt daarom veelal bij ouderen gezien.
Er moet onderscheid worden gemaakt tussen een acuut en een chronisch subduraal hematoom. Bij een acuut subduraal hematoom is er vrijwel altijd sprake van een ernstig trauma capitis, met een gelacereerd-gecontusioneerd brein baso-frontaal of bij de punt van de temporaalkwab.
Bij een chronisch subduraal hematoom is er in 50% van de gevallen geen duidelijk trauma aanwijsbaar. Een belangrijk deel van de patiënten heeft stollingsstoornissen, veelal op basis van gebruik van orale anticoagulantia.

26.4.2 SYMPTOMEN

Neurologische verschijnselen zijn algemeen van aard (verwardheid, desoriëntatie, licht gedaald bewustzijn), maar soms ook duidelijk focaal (afasie, parese) en ontwikkelen zich bij een chronisch subduraal hematoom geleidelijk in de loop van dagen tot weken.

26.4.3 HOE WORDT DE DIAGNOSE GESTELD?

Wanneer een chronisch subduraal hematoom relatief snel wordt gediagnosticeerd is dit op de CT-scan van de hersenen duidelijk zichtbaar en hyperintens. Een langduriger bestaand chronisch subduraal hematoom wordt eerst isodens ten opzichte van hersenweefsel (en kan dan worden gemist) en later hypodens.

26.4.4 WAT IS DE DIFFERENTIAALDIAGNOSE?

- epiduraal hematoom;
- intracerebrale bloeding;
- diffuse Axonal Injury.

26.4.5 THERAPIE

Chirurgische behandeling van een subduraal hematoom is geïndiceerd bij patiënten met manifeste neurologische verschijnselen die worden verklaard door een voldoende groot subduraal hematoom met massawerking en verplaatsing van hersenstructuren.
In geval van een acuut subduraal hematoom is altijd trepanatie noodzakelijk. Wanneer er tevens een ernstig hersenletsel is, is de prognose ten aanzien van overleving en herstel slecht. Bij een chronisch hypo-intens subduraal hematoom kan met een een-

voudige ingreep door middel van enkele boorgaten en drainage worden volstaan. De prognose van een behandeld chronisch subduraal hematoom is veelal gunstig, hoewel recidieven frequent voorkomen.

26.5 'Diffuse Axonal Injury'

26.5.1 INLEIDING

Bij acceleratie/deceleratieletsels treedt in de hersenen diffuus verscheuring op van neuronen, witte stof en kleinere bloedvaten. Door rotatiekrachten ontstaat vooral schade van neuronen die de formatio reticularis in de hersenstam verbinden met de cortex, met coma als gevolg.

26.5.2 SYMPTOMEN

Kenmerkend voor deze patiënten is het ernstig gedaalde bewustzijn direct vanaf het trauma dat lange tijd aanhoudt.

26.5.3 HOE WORDT DE DIAGNOSE GESTELD?

Ernstig gedaald bewustzijn bij relatief geringe afwijkingen op de CT-scan van de hersenen, met lichte diffuse zwelling en verspreid puntbloedingen in de witte stof.

26.5.4 WAT IS DE DIFFERENTIAALDIAGNOSE?

- intracerebrale bloeding;
- epiduraal hematoom;
- acuut subduraal hematoom.

26.5.5 THERAPIE

Geen. Tijdens behandeling op de IC treedt meestal geen stijging van de intracraniële druk op. Wanneer patiënten overleven blijven zij vaak comateus en is er uiteindelijk een persisterende vegetatieve toestand. Bij sommige patiënten herstelt het bewustzijn ten dele, maar is er afhankelijkheid van zorg door de omgeving.

Neuro-infecties 27

Dr. D. van de Beek

27.1 Bacteriële meningitis bij volwassenen

27.1.1 INLEIDING

Bij bacteriële meningitis zijn de hersenvliezen (meningen) en de subarachnoïdale ruimte ontstoken. Door de nauwe anatomische relatie zijn ook vaak de hersenen ontstoken (encefalitis). Bacteriële meningitis is een neurologisch spoedgeval. De incidentie van bacteriële meningitis in Nederland is ongeveer 5 : 100.000 per jaar. De meest voorkomende verwekkers zijn *Streptococcus pneumoniae* (pneumokok) en *Neisseria meningitidis* (meningokok). De pneumokok komt vaak voor bij patiënten met een oor-, sinus- of longontsteking; groepen met een verhoogd risico zijn ouderen, mensen met een verlaagde afweer, rokers en personen met een liquor cerebrospinalis lek naar de neus-keelholte. De meningokok veroorzaakt vaak ziekte bij kinderen en jonge volwassenen. De derde verwekker is *Listeria monocytogenes*, vooral voorkomend bij mensen met verlaagde cellulaire immuniteit.

27.1.2 SYMPTOMEN

Patiënten met bacteriële meningitis klagen vaak over hoofdpijn, misselijkheid, braken en fotofobie. In een landelijke studie had 87% van de patiënten met bacteriële meningitis hoofdpijn, 77% koorts, 83% nekstijfheid en 69% een gedaald bewustzijn. De klassieke trias van koorts, nekstijfheid en een verlaagd bewustzijn was echter bij maar 44% aanwezig; 95% had minstens twee van de vier symptomen en kenmerken (hoofdpijn, koorts, nekstijfheid, verlaagd bewustzijn).

Deze patiënten kunnen zich ook presenteren met epileptische aanvallen of focale neurologische uitval, zoals een spraakstoor-

Tabel 27.1 Klassiek beschreven afwijkingen van liquor cerebrospinalis bij bacteriële en virale meningitis.

	bacteriële meningitis	*virale meningitis*
leukocyten (cellen per μL)	1000-10.000 spreiding < 1000 tot > 10000	< 1000
segmentkernigen	> 80%	< 20%
eiwit	verhoogd	normaal
glucose	verlaagd	normaal

nis, verlamming of hersenzenuwuitval. Meningeale prikkeling is een belangrijk teken van meningitis. De tekens van Kernig en Brudzinksi hebben een lage sensitiviteit (5%) maar hoge specificiteit (95%) voor detectie van meningitis; voor nekstijfheid een sensitiviteit en specificiteit van 30% en 68%. Vaak hebben patiënten met bacteriële meningitis ook symptomen van een systemische infectie, zoals lage bloeddruk en snelle hartslag. Als er petechiën zijn, moet een meningokokkeninfectie worden overwogen; petechiën komen echter ook voor bij andere infectieziekten.

27.1.3 HOE WORDT DE DIAGNOSE GESTELD?

Indien verdenking op bacteriële meningitis blijft bestaan na anamnese en lichamelijk onderzoek moet een diagnostische lumbaalpunctie worden verricht en soms (bij gedaald bewustzijn en/of neurologische uitval) beeldvormend onderzoek van de hersenen. Bij de verdenking bacteriële meningitis wordt bij instabiele of ernstig zieke patiënten eerst therapie gestart en daarna de diagnostiek verricht
Laboratoriumonderzoek van liquor cerebrospinalis geeft bijna altijd duidelijkheid of er een meningitis is, en vaak ook of deze veroorzaakt wordt door een bacterie of virus (tabel 27.1). Er bestaat echter overlap tussen de waarden bij bacteriële en virale meningitis. Een grampreparaat toont in veel gevallen de verwekker bij bacteriële meningitis. Een bloedkweek levert bij 70% van deze patiënten een verwekker op.

27.1.4 WAT IS DE DIFFERENTIAALDIAGNOSE?

- delier bij koortsende ziekte;
- septische encefalopathie;

Tabel 27.2 Empirische antimicrobiële therapie bij volwassenen met 'community-acquired' bacteriële meningitis.

	meest voorkomende verwekkers	*antibiotica**
geen risicofactor		
16-60 jaar	*N. meningitidis, S. pneumoniae*	penicilline, 6 dd 2 ME
> 60 jaar	*S. pneumoniae, N. meningitidis,* *L. monocytogenes*, gramnegatieve bacteriën	derdegeneratie cefalosporine** + amoxicilline, 6 dd 2 g
patiënt met risicofactor***	*S. pneumonia, L. monocytogenes, H. influenzae*	derdegeneratie cefalosporine + amoxicilline, 6 dd 2 g

* Bij recent (< 7 dagen) bezoek aan buitenland combinatietherapie geven (vancomycine + derdegeneratie cefalosporine), tenzij penicillineresistentie daar ook < 1% is.
** ceftriaxon, 2dd 2 g of cefotaxim, 6dd 2 g.
*** Diabetes mellitus, alcoholisme, immuundeficiëntie, liquorlek, recent schedeltrauma.

- virale meningitis;
- herpessimplexencefalitis;
- tuberculeuze meningitis;
- subarachnoïdale bloeding.

27.1.5 THERAPIE

De behandeling van patiënten met bacteriële meningitis bestaat uit *antibiotica en een ontstekingsremmer*. Vaak is de verwekker niet bekend als er gestart wordt met antibiotica. De antimicrobiële therapie is gericht tegen de meest voorkomende bacteriën die meningitis veroorzaken in bepaalde leeftijdsgroepen en risicofactoren zoals diabetes mellitus, alcoholisme, immuundeficiëntie, liquorlek, recent schedeltrauma, en de antibiotische gevoeligheidspatronen van de verwekkers (tabel 27.2).
Na resultaten van grampreparaat, kweken en testen van antibiotische gevoeligheidspatronen kan de antimicrobiële therapie worden aangepast.

Tabel 27.3	Chemoprofylaxe.
ciprofloxacine	volwassenen: eenmalig 500 mg per os (niet geven aan kinderen, bij zwangerschap of tijdens lactatie)
rifampicine	volwassen: tweemaal daags 600 mg per os gedurende twee dagen (niet geven aan zwangeren); kinderen van 3 mnd tot 12 jaar: tweemaal daags 10 mg/kg per os (max. 600 mg) gedurende twee dagen; pasgeborenen tot 3 mnd: tweemaal daags 5 mg/kg per os gedurende twee dagen
ceftriaxon	volwassenen, zwangeren, kinderen > 15 jaar: eenmalig 250 mg i.m. kinderen tot 16 jaar: eenmalig 125 mg i.m.

Uit gerandomiseerd onderzoek is gebleken dat de mortaliteit en morbiditeit lager zijn als naast antibiotica de ontstekingsremmer dexamethason wordt toegediend.

Dexamethason: 4 dd 10 mg i.v. gedurende 4 dagen.

Een patiënt met (verdenking op) een meningokokkenmeningitis moet 24 uur geïsoleerd worden verpleegd. Voor chemoprofylaxe komen in aanmerking de in tabel 27.3 genoemde middelen voor:
- huisgenoten ofwel knuffelcontacten in de zeven dagen voor het ziek worden van de index;
- patiënt, tenzij deze behandeld wordt met een antibioticum dat ook dragerschap bestrijdt, zoals ceftriaxon of ciprofloxacine;
- werkers in de gezondheidszorg na mond-op-mondbeademing of daarmee vergelijkbare contacten bij een patiënt met bewezen bacteriële meningitis.

27.2 Virale meningitis

27.2.1 INLEIDING

De meeste gevallen van meningitis worden veroorzaakt door een virus. De meest voorkomende zijn entero-, arbo-, en herpesvirussen. Soms is er bij een griep ook een virale hersenvliesontsteking. Een ernstig gedaald bewustzijn, focale neurologische uitval of epileptische insulten passen niet bij een virale meningitis, wel bij een bacteriële.

27.2.2 SYMPTOMEN

Een patiënt met virale meningitis heeft acuut ontstane klachten van koorts, hoofdpijn, nekstijfheid en fotofobie bij normaal bewustzijn. Bij gedaald bewustzijn gaat het om encefalitis. Soms zijn er begeleidende verschijnselen in vorm van huiduitslag, spierpijn, keelpijn of diarree. De totale ziekteduur is meestal minder dan één week.

27.2.3 HOE WORDT DE DIAGNOSE GESTELD?

De diagnose wordt na verwijzing naar de neuroloog gesteld met behulp van een lumbaalpunctie. Laboratoriumonderzoek van liquor cerebrospinalis geeft bijna altijd duidelijkheid of er een meningitis is, en vaak ook of deze veroorzaakt wordt door een bacterie of virus (tabel 27.1). De liquor is helder en toont een lymfocytaire pleiocytose (< 1000 cellen per mm^3). Het eiwitgehalte is licht verhoogd en het glucosegehalte is normaal. Met PCR-onderzoek kan viraal DNA worden aangetoond. Ook kan de virale verwekker worden aangetoond door een titerstijging van virusspecifieke antilichamen in het bloed.

27.2.4 WAT IS DE DIFFERENTIAALDIAGNOSE?

- delier bij koortsende ziekte;
- herpessimplexencefalitis;
- bacteriële meningitis;
- tuberculeuze meningitis;
- subarachnoïdale bloeding.

27.2.5 THERAPIE

De behandeling van virale meningitis is symptomatisch. (paracetamol).

27.3 Herpessimplexencefalitis

27.3.1 INLEIDING

Encefalitis veroorzaakt door herpessimplexvirus is een zeldzame ziekte met een incidentie van twee per miljoen per jaar. Het is een ernstige ziekte: meer dan 50% van de mortaliteit van alle virale encefalitiden komt voor rekening van de herpessimplexencefalitis (HSE). Bij de verdenking van herpessimplexencefalitis moet met spoed worden verwezen voor diagnostiek en behandeling.

27.3.2 SYMPTOMEN

Patiënten presenteren zich met enkele dagen koorts, hoofdpijn en algemene malaise. Hierbij komen vaak gedragsveranderingen voor met progressie in uren tot dagen: agitatie, hallucinaties, verwardheid. Hierna ontstaat verdere bewustzijnsdaling en/of haardverschijnselen: afasie, hemiparese, hemisensibiliteitsstoornissen, focale insulten.

27.3.3 HOE WORDT DE DIAGNOSE GESTELD?

- Beeldvorming van hersenen is vaak normaal of toont een hypodense temporaalkwab, soms met massawerking. MRI is sensitiever voor deze afwijkingen dan CT.
- Bij lumbaalpunctie is er soms verhoogde openingsdruk, meestal een pleiocytose (spreiding: 20/3-1500/3 per mm^3), soms erytrocyten, vaak verhoogd eiwit, en normale glucose. In 3-5% is het eerste liquoronderzoek echter normaal. De PCR voor herpessimplexvirus DNA heeft een hoge sensitiviteit en specificiteit (> 90%).
- Een elektro-encefalogram laat een overmaat aan trage activiteit zien en soms epileptiforme activiteit temporaal; de afwijkingen zijn niet erg specifiek voor HSE.

De diagnose wordt meestal gesteld na MRI en lumbaalpunctie.

27.3.4 WAT IS DE DIFFERENTIAALDIAGNOSE?

- virale meningitis;
- bacteriële meningitis;
- delier bij koortsende ziekte;
- postinfectieuze encefalomyelitis;
- epileptische aanval;
- tuberculeuze meningitis.

27.3.5 THERAPIE

Aciclovir 3 dd 10 mg/kg i.v. gedurende 10 dagen.

27.4 Hersenabces

27.4.1 INLEIDING

Het hersenabces is een zeldzame maar levensbedreigende aandoening. Een hersenabces ontstaat vaak uit een parameningeale infectiehaard, zoals een oorontsteking, sinusitis, of kaakabces. Een hersenabces wordt bijna nooit gezien als complicatie van bacteriële meningitis.

27.4.2 SYMPTOMEN

De klinische presentatie van patiënten is afhankelijk van de grootte en plaats van het hersenabces. Veelvoorkomende klachten zijn koorts, hoofdpijn en focale neurologische uitval. De klassieke trias van koorts, hoofdpijn en focale neurologische uitval is aanwezig bij slechts een minderheid van patiënten. Een gedaald bewustzijn is beschreven bij 40-60%, nekstijfheid bij 30-40% en koorts bij 40-60%.

27.4.3 HOE WORDT DE DIAGNOSE GESTELD?

Beeldvormend onderzoek van de hersenen staat centraal en moet met spoed worden uitgevoerd. De CT of MRI van de hersenen wordt zonder en met contrast gemaakt; na het geven van contrast zal het abces ringvormig aankleuren. De scan geeft informatie over de plaats, hoeveelheid omringend oedeem, eventuele hersenverplaatsing en infectiehaarden in sinussen en middenoor.

27.4.4 WAT IS DE DIFFERENTIAALDIAGNOSE?

- primaire hersentumor;
- hersenmetastase.

27.4.5 THERAPIE

Het is mogelijk om kleine abcessen te behandelen met antibiotica zonder neurochirurgische operatie. De keuze van de empirische antibiotische behandeling is afhankelijk van de onderliggende oorzaak. Bij een 'community-acquired' abcespatiënt bestaat de behandeling uit een derdegeneratie cefalosporine (ceftriaxon 4 gr/d) plus metronidazol (1500 mg/d). Bij verdenking op stafylokokkeninfectie moet hieraan vancomycine worden toegevoegd (60/mg/kg/d). Bij patiënten na neurochirurgische operatie of schedeltrauma bestaat de behandeling uit een vierdegeneratie cefalosporine (bijvoorbeeld meropenem 6 gr/d). Neurochirurgisch ingrijpen is vaak noodzakelijk. Vaak kan dit met een stereotactische ingreep, soms is craniotomie noodzakelijk. Stereotactische aspiratie van het abces helpt de diagnose te bevestigen en zorgt voor gerichte antibiotische therapie.

28 Neurophthalmologie

Drs. L. de Vries

28.1 Neuritis optica

28.1.1 INLEIDING

Neuritis optica komt vooral voor bij jonge mensen (< 40-50 jaar), meer bij vrouwen (75%). Ruim de helft van de patiënten heeft of krijgt later MS, bij de andere helft komt de aandoening geïsoleerd voor. Meestal treedt na weken tot maanden spontaan een aanzienlijke verbetering op. De visus kan, gemeten met de letterkaart, weer vrijwel normaal worden, maar veel patiënten houden toch moeite met het onderscheiden van kleuren en grijstinten en problemen met het zien in het donker.

28.1.2 SYMPTOMEN

De patiënten presenteren zich met eenzijdige subacute visusdaling in de loop van dagen tot weken. Vrijwel altijd is er pijn in en rond het oog, vooral bij oogbewegingen. Bij het onderzoek normale papil (retrobulbaire neuritis) of, minder vaak, papiloedeem (papillitis). Altijd is er een verminderde pupilreflex op licht vergeleken met het gezonde oog, tenzij het andere oog in gelijke mate is aangedaan.

28.1.3 HOE WORDT DE DIAGNOSE GESTELD?

Allereerst oogarts vragen een oogheelkundige oorzaak uit te sluiten. Of MRI-onderzoek van de hersenen moet worden verricht om een eventuele MS al dan niet waarschijnlijk te maken, is onderwerp van discussie. De MRI-scan heeft mogelijk therapeutische consequenties (zie verderop). De patiënt moet hierover goed geïnformeerd worden.

28.1.4 WAT IS DE DIFFERENTIAALDIAGNOSE?

- oogheelkundige oorzaak;
- compressie door tumor;
- ischemische opticusneuropathie;
- opticusneuropathie bij sarcoïdose;
- opticusneuropathie bij herpes zoster ophthalmicus.

28.1.5 THERAPIE

Prednison kan het herstel van de visus met enige weken bespoedigen. Dat is vooral aangewezen wanneer de visus van het andere, niet-aangedane, oog slecht is. Meestal wordt het middel intraveneus gegeven in de vorm van methylprednisolon 1000 mg/dag/3 dagen. Prednison verbetert het uiteindelijke herstel niet. Er zijn aanwijzingen dat i.v. prednison het ontstaan van MS-schubs uitstelt bij patiënten die meerdere haarden op de MRI-scan van de hersenen hebben. Het is zeer discutabel of dan ook een andere immunomodulerende therapie gegeven moet worden.

28.2 Ischemische opticus neuropathie (ION)

28.2.1 INLEIDING

Ischemische opticus neuropathie (ION) komt vooral voor bij oudere mensen (> 50-60 jaar), dus een oudere groep dan neuritis optica, met een vaatlijden of een reuscelarteriitis. De aandoening wordt veroorzaakt door afsluiting van de kleine vaten die de n. opticus van bloed voorzien. Hierdoor ontstaat een infarct dat vooral voorkomt in het voorste deel van de oogzenuw vlak achter de papil. Dit gaat vrijwel altijd gepaard met een kenmerkend bleek papiloedeem (anterieure ION, AION). Embolieën vanuit de carotis of het hart spelen hierbij waarschijnlijk geen rol. Posterieure ION door een infarct verderop in de n. opticus, waarbij de papil normaal blijft, is komt zelden voor. Vooral bij reuscelarteriitis kan op korte termijn ook het andere oog aangedaan worden. In tegenstelling tot neuritis optica is er geen of weinig spontaan herstel van de visus.

28.2.2 SYMPTOMEN

Er is een acute visusdaling die, wanneer er geen arteriitis is, niet pijnlijk is en vaak bemerkt wordt vlak na het ontwaken. Bij een partieel letsel is er dikwijls een gezichtsvelduitval alleen van de boven- of onderzijde, conform de vertakkingen van de ciliaire vaten. Bleek papiloedeem bij AION. Er is altijd verminderde pupilreflex op licht vergeleken met het gezonde oog.

28.2.3 HOE WORDT DE DIAGNOSE GESTELD?

De diagnostiek moet gericht zijn op het snel aantonen of uitsluiten van een reuscelarteriitis (hoge BSE, hoofdpijn, spierpijn, algehele malaise, kaakclaudicatie, en eventueel: biopt uit de a. temporalis, dat soms aan de andere kant nog eens herhaald moet worden).
Bij verdenking op een reuscelarteriitis onmiddellijk, nog voor het a. temporalis biopt, beginnen met prednisolon in hoge dosering (zie verder).

28.2.4 WAT IS DE DIFFERENTIAALDIAGNOSE?

- compressie door tumor, vooral overwegen bij posterieure ION;
- neuritis optica.

28.2.5 THERAPIE

Indien arteriitis:
- prednisolon 1 mg/kg lichaamsgewicht tot max. 60 mg/dag. Na een maand geleidelijk verminderen tot 5 mg/dag na achttien maanden. Daarna in een jaar proberen te stoppen.

Geen arteriitis:
- profylactische behandeling als na TIA of herseninfarct.

28.3 Idiopathische intracraniële hypertensie (IIH)

28.3.1 INLEIDING

Bij idiopathische intracraniële hypertensie (IIH) bestaat er een verhoogde liquordruk door een niet goed begrepen resorptiestoornis van liquor in de sinus sagittalis superior. Een soortgelijke resorptiestoornis ontstaat bij een sinustrombose of bij zeer taai liquorvocht als gevolg van een ontsteking of een maligniteit. De IIH komt vooral voor bij adipeuze jonge vrouwen. Deze aandoening kan spontaan genezen.

28.3.2 SYMPTOMEN

De verhoogde liquordruk veroorzaakt hoofdpijn, papiloedeem en soms een abducensparese, maar geen andere uitvalsverschijnselen. Bij chronisch papiloedeem blijft het zien lange tijd goed, maar uiteindelijk kan progressief gezichtsveldverlies ontstaan, meestal eerst perifeer, die tot blindheid leidt. Zogenaamde obscuraties (korte aanvallen van zwart zien voor een of beide ogen bij overeind komen) zijn hiervan een voorbode.

28.3.3 HOE WORDT DE DIAGNOSE GESTELD?

Voor de diagnose zijn een geheel normale MRI-scan van de hersenen, open veneuze sinus (het beste aantoonbaar met MRA), een aangetoonde liquordrukverhoging bij lumbaalpunctie en een normale liquorsamenstelling noodzakelijk. IIH is geassocieerd met allerlei aandoeningen, vooral met adipositas, daarnaast met anemie, hypertensie, hypothyreoïdie, hypo- en hyperadrenalisme, overdosering van vitamine A, en met het gebruik van verschillende medicijnen.

28.3.4 WAT IS DE DIFFERENTIAALDIAGNOSE?

- intracraniële drukverhoging door ruimte-innemende processen in de hersenen;
- sinustrombose;
- ontstekingen en metastasen in de liquorruimten.

28.3.5 THERAPIE

Bij adipeuze patiënten: vermagering. Wanneer er weinig klachten zijn, kan men verder afwachten, waarbij men wel zeer nauwgezet visus en vooral ook gezichtsvelden moet controleren.
Bij hevige hoofdpijn: ontlastende lumbaalpuncties.
Men kan ook proberen de liquordruk te verlagen met acetazolamide 250 mg 4 dd 1 tot 4 eventueel furosemide toevoegen beginnen met 40 mg.
Wanneer deze medicamenteuze therapie onvoldoende is en zeker bij dreigend visusverlies of gezichtsveldbeperking: aanleggen van liquorshunt (lumboperitoneaal) of klieving van opticusschede. Deze laatste ingreep veroorzaakt een liquorlek in de orbita.

28.4 Syndroom van Horner

Het syndroom van Horner berust op een letsel van de oogsympathicus die een lang verloop heeft met drie neuronen:
- eerste neuron: ipsilateraal van hypothalamus, via hersenstam naar overgang cervicale en thoracale ruggenmerg;

- tweede neuron: via wortels C8-Th2 naar ganglion cervicale superius;
- derde neuron: van ganglion cervicale sup. langs carotis interna naar de pupildilatator en naar kleine spiertjes in de oogleden.

Veroorzaakt:

- miosis, de pupil kan zich niet verwijden in het donker;
- lidspleetvernauwing door een geringe ptosis en een elevatie van het onderooglid;
- zweetsecretiestoornis, van de gehele ipsilaterale lichaamshelft bij laesie eerste neuron; alleen van ipsilaterale gelaatshelft bij laesie tweede neuron; niet of alleen van een klein stukje van het voorhoofd bij laesie derde neuron;
- lichtere kleur van de iris bij congenitale oorzaak.

Veel oorzaken op veel plaatsen: laesies in de hersenstam, bijvoorbeeld bij wallenberg-syndroom, en in het cervicale merg (eerste neuron), letsel plexus brachialis en longtopprocessen (tweede neuron), bij carotisdissectie en horton-neuralgie (derde neuron).

28.5 Pupillotonie (Adie)

Pupillotonie is een aanvankelijk eenzijdige, maar later vaak dubbelzijdige stoornis waarbij pupil meestal verwijd is, niet of slecht reageert op licht en goed maar zeer traag reageert op convergentie. Ook de verwijding na convergentie gaat traag. Gaat vaak gepaard met areflexie van de ledematen (syndroom van Adie). Wordt soms opgemerkt door problemen met het accommoderen, maar verloopt ook zonder klachten en wordt dan bij toeval gevonden. Vooral bij vrouwen. Oorzaak onduidelijk. Onschuldig. Gericht naar zoeken bij toevallig gevonden areflexie.

28.6 Stoornissen oogbolmotoriek

Oogspierparesen berusten vooral op uitval van de Nn III, IV en VI. Hiervoor bestaan zeer veel oorzaken.
Een geïsoleerde parese van de N III, IV of VI is bij oudere patiënten meestal het gevolg van een micro-infarct in de zenuw bij een gegeneraliseerd vaatlijden en diabetes. Deze paresen gaan vaak gepaard met pijn. De prognose is uitstekend. Binnen enkele maanden treedt een volledig herstel op. Een voorbeeld van een zo'n verlamming door een micro-infarct is de pupilsparende N III-parese. Bij een dergelijke parese moet men het vaatlijden en

de diabetes behandelen en kan men zonder verder onderzoek het herstel afwachten. Een andere oorzaak voor een N III-parese is een aneurysma van de a. comm. posterior, dat vrijwel altijd ook op de pupilvezels in de zenuw drukt die juist bij infarceringen gespaard blijven. Bij een N III-parese waaraan de pupil meedoet moet altijd een aneurysma worden uitgesloten met MRA-onderzoek. Andere min of meer frequente oorzaken van oogspierparesen zijn een trauma, allerlei tumoren en leptomeningeale metastasen. Veel zeldzamere oorzaken zijn ontstekingen, vasculitis en migraine.

Een N IV-parese berust meestal op een decompensatie van een congenitale verlamming (torticollis op vroegere foto's). Een dubbelzijdige N IV-parese, die moeilijk te herkennen is (geen torticollis, wel diplopie bij kijken naar beneden), komt voor na een trauma door een contusiehaardje dorsaal in de hersenstam waar de N IV kruist.

Een N VI-parese komt voor bij zowel liquorhypertensie (IIH) als liquorhypotensie (na LP).

Het onschuldige aangeboren syndroom van Duane veroorzaakt meestal een abductieverlamming zonder dubbelzien in combinatie met een retractie van de oogbol bij adductie door een verkeerde zenuwverbinding (de m. rectus ext. wordt niet door de N VI maar samen met de m. rectus int. door de N III geïnnerveerd).

De internucleaire oftalmoplegie (INO) wordt veroorzaakt door een laesie in de verbinding tussen de N III- en N VI-kernen in de hersenstam, meestal door een MS-haard of door een klein infarct; hierdoor ontstaat een adductieverlamming van een of beide ogen (soms alleen een adductievertraging), terwijl convergeren mogelijk blijft. Vaak is er ook een horizontale nystagmus van het andere oog. Bij het 1½ syndroom is er een INO in combinatie met een eenzijdige pontiene blikverlamming, waardoor alleen nog een abductiebeweging naar de andere kant mogelijk is.

Eenzijdige combinaties van oogspierparesen komen voor bij processen in de orbita en in de sinus cavernosus, die achter de orbita naast de sella is gelegen.
Het syndroom van Tolosa Hunt berust op een pijnlijke steriele

ontsteking in de sinus cavernosus die goed reageert op prednison; het is een gevaarlijke diagnose, vaak wordt later toch een tumor gevonden!
De carotico-caverneuse fistel ontstaat na een trauma. Deze fistel veroorzaakt naast oogspierparesen ook een hoorbaar geruis en een typisch rood oog met uitgezette gekronkelde vaatjes in de conjunctiva.

Dubbelzijdige combinaties van oogspierparesen komen voor bij de ziekte van Graves, myasthenie (zeer wisselend beeld, er kan ook langere tijd slechts één spier verlamd lijken!), spieraandoeningen zoals dystrophia myotonica, (para)sellaire processen, leptomeningeale metastasen, het syndroom van Miller Fisher en de ziekte van Wernicke.

Neuro-oncologie

Dr. J.C. Reijneveld

Tumoren van het zenuwstelsel zijn in te delen in tumoren van het centrale zenuwstelsel (hersentumoren, ruggenmergtumoren) en perifere zenuwstelsel (perifere zenuwtumoren).

Tumoren van het centrale zenuwstelsel

29.1 Hersentumor

29.1.1 INLEIDING

Hersentumoren zijn in te delen in primaire en secundaire hersentumoren.

- Primaire hersentumoren:
  - meningeoom: tumor van de hersenvliezen;
  - glioom: tumor van het steunweefsel;
  - hypofyseadenoom;
  - primair cerebraal lymfoom;
  - kiemceltumor.
- Secundaire hersentumoren:
  - metastasen in het hersenweefsel;
  - leptomeningeale metastasen;
  - epidurale metastasen.

De meeste metastasen in het hersenweefsel zijn afkomstig van een bronchuscarcinoom, mammacarcinoom of melanoom. Leptomeningeale metastasen worden daarnaast ook vaak gezien bij hematologische maligniteiten, vooral acute lymfatische leukemie (ALL) en bepaalde vormen van non-hodgkinlymfoom (NHL).

29.1.2 SYMPTOMEN

De symptomen van hersentumoren zijn deels afhankelijk van de aard en deels van de lokalisatie van de tumor. Patiënten hebben

- symptomen van intracraniële drukverhoging (o.a. verminderd bewustzijn, misselijkheid, hoofdpijn);
- epileptische aanvallen;
- focale neurologische uitval (o.a. hemiparese, hemianopsie); of
- cognitieve stoornissen en gedragsveranderingen.

Als regel geldt dat snel groeiende tumoren (hooggradige gliomen) vaker focale uitval veroorzaken, en langzaam groeiende tumoren (laaggradige gliomen, meningeomen) vaker epileptische insulten geven.

29.1.3 HOE WORDT DE DIAGNOSE GESTELD?

Het klinisch beeld is in de regel een eerste aanwijzing voor de verdenking op een hersentumor. Een anamnese van in enkele weken tot maanden progressieve neurologische uitval of gedragsveranderingen, of van een eerste epileptische aanval op de volwassen leeftijd is verdacht. Een MRI is het aanvullend onderzoek van eerste keuze. De gouden standaard blijft de histologische diagnose die van belang is voor de keuze van behandeling. Verder aanvullend onderzoek vindt op indicatie plaats; voor hypofyseadenomen is endocrinologisch onderzoek alsmede gezichtsveldonderzoek geïndiceerd en voor een hersenmetastase van een onbekende primaire tumor bijvoorbeeld een CT-scan van de thorax.

29.1.4 WAT IS DE DIFFERENTIAALDIAGNOSE?

De differentiaaldiagnose is zeer breed en varieert van een gelegenheidsinsult ten gevolge van slaapgebrek tot een abces bij een zich vrij snel ontwikkelende hemiparese met een ringvormig aankleurende laesie op de MRI. Indien eenmaal een ruimte-innemende laesie in de hersenen is vastgesteld bij beeldvormend onderzoek wordt de differentiaaldiagnose meer beperkt, maar zijn er nog steeds mogelijkheden als een abces, een atypische MS-plaque en een (recent) herseninfarct.

29.1.5 THERAPIE

De therapie hangt af van de histologische diagnose.

Primaire hersentumor

Glioom

laaggradig glioom (graad I en II)	
geen neurologische uitval, alleen insult gehad	Afwachtend beleid.
wel neurologische uitval	Overweeg tumorresectie, zeker als er een grote tumor en/of midline shift is.
tumorprogressie	Resectie tumor, uitgebreidheid weinig invloed op beloop. Terughoudend met radiotherapie, zeker op jonge leeftijd. Chemotherapie niet beter dan radiotherapie.
curatie is niet mogelijk	Bij het bespreken van de prognose niet de mediaan noemen, maar de variatie benadrukken: 2-20 jaar. Indien het histologische type een oligodendroglioom is, is de prognose beter dan bij een astrocytoom. Uiteindelijk gaat een laaggradige tumor over in een hooggradige.
hooggradig glioom(graad III en IV)	
onder 70 jaar	Zo ruim mogelijke tumorresectie, gevolgd door bestraling (graad III) of bestraling in combinatie met temozolomide (graad IV; glioblastoma multiforme) (75 mg/m^2/dag elke dag tijdens bestraling (6 weken)) en daarna 6 kuren temozolomide (150 mg-200 mg/m^2/dag 5 dagen per maand)
boven 70 jaar	Afhankelijk van conditie patiënt.

curatie is niet mogelijk	Ook hier niet de mediaan maar de spreiding benadrukken (graad III: 3-7 jaar, graad IV: ½-5 jaar). Overleving is langer bij oligodendroglioom. In bijna alle gevallen recidiveert de tumor uiteindelijk, meestal op de oorspronkelijke locatie. In geval van recidief is er geen bewezen effectieve therapie. Bij patiënten in goede algemene toestand wordt wel gekozen voor re-resectie gevolgd door tweedelijns chemotherapie, maar weinig kan gezegd worden over de dan te verwachten overleving.

Meningeoom

Evenals bij gliomen is ook de behandeling van meningeomen afhankelijk van de maligniteitsgraad. De meerderheid van de meningeomen (> 90%) is benigne (graad I).

graad I	complete resectie, indien niet mogelijk: radiotherapie
graad II en III	resectie en radiotherapie

Hypofyseadenomen

secernerende adenomen

secernerende adenomen produceren in afnemende frequentie:	
– prolactine	dopamineagonist, indien geen effect: transsfenoïdale resectie
– groeihormoon (GH)	tumorresectie
– adrenocorticotroop hormoon (ACTH)	tumorresectie

– thyreoïd stimulerend hormoon (TSH)	tumorresectie
non-secernerende microadenomen	afwachtend beleid en controleren op groei (MRI en gezichtsveldonderzoek)
macroadenomen	tumorresectie

Secundaire hersentumor

parenchymateuze metastasen

1 metastase < 3,5 cm en biopt niet nodig	radiochirurgie
overige enkele metastase	resectie
2-4 metastasen en goede algemene conditie	radiochirurgie
overige patiënten of indien slechte algemene toestand	totale schedelbestraling of palliatieve therapie
indien goede reactie primaire tumor op chemotherapie	chemotherapie

De overleving van patiënten met hersenmetastasen varieert van een paar maanden tot enkele jaren.

leptomeningeale metastasen

leptomeningeale metastasen van solide tumoren	optimale systemische behandeling van de primaire tumor
hematologische maligniteiten	intrathecale profylaxe
bedreiging liquorcirculatie	radiotherapie

De overleving varieert van een maand tot enkele jaren.

29.2 Ruggenmergstumoren

29.2.1 INLEIDING

Ruggenmergstumoren kunnen als volgt worden ingedeeld:
- extradurale (epidurale) tumoren: overweeg metastase carcinoom, lymfoom, plasmacelmaligniteit. Meest voorkomende oorzaken zijn metastase van mamma-, long-, prostaatcarcinoom. Vervolgens lymfoom, sarcoom, niertumor;
- intraduraal/extramedullair: meningeoom, neurofibroom;
- intramedullair: glioom, metastase.

29.2.2 SYMPTOMEN

Vaak pijn in rug of nek, met daarbij loopstoornissen en gevoelsstoornissen in benen en op de romp. Vaak ook blaasstoornissen. Bij lokalisatie lumbaal ook uitstralende pijn in de benen, in de nek dan uitstraling in de arm.

29.2.3 HOE WORDT DE DIAGNOSE GESTELD?

Bij verdenking ruggenmergssyndroom, zo snel mogelijk MRI-onderzoek wervelkolom. De compressie is vaak een aantal niveaus hoger dan verwacht. De vraag moet vervolgens beantwoord worden of het gaat om een extradurale, een intradurale/extramedullaire of een intramedullaire tumor (bepaling van therapie).

29.2.4 WAT IS DE DIFFERENTIAALDIAGNOSE?

Indien compressie door een tumor is uitgesloten, bij jonge mensen MS overwegen, bij ouderen osteochondrotische cervicale myelopathie. Bij puur motorische verschijnselen zonder pijn: amyotrofische lateraalsclerose. Vitamine B12-deficiëntie niet vergeten.

29.2.5 THERAPIE EXTRADURALE TUMOREN

primaire tumor niet duidelijk	chirurgie
één laesie met compressie op ruggenmerg en goede conditie	chirurgie
instabiliteit wervelkolom	chirurgie

meer dan één laesie met compressie op ruggenmerg	radiotherapie

Bij meningeomen en neurofibromen operatie overwegen, eveneens bij intramedullaire gliomen.

radiotherapie faalt	chirurgie
slechte algemene toestand	radiotherapie

als er weinig uitval is, alleen pijn	hormoon of chemotherapie bij daarvoor gevoelige tumoren (mamma- en prostaatcarcinoom)

29.3 Tumoren van de perifere zenuw

29.3.1 INLEIDING

Primaire zenuwtumoren gaan uit van het weefsel om de uitlopers van de neuronen (schwannoom en neurofibroom) of van de neuronen (het benigne ganglioneuroom of het maligne ganglioneuroblastoom). Daarnaast kunnen allerlei andere tumoren de perifere zenuw infiltreren, zoals lymfomen en metastasen van carcinomen.

29.3.2 SYMPTOMEN

Langzaam progressieve uitval in het beloop van een perifere zenuw (gevoelsstoornissen en of motorische uitval). Bij maligne transformatie (schwannoom wordt maligne schwannoom en neurofibroom wordt neurofibrosarcoom) ontstaat hevige pijn. Bij druk op de tumor kan verergering van de pijn ontstaan, zoals zitten bij tumoren van de n. ischiadicus. Bij maligne perifere zenuwtumoren kunnen ook algemene verschijnselen ontstaan, zoals anemie en gewichtsverlies.

29.3.3 HOE WORDT DE DIAGNOSE GESTELD?

Bij progressieve uitval van een perifere zenuw die niet toegeschreven kan worden aan een drukneuropathie wordt aan de mogelijkheid van een zenuwtumor gedacht. Een voorbeeld is een progressieve uitval van de n. ulnaris, waarbij de laesie niet ter hoogte van de elleboog te lokaliseren is (bekende drukplaats). Perifere zenuwtumoren kunnen met MRI- of met echografisch onderzoek worden aangetoond

29.3.4 WAT IS DE DIFFERENTIAALDIAGNOSE?

Bij progressieve uitval van een perifere zenuw wordt allereerst gedacht aan een drukneuropathie (druk op elleboog en n. ulnaris, druk ter hoogte van pols en n. medianus). Daarna wordt overwogen of het om een variant van een chronische inflammatoire demyeliniserende polyneuropathie gaat (CIDP).

29.3.5 THERAPIE

Bij de benigne tumoren wordt zelden tot operatie overgegaan. Bij maligne tumoren zijn de operatieve resultaten gering. Bestraling en chemotherapie hebben geen effect.

Bewegingsstoornissen

30

Dr. R.M.A. de Bie

30.1 Ziekte van Parkinson

30.1.1 INLEIDING

De ziekte van Parkinson is na de ziekte van Alzheimer de meest voorkomende neurodegeneratieve ziekte. De gemiddelde beginleeftijd is rond het zestigste levensjaar en de incidentie neemt toe met de leeftijd. Bij 4% van de patiënten beginnen de klachten voor het veertigste levensjaar. De motorische symptomen worden veroorzaakt door een tekort aan dopamine als gevolg van degeneratie van de substantia nigra. Naast symptomen van de motoriek kunnen patiënten last krijgen van speekselvloed, obstipatie, orthostatische hypotensie, slaapstoornissen, cognitieve stoornissen en psychiatrische symptomen. De combinatie van symptomen en de progressie van de ziekte is heterogeen; zo kunnen patiënten in enkele jaren rolstoelgebonden zijn, maar ook na meer dan 25 jaar nauwelijks symptomen hebben.

30.1.2 SYMPTOMEN

De symptomen van de ziekte van Parkinson ontstaan geleidelijk in een van de ledematen en de verschijnselen breiden zich langzaam uit naar de andere. De motorische symptomen beginnen vaak, maar niet altijd, met rusttremor in één ledemaat. De tremor wordt gevoeld door de onderzoeker. Als de arm van de patiënt wordt bewogen, wordt het tandradfenomeen gevoeld. Het tandradfenomeen wijst op een tremor en wordt dus ook gevoeld bij een patiënt met een essentiële tremor. Daarbij krijgen patiënten hypokinesie (bijv. weinig bewegen van de arm bij het lopen) en rigiditeit (is verhoogde tonus gedurende de gehele beweging bij het bewegen van de arm van de patiënt door de onderzoeker;

rigiditeit is dus niet hetzelfde als het tandradfenomeen). De ziekte blijft vaak asymmetrisch. De klachten uiten zich onder andere in algemene traagheid, een kleiner handschrift, moeite met repeterende bewegingen, zoals tandenpoetsen, om uit een lage stoel overeind te komen, met omdraaien in bed en moeite met fijne motorische vaardigheden als knoopjes dichtmaken.
Voorafgaand aan de motorische symptomen kunnen anosmie en REM-slaap gerelateerde gedragsstoornissen optreden. Dit laatste bestaat uit het tijdens de REM-slaap spreken en bewegen, soms zelfs vechten, lopen en schreeuwen. Ook kan bij de ziekte pijn voorkomen (bijv. pijn in de schouder). Pijn kan het eerste symptoom zijn. De oorzaken zijn divers. Zo kunnen patiënten pijn hebben als gevolg van de motorische stoornissen, zoals een capsulitis adhaesiva bij hypokinesie, of spierpijnen als gevolg van medicijngeïnduceerde overtollige bewegingen. Pijn kan ook een primair symptoom van de ziekte zijn. Deze pijn verbetert in principe niet met de gebruikelijke pijnstillers, maar reageert goed op dopaminerge medicijnen. Bij de ziekte van Parkinson kan pijn ook voorkomen bij dystonie.
In eerste instantie hebben patiënten de ziekte vaak unilateraal. In een volgende fase zijn de klachten dan dubbelzijdig, gevolgd door geringe balansproblemen. De symptomen geven in die fase meestal ook duidelijke beperkingen in het zelfstandig kunnen uitvoeren van activiteiten in het dagelijks leven. Ook beginnen dan vaak de andere symptomen, zoals speekselvloed, obstipatie, orthostatische hypotensie, cognitieve stoornissen en psychiatrische verschijnselen. Deze symptomen zijn meestal meer invaliderend. Vervolgens nemen de balansproblemen toe en zijn de patiënten bed- en stoelgebonden.
Na enige jaren gebruik van levodopa kunnen onwillekeurige bewegingen optreden (dyskinesie). Piekdosis dyskinesie treedt op bij maximale levodopaserumconcentraties. Bifasische dyskinesie treedt op bij oplopende en dalende levodopaserumconcentraties. Andere bijwerkingen van de dopaminerge medicatie zijn misselijkheid, obstipatie, slaperigheid overdag, hallucinaties, slaapaanvallen en impulscontrole stoornissen (onder andere hyperseksualiteit, gokken, agressiviteit, koopneiging).

30.1.3 HOE WORDT DE DIAGNOSE GESTELD?

De combinatie van tremor, hypokinesie en rigiditeit wordt parkinsonisme genoemd. De meeste patiënten met parkinsonisme op latere leeftijd hebben de ziekte van Parkinson.

30.1.4 WAT IS DE DIFFERENTIAALDIAGNOSE?

- multipele systeematrofie;
- lewylichaampjesdementie;
- supranucleaire paralyse;
- corticobasaal syndroom;
- infarcten en vasculaire witte-stofafwijkingen;
- essentiële tremor;
- ziekte van Wilson.

Ongeveer 10% van de patiënten met parkinsonisme op latere leeftijd heeft multipele systeematrofie (MSA). Deze ziekte kan beginnen met ataxie, autonome functiestoornissen of parkinsonisme. In de loop van de ziekte ontstaan dan geleidelijk de andere symptomen. Aanwijzingen voor MSA zijn het al vroeg hebben van erectiestoornissen, mictiestoornissen, orthostatische hypotensie en ataxie. In het begin van de ziekte kan levodopa enige verbetering van symptomen geven.

Bij lewylichaampjesdementie kan ook parkinsonisme voorkomen. De cognitieve stoornissen worden gedomineerd door wisselingen gedurende de dag, een korte aandachtsspanne en hallucinaties. Deze patiënten zijn erg gevoelig voor de bijwerkingen van neuroleptica en dopaminerge medicatie.

Een heel kleine groep patiënten met parkinsonisme (ongeveer 1%) heeft progressieve supranucleaire paralyse (PSP). De patiënt heeft dan vooral axiale symptomen, vroeg in de ziekte veel vallen, pseudobulbaire reflexen en (later) verticale blikparesen.

Ook zeldzaam is het corticobasaal syndroom. Patiënten hebben dan asymmetrisch klachten van parkinsonisme met daarbij corticale functiestoornissen als apraxie en visuospatiële stoornissen.

Patiënten met parkinsonisme als gevolg van diffuse subcorticale witte-stofafwijkingen op grond van vasculaire schade hebben vooral klachten van de benen en bij lopen (zie hoofdstuk 13 Loopstoornissen). Bijkomende verschijnselen zijn cognitieve stoornissen en incontinentie voor urine. Bij een infarct kan een sterke asymmetrie aanwezig zijn. De klachten nemen stapsgewijs toe. De vasculaire laesies kunnen met een CT-scan of MRI-scan van de hersenen bevestigd worden.

Bij essentiële of familiaire tremor is er een houdings- en intentietremor van beide handen en hoofd en geen (andere) verschijnselen van parkinsonisme (wel tandrad, geen rigiditeit). Het beven verbetert bij 50% van de patiënten na alcoholinname en vaak is er een positieve familieanamnese.

Als het parkinsonisme begint voor het vijftigste levensjaar dient eenmalig plasmakoper en ceruloplasmine bepaald te worden (ter uitsluiting van de ziekte van Wilson).

30.1.5 THERAPIE

De behandeling is symptomatisch en bestaat vooral uit het aanvullen van het dopaminetekort met de precursor levodopa en/of een dopamineagonist. Het niet-verbeteren met dopaminerge medicatie (in een voldoende hoge dosering) pleit tegen de diagnose ziekte van Parkinson. In de loop van de tijd wordt de duur van het effect van levodopa korter. Patiënten merken dat de medicatie uitwerkt voor de volgende dosering, omdat symptomen van de ziekte terugkomen en weer verbeteren na het innemen van de volgende dosis. Dit kan opgevangen worden door de dosis en het aantal momenten van medicatie-inname te vergroten. Tevens kan de duur van het effect worden verlengd met middelen die enzymen betrokken bij de afbraak van dopamine remmen.

therapie motorische symptomen	*dosering*
levodopa/carbidopa of levodopa/benserazide	starten met 2 dd 50/12,5 mg en voeg iedere week 2 dd 50/12,5 mg toe tot voldoende effect is bereikt of tot 4 dd 200/50 mg

pramipexol	beginnen met 3 dd 0,125 mg, in de tweede week verhogen naar 3 dd 0,25 mg en in de derde week tot 3 dd 0,5 mg, indien nodig vervolgens wekelijks in stappen van 0,75 mg verhogen tot maximaal 3 dd 1,5 mg. Bij nierinsufficiëntie dosis aanpassen
ropinorol	beginnen met 3 dd 0,25 mg, in de tweede week verhogen tot 3 dd 0,5 mg, in de derde week tot 3 dd 0,75 mg en in de vierde week tot 3 dd 1,0 mg, indien nodig vervolgens wekelijks in stappen van 0,5-1,0 mg verhogen tot maximaal 3 dd 8 mg

verlengen van levodopa-effect

entacapone	200 mg tegelijk met elke levodopadosis, maximaal 2000 mg per dag, de levodopadosis verlagen met 10-30% (in verband met toename dyskinesie)
rasagiline	1 mg per dag als toevoeging naast levodopatherapie

therapie voor levodopa geïnduceerde dyskinesie

amantadine	1 dd 100 mg, afhankelijk van het effect 3 weken later tot 2 dd 100 mg en 3 weken later tot 3 dd 100 mg. De laatste dosering niet na 17.00 uur in verband met slapeloosheid

therapie bij psychose
Het beleid is eerst de uitlokkende factoren te elimineren. In ernstige gevallen kan de psychose direct medicamenteus worden behandeld.
Stappenplan:
1 algemeen lichamelijk onderzoek, sluit onderliggende andere oorzaak uit, bijvoorbeeld infectie;
2 staak niet-dopaminerge antiparkinsonmedicatie;
3 staak of verlaag dopamineagonisten;
4 staak of verlaag levodopa;
5 voeg atypsich antipsychoticum toe; eerste keuze clozapine en tweede keuze quetapine.

clozapine	beginnen met 12,5 mg en eventueel verhogen tot 25 mg. Bij psychose beginnen met 3 dd 25 mg en zo nodig verhogen. Pas op voor agranulocytose. Daarom gedurende de eerste 3 maanden wekelijks leukocytengetal bepalen, daarna elke 6 weken
quetapine	langzaam opbouwen in stappen van 25 mg per dag totdat een effectieve dosis is bereikt, maximum 150 mg per dag

REM-*slaap gerelateerde gedragsstoornissen*

clonazepam	beginnen met 0,25 mg ante noctem, zo nodig verhogen tot 0,5 mg

30.2 Essentiële tremor

30.2.1 INLEIDING

Essentiële tremor is in principe een monosymptomatische ziekte. De klachten beginnen meestal rond jongvolwassen leeftijd en nemen geleidelijk toe. De ziekte is vaak familiair.

30.2.2 SYMPTOMEN

Voor de tremorkenmerken zie paragraaf 'Karakteristieken van tremor' in hoofdstuk 14. Bij 50% van de patiënten vermindert het beven na alcoholinname. Patiënten met essentiële tremor kunnen tevens een cervicale dystonie hebben. Over dit laatste bestaat enige controverse in de literatuur. Sommige auteurs menen dat het beeld van essentiële tremor met cervicale dystonie een ander ziektebeeld is dan 'pure essentiële tremor'. De ziekte kan later gepaard gaan met geringe cerebellaire verschijnselen. Dit laatste uit zich bijvoorbeeld in een gestoorde koorddansergang.

30.2.3 HOE WORDT DE DIAGNOSE GESTELD?

Anders dan bij de ziekte van Parkinson treedt de tremor vooral op bij bewegen, intentie en houding. De tremor neemt toe bij activiteiten zoals drinken, gebruik van een lepel en schrijven. Het handschrift is gelijk of groter, terwijl bij de ziekte van Parkinson het handschrift kleiner is. Beoordeel of de patiënt geen medicijnen gebruikt die tremor geven (zie hoofdstuk 14, paragraaf 'Toxine en medicijngeïnduceerde tremor'). Behalve cervicale dystonie en geringe cerebellaire stoornissen zijn er geen afwijkingen bij neurologisch onderzoek.

30.2.4 WAT IS DE DIFFERENTIAALDIAGNOSE?

- ziekte van Parkinson: bij essentiële tremor geen loopstoornissen en geen rigiditeit, maar wel tandradfenomeen. Nee-schud- en ja-knik-tremor wel bij essentiële tremor, niet bij Parkinson. Tremor van de kaak past meer bij Parkinson;
- hyperthyreoïdie;
- medicijngeïnduceerde tremor.

30.2.5 THERAPIE

propranolol	beginnen met 1 dd retardcapsule 80 mg, bij onvoldoende effect telkens na één week verhogen met 80 mg tot maximaal 320 mg per dag

primidon	capsules van 15 mg, eerste 3 dagen 1 dd 15 mg, daarna 3 dagen 2 dd 15 mg, gevolgd door elke derde dag verhogen met 30 mg tot voldoende effect, bijwerkingen of tot 2 dd 500 mg
combinatie van propranolol en primidon	

30.3 Dystonie

30.3.1 INLEIDING

Dystonie is een symptoom van onwillekeurige, langdurige of intermitterende spiercontracties, frequent leidend tot verdraaiing en herhalende bewegingen van één of meerdere lichaamsdelen en/of abnormale houding. Dystonie kan primair zijn, dat wil zeggen zonder bekende oorzaak, of een gevolg van bijvoorbeeld, infectie, herseninfarct, neurodegeneratieve ziekte of medicatie. Omdat bij veel syndromen dystonie het belangrijkste kenmerk is, bestaat het concept dystonie syndromen.

30.3.2 SYMPTOMEN

Dystonie kan in alle lichaamsdelen voorkomen. In het begin vooral als het aangedane lichaamsdeel een actie uitvoert, vervolgens ook als het lichaamsdeel in rust is, maar een ander lichaamsdeel actief is (overflow), en later ook in gehele rust. Als één lichaamsdeel is aangedaan, is er een *focale dystonie*. Bij twee aangrenzende lichaamsdelen spreken we van een *segmentale dystonie*. Als één of beide benen en de romp zijn aangedaan gaat het om *gegeneraliseerde dystonie* en bij dystonie van één lichaamshelft *hemidystonie*. Een bijzonder fenomeen bij dystonie, maar niet altijd aanwezig, is de 'sensory trick' (geste antagonistique). Bij de sensory trick neemt de dystonie af als het betrokken lichaamsdeel aangeraakt of passief bewogen wordt. Twee belangrijke vormen van primair focale dystonie zijn blefarospasme en cervicale dystonie. Bij dystonie kunnen schokken (myoclonus) en tremor voorkomen.

Blefarospasme begint met vaak knipperen en later intermitterend onwillekeurig dichtknijpen van de oogleden. Uiteindelijk ontstaan perioden van langdurige contracties van de oogleden, waarbij de patiënt functioneel blind kan zijn. De klachten ontstaan meestal tussen het vijftigste en zeventigste levensjaar. Blefarospasme komt drie keer vaker voor bij vrouwen dan bij mannen. Vóór het ontstaan van de dystonie hebben patiënten soms last van droge, branderige ogen of een zandgevoel in de ogen. De klachten kunnen verergerd worden door wind, stress en fel licht. Cervicale dystonie, ook wel genaamd torticollis, ontstaat meestal tussen het veertigste en vijftigste levensjaar. Patiënten hebben een verdraaiing van de nek, waarbij de kin naar links of rechts gericht is, met daarbij (in wisselende combinaties) neigen van het hoofd, naar voren of achter staan van het hoofd, een dystone tremor en hoogstand van een schouder. De cervicale dystonie kan onderdeel zijn van een segmentale dystonie, waarbij dan ook het gelaat of een arm betrokken zijn. Ongeveer 75% van de patiënten heeft ook pijn. Lichamelijke activiteit en stress doen de klachten toenemen.

30.3.3 HOE WORDT DE DIAGNOSE GESTELD?

Als vastgesteld is dat het een dystonie betreft, moet eerst beoordeeld worden of het om een door medicijnen geïnduceerde dystonie gaat (zie volgende paragraaf). Focale dystonie die op latere leeftijd ontstaat zijn blefarospasme, cervicale dystonie en taakspecifieke dystonie. Afhankelijk van de symptomatologie worden vervolgens zeldzame syndromen overwogen, zoals paroxismale dyskinesie, myoclonus dystonie of levodopa responsieve dystonie.
Bij een acuut begin of de aanwezigheid van andere symptomen dient eerst het volgende laboratoriumonderzoek plaats te vinden: BSE, natrium, kalium, creatinine, alkalische fosfatase, ASAT, TSH, albumine, calcium, TPHA, ANF.

30.3.4 WAT IS DE DIFFERENTIAALDIAGNOSE?

- structurele afwijking in de hersenen;
- voor het vijftigste jaar: ziekte van Wilson;
- hypocalciëmie door welke oorzaak dan ook;
- schildklierziekten;
- syfilis.

Hemidystonie is meestal een gevolg van een laesie in de hersenen, waarvoor zo nodig een CT-scan of MRI-scan van de hersenen gemaakt moet worden.

Als de klachten zijn begonnen voor het vijftigste levensjaar worden eerst koper en ceruloplasmine bepaald (ter uitsluiting ziekte van Wilson).
Als er alleen dystonie is, kan volstaan worden met het bepalen van albumine en calcium (ter uitsluiting van hypocalciëmie).
TSH bij verdenking op hyper- dan wel hypothyreoïdie.
TPHA bepalen, ook als er geen verdenking op syfilis is.

30.3.5 THERAPIE

Zie de volgende paragraaf voor door medicijnen geïnduceerde dystonie.

therapie van eerste keuze

injecties met botulinetoxine in de meest aangedane spieren

op geleide van het effect, dit wordt in principe iedere 3 maanden herhaald

therapie van tweede keuze

trihexyfenidyl	begindosering 1 mg per dag, indien nodig iedere vierde dag met 2 mg verhogen, onderhoudsdosering 6-12 mg per dag in 3 doses, maximaal 15 mg per dag

30.4 Medicijngeïnduceerde dystonie

30.4.1 INLEIDING

Denk bij medicijnen die dystonie kunnen veroorzaken in eerste instantie aan neuroleptica, levodopa, dopamineagonisten, lithium, metoclopramide, domperidon, carbamazepine, cimetidine en calcium-re-entryblokkers.

30.4.2 SYMPTOMEN

Een door geneesmiddelen geïnduceerde dystonie kan op twee verschillende manieren optreden. Ten eerste als acute dystonie, beginnend binnen enkele uren tot dagen na starten of verhogen van het desbetreffende geneesmiddel. Ten tweede als tardieve dystonie, meestal beginnend na een therapieduur van drie maanden. Een tardieve dystonie kan in eerste instantie toenemen bij afbouwen of staken van het geneesmiddel, om enkele weken later af te nemen of te verdwijnen. Verhoging van de dosering van het neurolepticum kan tijdelijk de tardieve dystonie doen afnemen.

30.4.3 HOE WORDT DE DIAGNOSE GESTELD

Het kan lastig zijn om een bewegingsstoornis toe te schrijven aan een geneesmiddel of eventueel aan een combinatie van geneesmiddelen. De relatie is het duidelijkst als de bijwerking begint kort na het starten van de therapie of kort na verhoging van de dosering en als de bijwerking verdwijnt na stoppen van het middel.

30.4.4 WAT IS DE DIFFERENTIAALDIAGNOSE?

De differentiaaldiagnose van dystonie: zie hiervoor.

30.4.5 THERAPIE

Bij voorkeur dient het middel dat verantwoordelijk is voor de bijwerking gestaakt te worden. Als dat niet mogelijk is, dient in ieder geval de laagst mogelijke effectieve dosering gebruikt te worden.

acute dystonie

biperideen	oraal 1(-4) mg 1 à 4 maal per dag, kinderen 1-2 mg 1 à 3 maal per dag of parentaal 2,5-5 mg i.m. of langzaam i.v., indien nodig na 30 min. herhalen

30.5 Hemiballisme

30.5.1 INLEIDING

Hemiballisme is een bewegingsstoornis gekenmerkt door abrupte, zeer snelle, wijd uithalende, slingerachtige of werpachtige bewegingen van de ledematen, vooral proximaal gelokaliseerd (meer uitgesproken aan armen dan benen) en meestal een gevolg van een lacunair herseninfarct of bloeding.

30.5.2 SYMPTOMEN

Hemiballisme begint vaak acuut, maar kan ook progressief zijn in weken. De bewegingen nemen toe bij activiteit en af in rust. De prognose is afhankelijk van de onderliggende etiologie, plaats en omvang van het hersenletsel.

30.5.3 HOE WORDT DE DIAGNOSE GESTELD?

Hemiballisme is meestal een gevolg van een dieper gelegen letsel in de hersenen, bijvoorbeeld in de nucleus subthalamicus, het putamen of de globus pallidus. De letsels zijn meestal een lacunair infarct of bloeding, maar hemiballisme kan ook veroorzaakt worden door toxoplasmose (bij aids), multipele sclerose of non-ketotische hyperglykemie. Het aanvullend onderzoek bestaat derhalve uit CT of MRI en glucosebepaling.

30.5.4 WAT IS DE DIFFERENTIAALDIAGNOSE?

Dystonie.

30.5.5 THERAPIE

Bij veel patiënten treedt spontane remissie op. Als de bewegingen zeer ernstig zijn, kan een neurolepticum geprobeerd worden, bijvoorbeeld haloperidol 0,5-2 mg 2 à 3 maal per dag, maximaal 12 mg/dag. Bij ouderen maximaal 2 mg per dag. Bij non-ketotische hyperglykemie verdwijnt het hemiballisme meestal snel na correctie van het plasmaglucose, alhoewel de klachten nog maanden in geringe mate kunnen aanhouden.

Ataxieën

31

Dr. B.P.C. van de Warrenburg

De ataxieën kunnen worden ingedeeld in (zie tabel 31.1a en b):

- *genetische ataxieën*
  - recessief erfelijke ataxie. Begint meestal voor het twintigste jaar. In familie is vader of moeder niet aangedaan, wel een enkele broer of zus. Ouders zijn mogelijk consanguïn. De ziekte van Friedreich behoort tot deze groep.
  - dominant erfelijke ataxie. Begint meestal na het twintigste jaar. Aangedane familieleden in eerdere of latere generaties. De autosomaal dominante cerebellaire ataxieën (ADCA) behoren tot deze groep.
  - andere overervingsvormen zijn zeldzaam.
- *niet-genetische, degeneratieve ataxieën*
  - begint meestal op middelbare leeftijd of daarna. Geen andere aangedane familieleden (niet erfelijk). Tot deze groep behoort onder andere de multipele systeematrofie (MSA).
- *niet-genetische, verworven ataxieën*
  - beginleeftijd, verschijnselen en beloop zijn afhankelijk van de oorzaak (zie tabel 31.1a en b). Chronisch alcoholmisbruik is een relatief veelvoorkomende oorzaak.

31.1 Ziekte van Friedreich

31.1.1 INLEIDING

Deze recessief erfelijke aandoening heeft een prevalentie van ongeveer 2 per 100.000. De symptomen beginnen meestal voor het twintigste jaar. De ziekte heeft als belangrijkste kenmerken een polyneuropathie, cerebellaire stoornissen en piramidale verschijnselen.

31.1.2 SYMPTOMEN

Deze patiënten hebben een atactische gang (wijdbeens lopen), gevoelsstoornissen aan de benen met vaak lage tot afwezige peesreflexen aan de benen, en voetzoolreflexen volgens Babinski. Dysartrie ontstaat wat later in het beloop van de ziekte. Er zijn vaak oogmotoriekstoornissen. Scoliose en holvoeten worden bij de meerderheid gezien. Een belangrijk deel van de patiënten krijgt cardiomyopathie en/of diabetes mellitus.

31.1.3 HOE WORDT DE DIAGNOSE GESTELD?

De diagnose kan bevestigd worden met DNA-onderzoek (frataxine-gen).

31.1.4 WAT IS DE DIFFERENTIAALDIAGNOSE?

Zie tabel 31.1a en b.

31.1.5 THERAPIE

Causale therapie is niet mogelijk, alleen symptomatische ondersteuning en voorkomen van complicaties. Cardioloog moet geconsulteerd worden in verband met cardiomyopathie en de orthopeed voor de scoliose. Het glucose moet regelmatig gecontroleerd worden (diabetes) en de revalidatiearts wordt ingeschakeld voor aanpassingen en inzetten paramedici.
De prognose is zeer variabel, maar meestal is de levensverwachting verkort.

31.2 Autosomaal dominante cerebellaire ataxieën (ADCA)

31.2.1 INLEIDING

Autosomaal dominante cerebellaire ataxie (ADCA) geeft meestal na het twintigste jaar verschijnselen van allereerst vooral loopstoornissen. Naast de cerebellaire gangataxie (wijdbeens lopen) zijn er allerlei andere neurologische verschijnselen mogelijk. Het gaat om een groep ataxieën met verschillende mutaties in allerlei genen op verschillende chromosomen. Het eerste locus dat op chromosoom 6 gevonden werd, werd SCA (spinocerebellaire ataxie) 1 genoemd. Alle daarna gevonden SCA's, inmiddels meer dan 30, hebben een ander nummer gekregen. De prevalentie is ongeveer 3 per 100.000.

Tabel 31.1a Genetische ataxieën.

oorzaak	*suggesties aanvullend onderzoek*
dominant	
autosomaal-dominant cerebellaire ataxie (ADCA)	mutatieanalyse SCA genen (SCA1, 2, 3, 6, 7, 12, 13, 14 en 17)
dentato-rubro-pallido-luysian atrophy (DRPLA)	mutatieanalyse *Atrophin-1* gen
gerstmann-sträussler-scheinker syndroom	mutatieanalyse PRPN gen
ziekte van Alexander	mutatieanalyse GFAP gen
recessief	
autosomaal-recessieve cerebellaire ataxie (o.a. ziekte van Friedreich, ataxie met vitamine E-deficiëntie)	mutatieanalyse FXN of APTX genen albumine, cholesterol, alfa-foetoproteïne, vitamine E
ataxie in het kader van recessieve ziekten (bijv. neuro-acanthocytose, ziekte van Sandhoff etc.)	metabool onderzoek bloed en urine acanthocyten, lysosomale enzymen, e.a.
overig	
fragile X-associated tremor/ataxia syndroom (FXTAS)	mutatie-analyse FMR1 gen hyperintens signaal middelste cerebellaire pedunkel op T2-MRI
ataxie in het kader van mitochondriële ziekten	complexe diagnostiek, o.a. lactaat, spierbiopt mtDNA mutaties, POLG1 mutaties

Tabel 31.1b Niet-genetische ataxieën.

oorzaak	*suggesties aanvullend onderzoek*
degeneratief	
multiple systeem atrofie (MSA)	IBZM SPECT, DaT SPECT testen autonome functies (orthostase, blaasresidu) EMG m. sphincter ani hyperintens randje lateraal van hypointens putamen op T2-MRI
'idiopathic late-onset cerebellar ataxia' (ILOCA)	diagnose per exclusionem
ziekte van Creutzfeldt-Jakob	eeg, 14-3-3 en tau in liquor
inflammatoir	
paraneoplastische cerebellaire degeneratie	antineuronale antibodies, oligoclonale bandjes in liquor CT thorax/abdomen, PET
hashimoto-encefalopathie	oligoklonale bandjes in liquor, anti-TPO antilichamen
para-infectieuze cerebellopathie (Miller-Fisher, legionella)	inflammatoire liquorafwijkingen, anti-GQ1b antilichamen serologie op relevante verwekker
ataxie bij coeliakie	anti-gluten en -transglutaminase antilichamen, vitamine E biopt dunne darm
structurele laesies	
CVA, tumor, MS laesies, etc.	beeldvorming hersenen, verder afhankelijk van bevindingen
toxisch / metabool	
chronisch alcoholmisbruik	leverfuncties (ondersteunend)
medicatie (bijv. lithium, fenytoine)	bloedspiegel betreffende medicament, eeg
vitaminedeficiëntie (E, B1, B12)	bloedspiegel relevante vitamines
hypothyreoïdie	FT4, TSH
hypoparathyreoïdie	cerebellaire verkalking op CT-scan PTH, calcium, fosfaat

oorzaak	suggesties aanvullend onderzoek
superficiale siderosis	hemosiderine deposities op gradiënt-echo MRI audiogram voor sensorineurale gehoorstoornissen

31.2.2 SYMPTOMEN

Het begint met loopstoornissen die langzaam verergeren. Daarna ontstaan spraakstoornissen en onhandigheid. Daarbij kunnen allerlei andere neurologische symptomen voorkomen. Het klinisch beeld is dus zeer variabel, ook wat betreft beloop en prognose.

31.2.3 HOE WORDT DE DIAGNOSE GESTELD?

DNA-onderzoek.

31.2.4 WAT IS DE DIFFERENTIAALDIAGNOSE?

Zie tabel 31.1a en b.

31.2.5 THERAPIE

Er is geen therapie. Van belang is uitleg te geven over het erfelijkheidspatroon en verwijzing naar de revalidatiearts. Medicamenteus zijn er weinig mogelijkheden. Lage doseringen van een benzodiazepine of amantadine kunnen de ataxie wat verlichten. Baclofen in lage doseringen kan de klachten door oogmotoriekstoornissen enigszins verbeteren.

31.3 Multipele systeematrofie (MSA)

31.3.1 INLEIDING

Multipele systeematrofie (MSA) behoort tot de groep atypische parkinsonismen. MSA met vooral cerebellaire symptomen wordt MSA-C genoemd.

31.3.2 SYMPTOMEN

De beginleeftijd ligt tussen de 50 en 70 jaar. MSA wordt gekenmerkt door een combinatie van verschijnselen die lijken op de ziekte van Parkinson, cerebellaire ataxie, autonome functiestoornissen en piramidale verschijnselen, vooral aan de benen; dat wil zeggen: hoge peesreflexen en pathologische voetzoolreflexen (Babinski).

31.3.3 HOE WORDT DE DIAGNOSE GESTELD?

Zie tabel 31.1a en b.

31.3.4 WAT IS DE DIFFERENTIAALDIAGNOSE?

Vooral ILOCA (idiopathische late-onset cerebellaire ataxie), een langzaam-progressieve pure ataxie zonder andere neurologische verschijnselen en met veelal normale levensverwachting.

31.3.5 THERAPIE

Alleen symptomatisch, bijvoorbeeld levodopa voor het parkinsonisme en zelfkatheterisatie bij onvolledige blaaslediging. Het beeld is progressief en de gemiddelde overlevingsduur is acht tot negen jaar.

31.4 Paraneoplastische cerebellaire degeneratie

31.4.1 INLEIDING

Bij de paraneoplastische cerebellaire degeneratie (PCD) ontstaat de beschadiging van het cerebellum door een afweerreactie die oorspronkelijk gericht was op een niet-neurologische maligniteit. De belangrijkste onderliggende maligniteiten zijn bronchus-, mamma- en ovariumcarcinoom en de ziekte van Hodgkin.

31.4.2 SYMPTOMEN

Kenmerkend is het subacute ontstaan, in weken tot maanden, van een ernstige cerebellaire ataxie. PCD kan ontstaan bij een patiënt met een reeds bekende maligniteit, maar kan ook de eerste uiting zijn van een nog niet ontdekte maligniteit of zelfs ontstaan na behandeling daarvan. Naast PCD kunnen zich andere paraneoplastische neurologische syndromen voordoen, bijvoorbeeld een sensore neuronopathie.

31.4.3 HOE WORDT DE DIAGNOSE GESTELD?

Onderzoek naar een onderliggende maligniteit (o.a. CT-scan thorax/abdomen en PET-scan). Daarnaast bepalen van antineuronale antistoffen.

31.4.4 WAT IS DE DIFFERENTIAALDIAGNOSE?

Zie tabel 31.1a en b. Vooral structurele laesies (tumor) in de achterste schedelgroeve en ziekte van Creutzfeld-Jakob.

31.4.5 THERAPIE

Het belangrijkst is de behandeling van de onderliggende maligniteit. Daarnaast kan zogenaamde immunomodulerende therapie worden overwogen (o.a. intraveneuze gammaglobulinen). De prognose hangt vooral af van het type onderliggende tumor en de behandeling daarvan, maar meestal is de functionele prognose slecht.

32 Multipele sclerose

Dr. D.J. Heersema

32.1 Inleiding

Multipele sclerose is een chronische demyeliniserende ziekte van het centrale zenuwstelsel. De prevalentie is ongeveer 1 : 1000. MS komt twee keer zo vaak bij vrouwen voor als bij mannen. De ziekte kan zeer wisselend tot uiting komen en kan per patiënt verschillen. Het beloop is niet tot moeilijk te voorspellen. De ziekte begint meestal tussen de 20 en de 40 jaar, maar kan ook bij kinderen voorkomen. De oorzaak van MS is niet bekend, gedacht wordt aan een genetische predispositie in combinatie met bepaalde omgevingsfactoren.

32.2 Symptomen

Bij het grootste deel van de patiënten begint de ziekte met vrij snel optredende neurologische uitval, meestal in de loop van enkele dagen. Dit wordt een exacerbatie of schub genoemd. De uitval is afhankelijk van de plaats van de ontstekingsreactie in het centrale zenuwstelsel (CZS). Bij afwijkingen in de hersenstam kan dit vaak precies gelokaliseerd worden, zoals bij oogbolmotoriekstoornissen. Ook bij een ontstekingsreactie in de oogzenuw is de uitval (visusdaling) goed te verklaren. Andere symptomen kunnen niet altijd goed gelokaliseerd worden, zoals krachtsverlies of gevoelsstoornissen.
Veelvoorkomende verschijnselen zijn: visusdaling, sensibele klachten (doofheid, tintelingen), diplopie, krachtsverlies en coördinatiestoornissen. In de eerste jaren van de ziekte is er na een exacerbatie meestal goed herstel. Deze fase van de ziekte heet de *relapsing remitting* MS.

Naast specifieke klachten bij exacerbaties zijn er nog meer continu aanwezige klachten. Van de patiënten heeft 90% klachten van moeheid. Moeheid is vaak de grootste belemmering in het dagelijkse leven. Depressie komt bij 50% voor tijdens het ziektebeloop. Mictieklachten, meestal in de vorm van urgeklachten, komen ook veel voor. Wat verder in de ziekte zijn er vaak cognitieve stoornissen.
De frequentie van de exacerbaties neemt af in de loop van de jaren.
Als er ook tussen de exacerbaties door geleidelijke verslechtering is, is de patiënt in de *secundair progressieve* fase van de ziekte gekomen. De exacerbaties verdwijnen vaak geheel. In deze fase gaat de patiënt geleidelijk achteruit en wordt steeds meer beperkt in het dagelijks leven. Een deel van de patiënten (mogelijk tot 15% in populatiestudies) heeft een *benigne vorm* van MS. Zij hebben weinig klachten, weinig exacerbaties en nauwelijks achteruitgang.
Een aparte vorm is de *primair progressieve* MS. Deze vorm begint vaak op latere leeftijd, kent geen exacerbaties en uit zich vooral in een geleidelijk progressieve loopstoornis. Primair progressieve MS komt voor bij ongeveer 10% van de patiënten en even vaak bij mannen als bij vrouwen.

32.3 Hoe wordt de diagnose gesteld?

De diagnose MS kan worden gesteld als er afwijkingen zijn vastgesteld, zowel op ten minste twee plaatsen in het CZS als ook op ten minste twee verschillende tijdstippen in het beloop. Hierbij moet een andere verklaring zijn uitgesloten. Als er op twee verschillende tijdstippen neurologische uitval is vastgesteld, gelokaliseerd op verschillende plaatsen in het CZS, is de diagnose dus zeker. Bijna altijd wordt een MRI-scan gemaakt van de hersenen en soms ook van het ruggenmerg. Hierbij worden witte-stofafwijkingen gezien met een voorkeurslokalisatie periventriculair. Als de MRI drie maanden na de eerste klachten wordt herhaald en er zijn nieuwe laesies zichtbaar, kan de diagnose gesteld worden, dus ook zonder nieuwe uitval.
Liquoronderzoek kan de diagnose ondersteunen, maar wordt nu meestal gedaan om andere diagnosen, zoals neuroborreliose, uit te sluiten.
Voor de primair progressieve vorm geldt dat er gedurende meer

dan één jaar achtergang is met bij MS passende MRI-afwijkingen en ofwel specifieke liquorafwijkingen ofwel afwijkingen in de VEP (visuele evoked potential).

32.4 Wat is de differentiaaldiagnose?

Overwogen worden:
- infecties (neuroborreliose);
- auto-immuunaandoeningen (SLE, Sjögren, sarcoïdose);
- vasculaire afwijkingen;
- vitaminedeficiënties (vitamine B12);
- ruimte-innemende processen;
- bij de primair progressieve vorm moet compressie van het ruggenmerg worden uitgesloten;
- bij puur motorische uitval wordt ook aan amyotrofische laterаal sclerose en multifocale motorische neuropathie gedacht.

32.5 Therapie

Bij een exacerbatie wordt meestal een corticosteroïd kuur gegeven om de klachten sneller te verbeteren:
- methylprednisolon 500 mg/dag i.v. 5 dagen; of
- methylprednisolon 1000 mg/dag i.v. 3 dagen; of
- dexamethason 16 mg/dag oraal 5 dagen.

Immunomodulerende therapie bij MS wordt gebruikt om het beloop van de MS te beïnvloeden. De meest gebruikte behandeling is die met interferon (interferonβ-1a en interferonβ-1b). De werkzaamheid van interferonen en glatiremeeracetaat is vergelijkbaar. Alle middelen remmen het aantal exacerbaties met ongeveer 30%. Dat is zeker voor het eerste jaar, maar nog steeds onzeker voor het tweede jaar van behandeling. Of deze middelen ook remmend werken op de progressie van de ziekte, is nog steeds niet duidelijk. Meestal wordt gestart met behandeling na het optreden van twee of meer exacerbaties. Er kan ook worden gestart na een eerste periode met uitval (clinically isolated syndrome ofwel CIS). Dit is te overwegen bij ernstige uitval en/of veel MRI-laesies. Gezien het bestaan van benigne MS moet starten van behandeling altijd individueel worden afgewogen.
Natalizumab is een monoklonaal antilichaam dat de adhesie van T-lymfocyten aan het endotheel van bloedvaten blokkeert. De T-lymfocyten kunnen zo niet door de bloed-hersenbarrière heen

naar het CZS. Natalizumab vermindert het aantal exacerbaties met 68%. Tijdens behandeling met natalizumab is inmiddels bij een aantal patiënten een infectie met het JC-virus vastgesteld (progressieve multifocale leukencefalopathie, PML). Dit is een ernstige infectie met vaak dodelijke afloop. Behandeling met natalizumab wordt door sommige neurologen daarom alleen overwogen bij patiënten met veel en/of ernstige exacerbaties, ondanks behandeling met interferon of glatirameeracetaat. Het gevaar en de onduidelijkheid van het therapie-effect op langere termijn moeten dan wel met de patiënt worden besproken. Natalizumab mag niet worden gecombineerd met andere immunomodulerende of immuunsuppressieve therapie, omdat dit de kans op PML vergroot.
Minder vaak gebruikte behandelingen zijn cytostatica (methotrexaat, mitoxantrone), immunoglobulines en plasmaforese. Deze behandelingen worden minder vaak toegepast, omdat zij minder goed zijn onderzocht, waardoor over het effect op de ziekte nog minder bekend is dan van de hiervoor genoemde middelen.

Therapieschema

Eerste keuze:
- interferonβ-1a 44 mcg s.c. 3 keer per week; of
- interferonβ-1a 6 milj IE i.m. 1 keer per week; of
- interferonβ-1b 8 milj IE s.c. om de dag; of
- glatirameeracetaat 20 mg s.c. dagelijks.

Tweede keuze:
- natalizumab 300 mg i.v. 1 keer per maand (cave PML).

Symptomatische behandeling

Voor verschillende klachten, zoals pijn, spasme, depressie en moeheid kunnen eventueel medicamenteuze behandelingen worden gestart.

Mictieklachten

- urgeklachten: frequente mictie en snel moeten plassen (cave retentie):
  - tolterodine 4 mg SR 1 dd of 2 dd 2 mg;
  - oxybutinine 3 dd 2,5 mg tot 3 dd 5 mg;
  - solifenacine 1 dd 5-10 mg.

- frequente mictie 's nachts: desmopressine tbl 0,2 mg a.n. of neusspray twee pufjes voor het slapen.
- retentieklachten: (intermitterend) katheterisatie.

Spasticiteit

- baclofen start 3 dd 5 mg, afhankelijk van bijwerkingen tot 120 mg/dag;
- tizanidine start 3 dd 2 mg tot max 36 mg/dag;
- bij onvoldoende effect botox/cannabis/intrathecaal baclofen.

Moeheid

- spreiden van activiteiten en voldoende rust;
- amantadine 1-3 dd 100 mg.

Neuropathische pijn

- amitriptyline 1 dd 10-25 mg a.n. tot max. 75 mg;
- carbamazepine 3 dd 50 mg max. 800-1000 mg;
- gabapentine 3 dd 100 mg max. 2700-3600 mg;
- pregabaline 2 dd 75 mg tot max. 600 mg/dag;
- cannabis als thee of via verdamper.

Voorhoornziekten

33

Dr. J. Visser

33.1 Inleiding

Voorhoornziekten vormen een heterogene groep aandoeningen van de motorische voorhoorncellen in het ruggenmerg. Hierbij kunnen ook de motorische kernen in de hersenstam zijn aangedaan. Dit leidt tot spierzwakte met atrofie, fasciculaties ('spiertrekkinkjes') en krampen.
Deze ziekten maken deel uit van het spectrum van motorneuronziekten. Dit zijn aandoeningen waarbij selectief degeneratie optreedt van motorische neuronen. Hierbij kunnen de centraal gelegen motorische neuronen in de hersenen ('piramidebanen') en de perifeer gelegen motorische neuronen in het ruggenmerg en de hersenstam ('voorhoorncellen') afzonderlijk of beide zijn aangedaan. Het belangrijkste ziektebeeld binnen dit spectrum is amyotrofische lateraal sclerose (ALS), een progressief verlopende aandoening waarbij degeneratie van het centrale en het perifere motorische neuron gecombineerd optreedt. De incidentie is ongeveer 2 : 100.000
In dit hoofdstuk worden alleen de motorneuronziekten besproken die debuteren op volwassen leeftijd. Dit in tegenstelling tot de erfelijke spinale spieratrofieën (SMA's) die voorkomen op de kinderleeftijd en elders zullen worden besproken.
Progressieve spinale spieratrofie (PSMA) is de variant binnen het spectrum van motorneuronziekten waarbij uitsluitend de voorhoorncellen in ruggenmerg en hersenstam zijn aangedaan.
PSMA staat ook bekend onder de naam progressieve musculaire atrofie (PMA). PSMA komt tienmaal minder vaak voor dan ALS.
In presentatie kan PSMA sterk lijken op ALS. Patiënten met PSMA kunnen een even progressief beloop hebben als ALS en er

kunnen tijdens het beloop piramidebaanverschijnselen ontstaan, zodat de diagnose verandert in ALS. Een veel langzamer beloop bij PSMA is echter ook mogelijk.
Daarnaast zijn er zeldzame vormen van spinale spieratrofie waarbij de degeneratieve veranderingen van de motorische voorhoorncellen niet verder reiken dan een segmentaal deel van het ruggenmerg. Hierdoor beperken de verlammingen zich bij deze patiënten tot een schouder/arm of een been. Aangenomen wordt dat het ziekteproces bij deze groep patiënten zeer langzaam progressief is of zelfs stabiliseert. In een recente indeling worden deze aandoeningen 'segmentale proximale spinale spieratrofie' en 'segmentale distale spinale spieratrofie' genoemd, maar zij staan onder vele synoniemen bekend, onder andere focale spinale spieratrofie, monomelische spinale spieratrofie en ziekte van Hirayama.

33.2 Symptomen

Spierkrampen en fasciculaties
Bij ALS en PSMA kunnen spierkrampen en fasciculaties voorafgaan aan zwakte en atrofie. Fasciculaties zijn kleine spiertrekkinkjes onder de huid die verspringen en niet ritmisch zijn. Patiënten klagen in dit kader vaak over 'onrustige spieren'. Fasciculaties in de kuitspieren komen bij veel mensen voor en hebben zonder bijkomende zwakte en atrofie geen pathologische betekenis. Verspreid in het lichaam voorkomende fasciculaties worden niet alleen bij ALS en PSMA gezien (bijv. ook bij het 'benigne spierkramp- en fasciculatiesyndroom'), maar hieraan moet wel worden gedacht.

Spierzwakte en atrofie
Meestal beginnen spierzwakte en atrofie ergens lokaal in een arm of been. Bij ALS begint de zwakte bij een derde van de patiënten in de spieren van mond- en keelholte, leidend tot spraak- en slikstoornissen. De uitval is in het begin vaak asymmetrisch. In de daaropvolgende maanden treedt een gelijkmatige toename op van zwakte en atrofie met uitbreiding naar andere spieren in de aangedane extremiteit en ook naar andere delen van het lichaam. Bulbaire symptomen kunnen in de loop van de ziekte ook voorkomen bij PSMA en treden bijna bij alle ALS-patiënten op in de loop van de ziekte.

Bij alle patiënten treedt in de loop van de ziekte zwakte van de ademhalingsspieren op. Dit leidt aanvankelijk tot kortademigheid bij inspanning en nachtelijke ademhalingsinsufficiëntie. Nachtelijke ademhalingsinsufficiëntie leidt tot slaperigheid overdag, onrustig slapen, ochtendhoofdpijn en nachtmerries. De meeste patiënten overlijden als gevolg van respiratoire insufficiëntie.

Piramidale verschijnselen en pseudobulbair affect

Als gevolg van aantasting van de centrale motorische neuronen zijn bij ALS de spierrekkingsreflexen normaal of verhoogd, meestal gecombineerd voorkomend met atrofie en zwakte in een lidmaat. Er kunnen pathologische voetzoolreflexen zijn. Vaak zijn de bulbaire reflexen ontremd, zoals een positieve corneomandibulaire reflex, een ontremde masseter- of snoutreflex. Dwanghuilen en -lachen ontstaan bij ongeveer de helft van de patiënten met ALS, vaak in combinatie met een pseudobulbaire dysartrie. Dit is onbedwingbaar (ontremd) huilen of lachen, voorafgegaan door een geringe emotie die overigens vaak wel reëel is.

33.3 Hoe wordt de diagnose gesteld?

Er is geen specifieke diagnostische test voor ALS en PSMA. De diagnose is gebaseerd op het klinisch neurologisch onderzoek aangevuld met elektromyografie (EMG) en het uitsluiten van andere aandoeningen door middel van motorische geleidingonderzoek, beeldvorming, en (beperkt) laboratoriumonderzoek (BSE, Hb, Ht, TSH, eiwit elektroforese en immuunelektroforese met fixatie, glucose, fosfaat, calcium en indien verhoogd eventueel PTH).
Voor de diagnose ALS is het noodzakelijk dat er zowel symptomen zijn van het centraal motorisch neuron als van het perifeer motorisch neuron. De symptomen moeten progressief zijn binnen een lichaamsregio en uitbreiden naar andere lichaamsregio's. Hiertoe is het lichaam onderverdeeld in vier regio's: bulbair (hoofd/hals), cervicaal (armen), thoracaal (thorax en abdomen), en lumbosacraal (benen).

33.4 Wat is de differentiaaldiagnose?

- drukneuropathie en radiculopathie;
- cervicale myelopathie;
- multifocale motorische neuropathie (MMN);
- inclusion body myositis;
- erfelijke motorneuronziekten;
- postpoliosyndroom;
- bestraling geïnduceerd motorneuronsyndroom;
- spinale spieratrofieën.

De differentiaaldiagnostische overwegingen zijn afhankelijk van de plaats waar de eerste verschijnselen zich openbaren. Bij begin aan een arm of been zijn de verschijnselen aanvankelijk soms te herleiden tot een letsel aan een perifere zenuw (bijv. ulnaropathie of peroneusneuropathie) of zenuwwortel(s).

Bij plaatselijk voorkomende zwakte en atrofie, eventueel in combinatie met piramidebaanverschijnselen (hoge reflexen) op een lager niveau, moet een structurele afwijking van het wervelkanaal (bijv. cervicale myelopathie als gevolg van degeneratieve afwijkingen of een tumor) met behulp van beeldvormend onderzoek worden uitgesloten. Vaak verwacht men hierbij overigens sensibele stoornissen.

Bij elektromyografisch onderzoek wordt ter ondersteuning van de diagnose gezocht naar tekenen van schade aan het perifeer motorisch neuron (denervatie- en re-innervatieverschijnselen). Het aantonen hiervan in klinisch niet-aangedane spieren verhoogt de waarschijnlijkheid van de diagnose ALS. Het geleidingsonderzoek is vooral in het beginstadium normaal. Als er klinisch alleen verschijnselen zijn van het perifeer motorisch neuron, en bulbaire verschijnselen ontbreken, moet aan multifocale motorische neuropathie (MMN) als oorzaak worden gedacht. Dit is een waarschijnlijk immuungemedieerde en behandelbare aandoening waarbij de levensverwachting normaal is. Bij verdenking van deze diagnose is uitgebreid geleidingsonderzoek essentieel om te zoeken naar de aanwezigheid van motorische geleidingsblokkades, die bij MMN wel en bij PSMA of een als PSMA debuterende ALS niet voorkomen. MMN komt vooral voor bij mannen van middelbare leeftijd en begint vaak aan distale armspieren.

Een andere belangrijke differentiaaldiagnostische overweging bij de combinatie van langzaam progressieve zwakte, enige atrofie en verlaagde reflexen is inclusion body myositis. Deze aandoening komt vooral voor bij oudere mannen bij wie de zwakte vooral gelokaliseerd is proximaal in de benen (quadriceps!), distaal aan de armen (vingerflexoren!) en in de bulbaire spieren. De diagnose wordt bevestigd door het aantonen van ontstekingsverschijnselen en 'rimmed vacuoles' in het spierbiopt.

De aanwezigheid van dezelfde symptomen bij familieleden kan in de richting wijzen van een hereditaire vorm van motorneuronziekte. Dit betreft SMA type 4, de ziekte van Kennedy, en familiaire ALS (FALS).
SMA type 4 (adulte, erfelijke spinale spieratrofie) wordt gerekend tot de genetisch bepaalde spinale spieratrofieën van de kinderleeftijd die veroorzaakt worden door een telomere deletie in het SMN1-gen op chromosoom 5. SMA type 4 ontstaat echter pas na de leeftijd van 30 jaar en is waarschijnlijk erg zeldzaam. De levensverwachting is normaal en klinisch uit dit ziektebeeld zich door overwegend proximale spierzwakte, waarbij de benen vaak meer zijn aangedaan dan de armen. Een deletie in het SMN1-gen kan maar bij een minderheid van de patiënten met SMA type 4 worden aangetoond.
De ziekte van Kennedy (X-gebonden bulbospinale spieratrofie) moet worden overwogen bij mannen met een dysartrie en langzaam progressieve zwakte en atrofie in met name schouders, bovenarmen, heupen en bovenbenen. Bij 50% van de patiënten komen gynaecomastie en een tremor voor. De diagnose wordt bevestigd door het aantonen van een verhoogd aantal trinucleotiderepeats in het androgeen receptorgen.
Ongeveer 5-10% van de patiënten heeft een familiaire vorm van ALS (FALS).

Bij patiënten die in het verleden een acute paralytische poliomyelitisinfectie hebben doorgemaakt, kan na tientallen jaren verergering of nieuwe zwakte optreden in de ledematen die in het verleden door polio waren aangedaan. De zwakte is hierbij meestal langzaam progressief en vaak klagen deze patiënten ook over moeheid, spier- en gewrichtspijn. Dit wordt het postpoliosyndroom genoemd en kan uiteraard worden onderscheiden door gericht de voorgeschiedenis uit te vragen en het aantonen van reuze MUP's in het EMG.
Een door bestraling geïnduceerd motorneuronsyndroom kan het

beeld geven van een lumbosacrale radiculopathie of plexopathie. Gericht vragen naar radiotherapie in de voorgeschiedenis en het op de voorgrond staan van pijn maakt differentiatie mogelijk.

Andere vormen van spinale spieratrofie

Hierna wordt een aantal meer goedaardige vormen van spinale spieratrofie die op volwassen leeftijd voorkomen kort toegelicht, omdat zij in het beginstadium van ALS of PSMA tot de differentiaaldiagnose kunnen behoren.

Segmentale distale spinale spieratrofie, ook wel ziekte van Hirayama, focale of monomelische spinale spieratrofie genoemd, presenteert zich met unilaterale zwakte en atrofie in de spieren van hand en onderarm. Aanvankelijk treedt gedurende maanden tot enkele jaren langzame progressie op, waarna het beeld spontaan stabiliseert. De ziekteverschijnselen blijven klinisch beperkt tot één ruggenmergsegment, maar bij een derde van de patiënten ontstaat (minder uitgesproken) zwakte aan de contralaterale hand en onderarm. Segmentale proximale spinale spieratrofie presenteert zich met zwakte en atrofie in de spieren van schouder en proximale arm. Langzame progressie treedt op met uitbreiding naar de contralaterale schouder na jaren. In de regel ontstaan geen ademhalingsproblemen bij deze segmentale vormen, zodat de prognose relatief gunstig lijkt. Hoe lang echter gewacht moet worden voordat het onderscheid met een langzaam progressieve vorm van PSMA kan worden gemaakt, is nog onzeker, maar lijkt op grond van recente gegevens bij een minimale ziekteduur van vier jaar te liggen.

Bij distale spinale spieratrofie (dSMA), ook bekend onder de naam distale hereditaire motorneuropathie, treedt langzaam progressieve, symmetrische zwakte op aan distale beenspieren. Zelden raken de proximale spieren betrokken en na vele jaren raken de handen en onderarmen aangedaan. Soms is er een positieve familieanamnese, maar sporadische vormen komen voor.

33.5 Therapie

Er is geen curatieve behandeling voor ALS. Een glutamaatremmer is het enige medicijn dat de overleving bij ALS met enkele maanden verlengt. Hoewel niet onderzocht bij PSMA-patiënten wordt het over het algemeen ook voorgeschreven aan patiënten met een snel progressieve variant van PSMA.

– Riluzole 50 mg 2 dd 1.

Minstens zo belangrijk is de symptomatische behandeling gericht op symptomen en kwaliteit van leven van de patiënt en diens mantelzorger(s). Deze gebeurt bij voorkeur in multidisciplinair verband in samenwerking met een revalidatieteam en eerstelijnszorg. In de eerste fase na de diagnose ligt het zwaartepunt van de begeleiding bij het revalidatieteam, in de latere fase van de ziekte meer bij de eerste lijn en vooral de huisarts.

Hierna worden enkele belangrijke onderdelen van de symptomatische behandeling kort samengevat.

Spraak- en slikstoornissen

In eerste instantie wordt de logopedist ingeschakeld en volgen dieetadviezen. Bij verdere progressie kunnen alternatieve communicatiemiddelen worden ingeschakeld. Percutane endoscopische gastrostomie (PEG) is geïndiceerd bij veelvuldig verslikken of toenemend gewichtsverlies. Hierdoor neemt de kans op een langere overleving van ALS-patiënten toe, waarschijnlijk doordat er een kleinere kans op een verslikpneumonie bestaat. Omdat deze ingreep alleen veilig kan worden uitgevoerd als de vitale longcapaciteit meer dan één liter is en de bloedgaswaarden goed zijn, moet de mogelijkheid van deze ingreep worden besproken, voordat er progressie van slikstoornissen is.

Spierzwakte

Het aanleren van compensatiestrategieën en gerichte hulpmiddelen, zoals een enkel-voetorthese, kunnen tijdelijk uitkomst bieden.

Respiratoire insufficiëntie

In eerste instantie wordt longfysiotherapie gegeven. De mogelijkheid van chronische ademhalingsondersteuning evenals de mogelijkheid van nachtelijke neuskapbeademing moeten tijdig worden besproken. De centra voor thuisbeademing kunnen aanvullende voorlichting geven en bieden medisch-technische ondersteuning bij de thuisbeademing. In het eindstadium reageert dyspneu goed op lage doseringen morfine en zuurstof (1-3L/min). Morfine s.c. of i.v. beginnen met 2,5 mg zo nodig herhalen om de vier uur. Zo nodig geleidelijk ophogen tot effect is bereikt. Terminale respiratoire insufficiëntie leidt tot koolzuurstapeling en veroorzaakt een zachte dood.

Nachtelijke spierkrampen

- carbamazepine;
- verapamil;
- gabapentine;

Deze middelen in lage dosering starten en geleidelijk ophogen tot effect voldoende is.

- Hydrokinine 200 mg bij avondeten en 100 mg voor de nacht, maximaal 400 mg en niet langer dan veertien dagen. Hydrokinine wordt niet vergoed.

Spasticiteit

- geen diazepam (ademhaling);
- dantroleen 2 dd 25 mg, na een week verhogen 4 dd 25 mg, maximaal 4 dd 100 mg.

Perifere zenuwaandoeningen 34

Dr. I.N. van Schaik

34.1 Algemene inleiding

Perifere zenuwaandoeningen kunnen worden onderverdeeld in:
- polyneuropathie;
- multipele mononeuropathie;
- mononeuropathie;
- dunnevezelneuropathie.

Eerst zullen enige algemene opmerkingen worden gemaakt over deze vier vormen van perifere zenuwaandoeningen. Daarna worden de ziektebeelden beschreven, te beginnen met het guillain-barré-syndroom.

34.1.1 POLYNEUROPATHIE

'Polyneuropathie' is een syndroomdiagnose en kent veel oorzaken. De prevalentie van polyneuropathie in Nederland wordt geschat op 100.000-400.000 patiënten. Dit betekent dat 0,6-2,5% van de Nederlandse bevolking een polyneuropathie heeft. De prevalentie neemt toe met de leeftijd. In de CBO-richtlijn *Polyneuropathie* wordt de volgende definitie gegeven van polyneuropathie: 'Een polyneuropathie is een symmetrische, veelal chronische aandoening van de perifere zenuwen, die gekenmerkt wordt door sensibele en/of motorische afwijkingen vaker distaal dan proximaal en aan de benen meer dan aan de armen. Bij een polyneuropathie zijn per definitie vele zenuwen betrokken.' Deze definitie gaat vooral op voor de axonale sensomotorische polyneuropathie bij bijvoorbeeld metabole oorzaken zoals diabetes mellitus. Voor de verworven immuungemedieerde polyneuropathieën, zoals het guillain-barré-syndroom, geldt de distale verdeling veel minder en staan de motorische verschijnselen vaak meer

op de voorgrond dan de sensibele. Als de diagnose eenmaal gesteld is, zal naar een oorzaak gezocht moeten worden. Dit is van belang om goed behandelbare polyneuropathieën niet te missen en/of de patiënt te kunnen informeren over de prognose.
De CBO-richtlijn stelt dat verder aanvullend onderzoek niet noodzakelijk is als een polyneuropathie is vastgesteld én de desbetreffende patiënt bekend is met diabetes mellitus, chronisch ernstig alcoholmisbruik, nierinsufficiëntie, of medicatiegebruik waarvan bekend is dat het een polyneuropathie kan veroorzaken (m.n. cytostatica). Het is in deze context wel belangrijk te onderstrepen dat de polyneuropathie dan moet voldoen aan het beeld passend bij de vermoedelijke onderliggende aandoening. Als er twijfel is aan de diagnose polyneuropathie of als het klinisch beeld van de polyneuropathie niet past bij de vermoedelijke onderliggende oorzaak of als er geen voor de hand liggende oorzaak is, zal altijd een EMG gemaakt moeten worden. Hiervoor moet de patiënt verwezen worden naar de neuroloog.

Uiteraard dient de oorzaak van de polyneuropathie opgespoord en indien mogelijk adequaat behandeld te worden.
Daarnaast kunnen eventueel neuropathische pijn of pijnlijke paresthesieën, dysesthesie, hyperpathie symptomatisch behandeld worden. De behandeling van neuropathische pijn met gewone analgetica is vaak weinig tot niet effectief. Van de middelen die wel werkzaam zijn gebleken, wordt een groot deel 'off-label' voorgeschreven. In tabel 34.1 staan de gebruikelijke doseringen van de meest gebruikte middelen.

34.1.2 MULTIPELE MONONEUROPATHIE

Bij multipele mononeuropathie zijn net als bij polyneuropathie vele zenuwen aangedaan, met dit verschil dat bij multipele mononeuropathie de afzonderlijke zenuwen goed herkenbaar zijn.

Oorzaken zijn:
- vasculitis;
- diabetes mellitus;
- erfelijke drukneuropathie;
- multifocale demyeliniserende neuropathie (variant van chronische inflammatoire demyeliniserende polyneuropathie, CIDP);
- sarcoïdose;
- lepra;

Tabel 34.1 Doseringen

	dosering in mg			opmerking
	start	max	ophoging per keer	
amitriptyline	1 dd 25 a.n.	1-2 dd 50 max 100	25	ouderen: nortriptyline i.v.m. minder anticholinerge bijwerkingen of eerst carbamazepine; indien toch amitriptyline start 10 mg a.n.
carbamazepine	1-2 dd 200	3-4 dd 400*	100-200	ouderen: voorzichtiger beginnen met 2 dd 100 mg
natriumvalproaat	2 dd 500	2500	500	ophogen na een week
tramadol	2 dd 50-100	2 dd 200	100	
paroxetine	1 dd 10	1-2 dd 50	10	innemen bij ontbijt, ophogen met ten minste 2 weken tussentijd; ouderen max. dosering 40 mg
pregabaline	1 dd 150 mg	2 dd 300 mg	150	na 3-7 dagen ophogen naar 300 mg/dag; na een week zo nodig ophogen naar 600 mg/dag; dosering aanpassen bij verminderde klaring
gabapentine	1 dd 300	3 dd 1200	300	per dag met 300 mg ophogen tot 900 mg; daarna geleidelijk verder ophogen tot 3600 mg per dag
oxycodone CR	2 dd 5	2 dd 60	10	per 3 dagen ophogen; gemiddeld heeft 40 mg/dag voldoende effect
capsaïcine crème	4 dd		-	pijnlijke huiddelen dun insmeren; als monotherapie of als adjuvans bij amitriptyline; tijdens eerste 2 weken: brandend gevoel gedurende 20 minuten op de huid; bij een te lage toepassingsfrequentie (< 2 dd) kan dit gevoel aanhouden, terwijl het effect niet optimaal is

start = startdosering; max. = maximale dosering; a.n. = ante noctum; * = afhankelijk van bereikte bloedspiegel.

- radiculoneuropathieën in het kader van de ziekte van Lyme of door infiltratie met carcinoom of lymfoomcellen;
- amyloïdose;
- hiv-infectie.

34.1.3 MONONEUROPATHIE

Een mononeuropathie is een laesie van een individuele perifere zenuw die ontstaat door trauma (mesverwonding, fractuur, glas etc.), acute compressie (tijdens diepe slaap, anesthesie of coma zonder verandering in de positie van arm of been), iatrogeen (gips, tourniquet, injectienaald) en chronische compressie, vaak in de buurt van gewrichten waar de zenuw door of langs anatomische structuren loopt en weinig ruimte heeft. Daarnaast kan een mononeuropathie voorkomen in het kader van multipele mononeuropathieën.

Meestal hebben mononeuropathieën een gunstig beloop, maar dit hangt wel af van de aard van het letsel. Scherpe trauma's met (gedeeltelijke) doorsnijding hebben een veel slechtere prognose dan de acute en chronische compressie. Compressie van de n. radialis ter hoogte van de humerus, n. ulnaris ter hoogte van de elleboog, n. medianus ter hoogte van de pols, n. cutaneus femoris lateralis ter hoogte van het inguïnale ligament (meralgia paraesthetica) en n. peroneus ter hoogte van de fibulakop of knieholte zijn de meest voorkomende drukneuropathieën.

Een mononeuropathie is meestal met anamnese en neurologisch onderzoek te diagnosticeren. Kennis van spier- en huidinnervatie zijn hiervoor onontbeerlijk. Een EMG is vaak niet nodig, maar kan een toegevoegde waarde hebben bij het stellen van de diagnose, voor het lokaliseren van het probleem of om te onderzoeken of er re-innervatie is. EMG-onderzoek levert pas na enkele weken nuttige informatie op.

In de differentiaaldiagnose van mononeuropathieën zal altijd radiculopathie of plexopathie worden opgenomen. Meestal is het mogelijk om op basis van het onderzoek het onderscheid te maken. De spier- en huidinnervatie van een individuele zenuw, radix en delen van de plexus komen niet met elkaar overeen.

Bij een acuut scherp letsel moet overwogen worden om de zenuw meteen chirurgisch te herstellen. Als dit niet binnen twaalf uur is gebeurd, kan in een later stadium eventueel een zenuwtranspositie gedaan worden. De resultaten zijn erg wisselend en hangen af van de ernst van de doorsnijding. Bij stompe letsels en compressie is afwachten het devies, waarbij bij sommige compressiesyndromen de zenuw vrijgelegd kan worden.

34.1.4 DUNNEVEZELNEUROPATHIE

Dunnevezelneuropathie is een aandoening waarbij selectief de dunne ongemyeliniseerde (C-) en dungemyeliniseerde (Aδ-)-zenuwvezels zijn aangedaan. De symptomen zijn tintelingen, brandend gevoel, prikkelingen, schietende of stekende pijn, intolerantie voor dekens op de benen en een doof of koud gevoel. Deze klachten zijn vaak 's nachts maximaal.
Dunnevezelneuropathie kan zich soms uiten door het restless legs syndroom. Soms staan vooral de autonome verschijnselen, zoals veranderd transpiratiepatroon, 'faciale flushing', droge ogen of droge mond, erectiestoornissen, orthostatische hypotensie en gastro-intestinale verschijnselen, op de voorgrond.
Oorzaken zijn:
- diabetes mellitus;
- amyloïdose;
- alcoholabusus;
- sarcoïdose;
- vasculitis (M. Wegener, SLE);
- ziekte van Sjögren;
- postinfectieus (o.a. na EBV, influenza);
- monoklonale gammopathie;
- hyperlipidemie;
- ziekte van Fabry;
- ziekte van Tangier;
- intoxicaties en geneesmiddelen;
- familiair 'burning feet' syndroom;
- hereditaire sensorische en autonome neuropathie;
- paraneoplastische neuropathieën.

34.2 Guillain-barré-syndroom (GBS)

34.2.1 INLEIDING

Het guillain-barré-syndroom (GBS) is de meest voorkomende oorzaak van een acute neuromusculaire verlamming met een jaarlijkse incidentie van 1,3-2 per 100.000. Het is een auto-immuunziekte van het perifere zenuwstelsel. GBS heeft een monofasisch beloop. Het dieptepunt van de uitval wordt binnen vier weken bereikt, waarna er een plateaufase optreedt met een sterk variabele duur. Ongeveer 70% van de patiënten kan tijdens de acute fase van de ziekte niet meer zelfstandig lopen en ongeveer een kwart van hen komt aan de beademing. Voor het herstel geldt de 1/3 regel: 1/3 herstelt goed, 1/3 houdt enige restverschijnselen maar is in staat zijn oude leven weer op te pakken en 1/3 houdt ernstigere restverschijnselen. GBS kan worden gezien als de acute vorm van de chronische inflammatoire demyeliniserende polyneuropathie (CIDP).

34.2.2 SYMPTOMEN

Patiënten met GBS ontwikkelen snel progressief spierzwakte en/of gevoelsstoornissen. Het begint meestal met tintelingen in voeten en vingers die zich uitbreiden en in de loop van uren tot dagen gepaard gaan met spierzwakte. De uitval is symmetrisch, met areflexie of reflexen die in de loop van enkele dagen verdwijnen. Een sensibele grens op de romp of mictieproblemen horen niet bij GBS en moeten doen denken aan een ruggenmergssyndroom. Pijn, vooral radiculaire pijn is een veelvoorkomend vroeg verschijnsel. De gelaatsmusculatuur, oogspieren, slik- en kauwspieren en de ademhalingspieren doen vaak mee. Er zijn varianten van het GBS beschreven waarbij deze laatste spieren vooral of zelfs alleen maar zijn aangedaan (miller-fishersyndroom en de oculofaryngeale GBS-variant).

34.2.3 HOE WORDT DE DIAGNOSE GESTELD?

Diagnose wordt gesteld op basis van het klinisch beeld en een onderzoek van de liquor na een lumbaalpunctie. Het liquoreiwit is bij de meeste patiënten verhoogd zonder celgetalverhoging. EMG draagt in de eerste tien dagen niet bij aan het stellen van de diagnose. Dit onderzoek kan wel helpen bij het uitsluiten van andere aandoeningen.

34.2.4 WAT IS DE DIFFERENTIAALDIAGNOSE?

De differentiaaldiagnose van snel progressieve spierzwakte met gevoelsstoornissen is niet heel lang.

- Een myelopathie geeft een sensibel niveau, dat wil zeggen op de romp is een duidelijke grens te vinden tussen normale en gestoorde sensibiliteit, vaak mictieproblemen en er kan afhankelijk van het niveau aanleiding zijn tot een discrepantie tussen armen en benen. Bij een acute myelopathie is er vaak areflexie!

Wordt een sensibel niveau gevonden, dan zal eerst een MRI van de gehele wervelkolom gemaakt worden. Pas als deze normaal is, kan de diagnose GBS alsnog overwogen worden en mag een liquorpunctie worden verricht.
- Leptomeningeale metastasering komt vrijwel zonder uitzondering voor bij patiënten die al bekend zijn met een vergevorderd stadium van een primaire tumor. Er is dan vaak uitval langs de gehele neuraxis. Een MRI van de wervelkolom voor en na gadolinium toediening en aanvullend laboratoriumonderzoek levert dan vaak de juiste diagnose.
- Een neuropathie bij een vasculitis kan acuut beginnen en lijken op een GBS, zie paragraaf 'Neuropathie bij vasculitis'.
- Acute paraneoplastische sensomotorische neuropathie is niet te onderscheiden van GBS, zie paragraaf 'Paraneoplastische polyneuropathieën'.
- De ziekte van Lyme kan een neuropathie geven. Het gaat vaak om een n. facialis neuropathie (vaak dubbelzijdig!) en polyradiculopathieën met pijn en gevoelsstoornissen in de aangedane dermatomen. In de liquor is er celgetalverhoging en eiwitverhoging te vinden, de antistoftiters voor *Borrelia burgdorferi* zijn positief.

34.2.5 THERAPIE

Patiënten met GBS dienen opgenomen te worden en frequent en zorgvuldig gecontroleerd te worden. Controle van de vitale capaciteit mag niet vergeten worden. Behandeling met humaan immunoglobuline voor intraveneuze toediening is therapie van eerste keuze bij patiënten die snel achteruitgaan of niet meer zelfstandig kunnen lopen. Plasmaferese kan overwogen worden; het is even effectief, maar heeft wel meer bijwerkingen.
- Immunoglobuline voor i.v. toediening: 0,4 g/kg lichaamsgewicht /dag gedurende vijf dagen.

Patiënten die geïmmobiliseerd zijn door uitval moeten tromboseprofylaxe krijgen. Zo nodig moeten patiënten worden overgeplaatst naar een IC voor kunstmatige beademing.
Voor de symptomatische behandeling van de neuropathische pijn, zie onder 'Polyneuropathie' in de algemene inleiding.

34.3 Neuropathie bij vasculitis

34.3.1 INLEIDING

De vasculitiden zijn een zeer heterogene groep van aandoeningen, waarbij allerlei orgaansystemen betrokken kunnen zijn en waarbij het perifeer zenuwstelsel opvallend vaak is betrokken. Hierbij komen zowel polyneuropathie als multipele mononeuropathieën voor. Polyarteriitis nodosa (PAN), de ziekte van Wegener, het churg-strauss-syndroom en de microscopische polyangiitis (MPA) zijn de primaire vasculitiden die het vaakst een neuropathie veroorzaken. Secundaire oorzaken van een vasculitis die gepaard gaan met neuropathie zijn reumatoïde artritis (RA), SLE, sarcoïdose en het syndroom van Sjögren. Ongeveer 10% van de RA-patiënten krijgt een reumatoïde vasculitis wat bij de helft leidt tot een neuropathie.
Heel zeldzaam is een vasculitis die beperkt blijft tot de perifere zenuw; dit kan voorkomen in het kader van een paraneoplastisch syndroom.

34.3.2 SYMPTOMEN

Neuropathie bij een vasculitis kenmerkt zich in het begin door asymmetrie en lokale pijn. Het begin is acuut of subacuut met gevoelsstoornissen en/of spierzwakte. Het zijn vrijwel altijd mononeuropathieën die meestal snel na elkaar ontstaan, waarbij de reflexen nog geruime tijd aanwezig blijven. Een gewone symmetrische distale polyneuropathie is ongebruikelijk bij vasculitis. De uitval begint vaak distaal in de n. peroneus en n. tibialis. Dikwijls zijn er bijkomende symptomen, zoals moeheid, spierpijn, gewrichtspijn, gewichtsverlies, respiratoire problemen, hematurie, buikpijn, huidafwijkingen of nachtzweten, die in de richting van een systemische aandoening wijzen.

34.3.3 HOE WORDT DE DIAGNOSE GESTELD?

Een EMG laat het multifocale karakter van axonale zenuwschade zien. Bloedonderzoek (o.a. c-ANCA, p-ANCA, ANA, RF) is behulpzaam bij het stellen van de systemische diagnose. Liquoronderzoek wordt verricht als na bloedonderzoek en EMG de diagnose nog niet duidelijk is. Er wordt dan vaak een celgetalverhoging en eiwitverhoging in de liquor gevonden, maar dit is zeker niet obligaat. De verdenking op een (zeldzame) geïsoleerde vasculitis van het perifere zenuwstelsel is een van de weinige indicaties voor een zenuwbiopt.

34.3.4 WAT IS DE DIFFERENTIAALDIAGNOSE?

Multipele mononeuropathie komt voor bij:
- diabetes mellitus;
- erfelijke drukneuropathie;
- multifocale demyeliniserende neuropathie (variant van CIDP);
- sarcoïdose;
- lepra;
- hiv-infectie;
- radiculoneuropathie (de ziekte van Lyme);
- radiculoneuropathie door infiltratie met lymfoom of carcinoomcellen;
- amyloïdose;
- paraneoplastische sensorische neuronopathie, zie paragraaf 'Paraneoplastische polyneuropathieën'.

34.3.5 THERAPIE

De onderliggende vasculitis of systeemziekte moet lege artis behandeld worden en hierbij worden corticosteroïden, cyclofosfamide en azathioprine toegediend ongeacht het type vasculitis. Gezien de toxiciteit en bijwerkingen hoort de behandeling van deze patiënten te geschieden door artsen met ervaring met desbetreffende ziekten en met de genoemde geneesmiddelen.
- corticosteroïden: een veelgebruikt behandelschema begint met 1 gram methylprednisolon intraveneus op dag 1, 2, 3, 15, 16, 17, 43, 44, en 45. Tegelijk wordt er gestart met prednisolon per os 1 maal per dag 20 mg op de dagen zonder i.v. toediening. Vanaf week 24 kan begonnen worden met verminderen:
  - week 24-28: 1 maal per dag 15 mg;
  - week 29-52: 1 maal per dag 10 mg;
  - daarna verminderen op geleide van klinisch beeld.

Daarnaast wordt er meteen gestart met:
- cyclofosfamide 2 mg/kg/dag per os gedurende drie maanden. Hierna wordt cyclofosfamide vervangen door:
  - azathioprine 2 mg/kg/dag.
    Dit middel moet gecontinueerd worden tot ten minste één jaar na bereiken van een remissie.

Tijdens behandeling met cyclofosfamide en azathioprine moet zeker in het begin zeer frequent bloedonderzoek plaatsvinden.

Voor de symptomatische behandeling van de neuropathische pijn, zie onder Polyneuropathie in de algemene inleiding.

34.4 Paraneoplastische polyneuropathieën

34.4.1 INLEIDING

De prevalentie van paraneoplastische polyneuropathie in een populatie van patiënten met kanker varieert tussen de 10 en 40%, afhankelijk van de elektrofysiologische en klinische criteria die zijn gebruikt en de populatie kankerpatiënten die is onderzocht. De etiologie is auto-immuun, waarbij antistoffen worden gevormd als reactie op de tumor die componenten in het perifeer zenuwstelsel herkennen. Bij een deel van de paraneoplastische syndromen kunnen dan ook paraneoplastische antistoffen bepaald worden ter ondersteuning van de diagnose. De antistoffen zeggen waarschijnlijk meer over de onderliggende tumor dan over het paraneoplastische beeld zelf. Soms kan de neuropathie symptomatisch worden, jaren voordat de tumor wordt ontdekt.

34.4.2 SYMPTOMEN

De paraneoplastische sensomotorische neuropathie is acuut of subacuut/chronisch. De acute vorm lijkt op GBS en komt vooral voor bij de ziekte van Hodgkin, non-hodgkinlymfoom, myeloom en leukemie. Meestal is de tumordiagnose gesteld voordat de neuropathie tot uiting komt. De subacute vorm wordt gezien bij patiënten met colon-, pancreas- en longcarcinoom, myeloom en sarcomen. Vaak hebben patiënten ook een paraneoplastische encefalomyelitis.

Daarnaast komt een paraneoplastische sensorische neuronopathie voor. Dit is een aandoening van het sensorisch neuron. Deze begint heel vaak asymmetrisch met pijnlijke paresthesieën distaal in de armen en benen en kent een zeer wisselend beloop. De sensibele stoornissen kunnen ook proximaal voorkomen, op de romp of in het gezicht. De symptomen verspreiden zich naar alle ledematen. Heftig brandende en schietende pijnen komen veel voor. Vrijwel alle patiënten met dit klinische beeld hebben ook afwijkingen passend bij betrokkenheid van cerebellum, het limbisch systeem, hersenstam of ruggenmerg. Deze patiënten hebben meestal een kleincellig longcarcinoom. Sensorische neuronopathie kan in zeldzame gevallen voorkomen zonder dat er een onderliggende maligniteit wordt gevonden, ook niet na lange follow-up.

34.4.3 HOE WORDT DE DIAGNOSE GESTELD?

De acute paraneoplastische sensomotorische neuropathie is op grond van het klinische beeld, de afwijkingen bij EMG en in de liquor niet goed te onderscheiden van het syndroom van Guillain-Barré.
De chronische vorm lijkt erg op de chronische inflammatoire demyeliniserende polyneuropathie (CIDP). EMG-onderzoek laat afwijkingen zien passend bij een niet-uniforme demyeliniserende polyneuropathie.
Paraneoplastische sensorische neuronopathie wordt gesteld op het klinisch beeld. Bij twijfel of het gaat om een centrale dan wel een perifere sensorische stoonis wordt EMG-onderzoek verricht.
Een distale, langzaam progressieve axonale sensomotorische polyneuropathie komt voor bij patiënten met alle denkbare tumoren en hematologische maligniteiten. De meeste patiënten hebben fors gewicht verloren en zijn in een gevorderd, vaak preterminaal ziektestadium. De ontstaanswijze is waarschijnlijk multifactorieel (o.a. chemotherapie en deficiënties) en niet alleen immuungemedieerd, zoals bij de zuiver paraneoplastische syndromen het geval is.

34.4.4 WAT IS DE DIFFERENTIAALDIAGNOSE?

Afhankelijk van de beloopvorm staan GBS en CIDP in de differentiaaldiagnose. Bij voornamelijk sensibele klachten kan gedacht worden aan een vasculitis neuropathie, onder andere in het kader van het syndroom van Sjögren.

34.4.5 THERAPIE

Tumorbehandeling en allerlei immunomodulerende therapieën zijn beschreven met wisselend resultaat. Sommige patiënten verbeteren spontaan, dit is niet te voorspellen. De prognose wordt bepaald door de onderliggende maligniteit.

34.5 Diabetische neuropathie

34.5.1 INLEIDING

Het ontstaan van een diabetische neuropathie is geassocieerd met een slechte glykemische controle. Er wordt vaker een polyneuropathie gevonden wanneer er ook andere orgaansystemen zijn aangedaan (retinopathie of nefropathie). Er zijn aanwijzingen dat de ernst van de neuropathie geassocieerd is met het voorkomen van retino- en nefropathie. Wanneer er een acuut begin is, asymmetrie, veel pijn, overwegend motorische of proximale klachten, of snelle progressie van de motorische klachten gaat het niet om een gewone diabetische polyneuropathie, maar moet gedacht worden aan een diabetische plexopathie, die soms ook symmetrisch kan zijn. Indien een diabetische plexopathie onwaarschijnlijk is, wordt aanvullend onderzoek verricht naar een eventueel andere oorzaak dan diabetes mellitus. Bij diabetes mellitus komen ook mononeuropathieën voor, zoals van de n. abducens en n. oculomotorius (deze laatste is altijd pupilsparend), maar ook het carpaletunnelsyndroom komt vaker voor bij patiënten met diabetes. Diabetes mellitus kan leiden tot dunnevezelneuropathie en autonome neuropathie. Deze neuropathieën komen zowel geïsoleerd (vooral in het begin) voor als in het kader van een generaliseerde polyneuropathie.

34.5.2 SYMPTOMEN

De typische diabetische polyneuropathie is een langzaam progressieve, symmetrische, distale, sensibele of sensomotorische polyneuropathie, waarbij pijnlijke prikkelingen, brandende pijn (vooral 's nachts) en overgevoeligheid bij aanraken veelvoorkomende symptomen zijn. Hiernaast komen loop- en balansproblemen voor die door sensibiliteitsverlies worden veroorzaakt. Verlies van spierkracht en atrofie zijn ongewoon, zeker in het begin. Als er duidelijke voethefferzwakte wordt gevonden, is een consult bij een neuroloog noodzakelijk, omdat de oorzaak vaak een andere is dan een diabetische polyneuropathie. Autonome stoornissen worden bij een aanzienlijk deel van de patiënten met diabetes gevonden. Snelle wisselingen in de glucosespiegel kunnen een vaak zeer pijnlijke diabetische polyneuropathie uitlokken. Deze neuropathie reageert in de regel goed op scherpere regulatie. Vaak zijn er meer sensibele bevindingen bij het EMG dan bij klinisch onderzoek.

Daarnaast worden er meer focale beelden gevonden, zoals de diabetische plexopathie. Deze variant ontstaat vaak in aansluiting op een periode van slechte glykemische controle met gewichtsverlies. Het begint met heftige pijn in het bovenbeen en de lies en wordt snel gevolgd door proximale zwakte en atrofie van het bovenbeen, met een verlaagde of afwezige kniepeesreflex. Deze neuropathie kan dubbelzijdig voorkomen, maar is dan wel meestal asymmetrisch in ernst. Indien een goede glykemische controle kan worden bewerkstelligd, is volledig herstel mogelijk, maar dit kost vaak wel maanden.
Als bij deze neuropathie ook de dunne vezels zijn aangedaan, zijn er pijnlijke tintelingen, brandend gevoel, schietende of stekende pijn, intolerantie voor dekens op de benen en een doof of koud gevoel. Deze klachten zijn vaak 's nachts maximaal. Een dunnevezelneuropathie kan zich uiten door een restless legs syndroom. Ook zijn er vaak autonome verschijnselen, zoals een veranderd transpiratiepatroon, droge ogen of droge mond, erectiestoornissen, orthostatische hypotensie, en gastro-intestinale verschijnselen. Bij neurologisch onderzoek worden geen afwijkingen gevonden, omdat het onderzoek van spierkracht, sensibiliteit en reflexen vooral de functies van de dikke zenuwvezels meet. Pijn en vooral temperatuurzin zijn wel gestoord, maar worden vaak niet routinematig onderzocht.

34.5.3 HOE WORDT DE DIAGNOSE GESTELD?

De diagnose diabetische neuropathie wordt, mits de symptomen zoals hiervoor beschreven duidelijk aanwezig zijn, zonder aanvullend onderzoek gesteld.

34.5.4 WAT IS DE DIFFERENTIAALDIAGNOSE?

Diabetes mellitus als oorzaak van een distale symmetrische sensomotorische polyneuropathie heeft een lange differentiaaldiagnose: onder andere alcoholmisbruik, medicatiegebruik (zie Polyneuropathie bij medicijngebruik), uremie, vitaminedeficiënties (zie verder).

34.5.5 THERAPIE

Intensieve diabetesbehandeling heeft een preventief effect op het ontwikkelen van een diabetische (pijnlijke) polyneuropathie en intensieve diabetesbehandeling kan een al bestaande diabetische (pijnlijke) polyneuropathie verbeteren. Het scherper instellen van

diabetes mellitus door middel van intensieve diabetesbehandeling heeft ook een keerzijde, namelijk toename van het aantal matige en ernstige (= bewustzijnsverlies) hypoglykemieën, vooral wanneer deze hypoglykemieën door een bijkomende autonome neuropathie niet meer door de patiënt als zodanig herkend worden. Andere specifieke therapieën zijn niet voorhanden.
Voor de symptomatische behandeling van de neuropathische pijn, zie onder Polyneuropathie in de algemene inleiding.

34.6 Polyneuropathie bij alcoholmisbruik

34.6.1 INLEIDING

Bij welke hoeveelheden alcohol en bij welke duur van alcoholmisbruik polyneuropathie ontstaat, is niet goed bekend. Het bij chronisch alcoholmisbruik veelal veranderde voedingspatroon speelt zeker ook een rol.

34.6.2 SYMPTOMEN

Deze polyneuropathie wordt gekenmerkt door een symmetrisch, vooral distaal voorkomend doof gevoel, tintelingen, stekende pijn en brandend gevoel voornamelijk in de benen. Vaak is er verminderde haargroei (wordt ook bij andere neuropathieën gezien) en oedeem aan de benen (heeft met alcohol en de voeding te maken, niet met de neuropathie).

34.6.3 HOE WORDT DE DIAGNOSE GESTELD?

Andere klinische verschijnselen van chronisch overmatig alcoholgebruik kunnen behulpzaam zijn bij het stellen van de diagnose (bijvoorbeeld cerebellaire degeneratie, wernicke- of korsakoff-syndroom) en ook ondervoeding. Bij bloedonderzoek kunnen behalve een verhoogde γ-GT ook andere leverenzymen verhoogd zijn. Vitamine B1 dient altijd bepaald te worden (zie par. 'Polyneuropathie door vitamine B1-deficiëntie'). Bij EMG is de polyneuropathie gekenmerkt door een axonaal sensomotorisch beeld, waarbij de sensibele afwijkingen het meest uitgesproken zijn. Bij persisterend alcoholmisbruik kunnen ook de handen aangedaan raken en kan spierzwakte optreden.

34.6.4 WAT IS DE DIFFERENTIAALDIAGNOSE?

Deze neuropathie is niet goed te onderscheiden van een polyneuropathie bij vitamine B1-deficiëntie. Alcoholisten hebben vaak ook een vitamine B1-deficiëntie, maar er komen alcoholisten voor die een polyneuropathie hebben zonder vitamine B1-deficiëntie. Cerebellaire degeneratie en dementie komen voor bij B1-deficiënties, maar ook bij alcoholisten zonder B1-deficiëntie.

34.6.5 THERAPIE

Afhankelijk van de al ontstane axonale schade is de neuropathie maar matig reversibel. Stoppen met drinken van alcohol spreekt voor zichzelf, maar zal er vooral voor zorgen dat de neuropathie niet erger wordt, terwijl pijnlijke gevoelsstoornissen meer kunnen worden ervaren zonder alcoholgebruik. Dit bevordert de motivatie om te stoppen niet.
Vitamine B1-suppletie is obligaat bij alle alcoholisten:
- 2 maal per dag 50 mg thiamine per os en 2 maal per dag een tablet vitamine B-complex.

Voor de symptomatische behandeling van de neuropathische pijn, zie in de algemene inleiding onder Polyneuropathie.

34.7 Uremische polyneuropathie

34.7.1 INLEIDING

Een uremische polyneuropathie ontstaat alleen bij patiënten die al geruime tijd bekend zijn met chronisch nierfalen (creatinineklaring lager dan 10-12 ml/min en een creatininespiegel hoger dan 400-500 µmol/l). Het is daarom zeer onwaarschijnlijk dat een patiënt die niet bekend is met ernstige nierfunctiestoornissen opeens een 'uremische' polyneuropathie heeft.

34.7.2 SYMPTOMEN

Deze patiënten hebben klachten van tintelingen, veranderd gevoel en een gezwollen gevoel. Het merendeel van de patiënten met (pre)terminaal nierfalen en/of langdurige nierdialyse blijkt 'restless legs' en distale, vooral sensibele klachten te hebben. Bij toenemend ernstig nierfalen kan spierzwakte en verlaging van de reflexen voorkomen. Als deze klachten en symptomen voorkomen, is bij een patiënt bekend met nierinsufficiëntie geen verdere diagnostiek nodig.
Er bestaat ook een subacute neuropathie bij nierinsufficiëntie. Dit beeld lijkt veel meer op een CIDP (zie par. 'Chronische inflammatoire demyeliniserende polyneuropathie (CIDP)') met spierzwakte die vooral ook proximaal aanwezig is.

34.7.3 HOE WORDT DE DIAGNOSE GESTELD?
De diagnose wordt vooral gesteld op klinisch beeld in combinatie met een bekende nierinsufficiëntie. Indien er toch twijfel bestaat, kan een EMG uitgevoerd worden. Elektrofysiologisch wordt de uremische polyneuropathie gekenmerkt door een lengteafhankelijke symmetrische distale sensomotorische axonale polyneuropathie. Zowel de sensibele als motorische actiepotentialen zijn verlaagd met vaak ook licht trage geleidingssnelheden. Myografie toont spontane spiervezelactiviteit in distale beenspieren.
Bij de subacute vorm kan aanvullende diagnostiek als EMG of LP nodig zijn. Het EMG toont afwijkingen die passen bij demyelinisatie naast vaak al aanwezige axonale kenmerken. Bij LP wordt een licht verhoogd eiwit zonder celgetalverhoging in de liquor gevonden.

34.7.4 WAT IS DE DIFFERENTIAALDIAGNOSE?
Bij een patiënt niet bekend met nierinsufficiëntie wordt onderzoek gedaan naar de oorzaak van polyneuropathie als bij een patiënt zonder verhoogde creatininewaarde.

34.7.5 THERAPIE
Na een niertransplantatie kan de polyneuropathie grotendeels reversibel blijken. Andere causale therapie is er niet. Voor de symptomatische behandeling van de neuropathische pijn, zie onder Polyneuropathie in de algemene inleiding.

34.8 Polyneuropathie bij medicijngebruik en intoxicaties

34.8.1 INLEIDING
Er is een oneindig lange lijst met medicijnen en toxische stoffen die neurotoxisch zijn en aanleiding geven tot een polyneuropathie. Bij iedere patiënt met het klinische beeld van een polyneuropathie moet medicijngebruik als oorzaak overwogen worden. Indien na eventueel aanvullend onderzoek geen oorzaak voor de polyneuropathie wordt gevonden, moet zo nodig opnieuw een grondige anamnese naar medicijngebruik worden verricht. Hierbij is het belangrijk om ook specifiek naar andere dan door de apotheker afgegeven medicatie te vragen, met name vitaminepreparaten (vitamine B6) en mogelijke intoxicaties door hobby's of recreationeel middelengebruik (denk bijvoorbeeld aan 'glue sniffing').

Medicijnen die neuropathie veroorzaken: amiodaron, cimetidine, cisplatinum, colchicine, dapson, disulfiram, ethambutol, goud, hydralazine, isoniazide, lithium, paclitaxel, fenytoïne, nitrofurantoïne, metronidazol, thaladomide, vincristine.

34.8.2 SYMPTOMEN

Deze polyneuropathie bij medicijngebruik en intoxicaties is progressief zolang de blootstelling doorgaat en leidt tot een symmetrische, distale, sensibele of sensomotorische uitval, waarbij sensibele symptomen veelvoorkomend zijn en op de voorgrond staan. Hiernaast komen loop- en balansproblemen voor die door sensibiliteitsverlies worden veroorzaakt. Verlies van spierkracht en atrofie staan in de regel niet op de voorgrond.
Vincristine, paclitaxel en cisplatinum geven een vooral sensibele polyneuropathie. De klachten ontstaan vaak snel na het starten met deze cytostatica en kunnen in het geval van cisplatinum progressief zijn na het staken van de kuur.
Amiodaron en goudtherapie vormen een uitzondering en geven een demyeliniserende neuropathie waarbij het krachtsverlies prominenter aanwezig is.

34.8.3 HOE WORDT DE DIAGNOSE GESTELD?

Wanneer een patiënt tijdens of na chemotherapie verschijnselen van een polyneuropathie heeft en het beeld past bij het desbetreffende middel, is verder onderzoek niet nodig. Hetzelfde geldt wanneer een ander geneesmiddel met als bekende bijwerking neuropathie (zie hiervoor) gebruikt wordt. EMG is daarom zelden nodig om de diagnose te bevestigen. Als dit onderzoek wel wordt verricht, gaat het om een axonale polyneuropathie. Bij het onderzoek moeten vooral ook de huid, nagels en haren worden onderzocht, omdat die een systemische intoxicatie kunnen doen vermoeden.
Voordat een stof of medicament wordt aangewezen als oorzaak van een polyneuropathie is het goed een Pubmed search te doen en te kijken of het klinisch beeld overeenkomt met datgene wat beschreven is bij de desbetreffende stof.

34.8.4 WAT IS DE DIFFERENTIAALDIAGNOSE?

Polyneuropathie door medicatie of een toxische stof staat in de differentiaaldiagnose van iedere polyneuropathie waarvoor geen andere oorzaak werd gevonden.

34.8.5 THERAPIE

Na staken van de toediening of blootstelling kan verbetering volgen bij de meeste middelen, hoewel soms veel geduld nodig is. Voor de symptomatische behandeling van de neuropathische pijn, zie onder Polyneuropathie in de algemene inleiding.

34.9 Polyneuropathie door vitamine B1-deficiëntie

34.9.1 INLEIDING

De oorzaken voor een vitamine B1-deficiëntie zijn chronisch alcoholisme, langdurig braken (bijv. hyperemesis gravidarum), chronische dialyse, langdurige parenterale voeding, colitis ulcerosa, jejuno-ileale bypass chirurgie en maagresecties. Deficiënties door te weinig intake komen in de westerse wereld eigenlijk zelden voor. Van de genoemde oorzaken zijn alcoholmisbruik en langdurig braken het meest frequent. Bij de andere genoemde oorzaken worden patiënten als het goed is standaard gesuppleerd.

34.9.2 SYMPTOMEN

Symptomen van vitamine B1-deficiëntie ontstaan in de loop van dagen tot weken. Subklinische deficiënties kunnen echter acuut tot symptomatologie leiden door fysiek inspannende arbeid en infecties. Thiamine is namelijk een belangrijk co-enzym in diverse reacties in de citroenzuurcyclus.
De eerste symptomen zijn moeheid, lusteloosheid, overprikkelbaarheid en spierkrampen. De symptomen van de polyneuropathie beginnen na een langere periode van thiaminetekort en bestaan uit gevoelsverlies en brandende sensaties in de voeten en tenen. Ook krampende en stekende pijn in de voeten en kuiten kunnen bij beginnende thiamineneuropathie behoren. Als de deficiëntie langer voortduurt, neemt de gevoelsuitval toe. De gevoelsstoornissen kunnen zich naar proximaal uitbreiden. Er ontstaat enig krachtsverlies in de voeten en onderbenen. Vervolgens kunnen de handen en armen gaan meedoen.

34.9.3 HOE WORDT DE DIAGNOSE GESTELD?

Bij lichamelijk onderzoek is de sok- en eventueel handschoenvormige sensibiliteitsstoornis voor tast-, pijn- en vibratiezin, geringe distale spierzwakte en verlaagde spierrekkingsreflexen bepalend bij het stellen van de diagnose.

Bij EMG is de polyneuropathie gekenmerkt door een gering tot matig ernstige axonale polyneuropathie. In het begin zijn de motorische actiepotentialen nauwelijks verlaagd, maar wel worden er vooral sensibele afwijkingen gevonden. Soms zijn alleen de H-reflexen traag. Uiteindelijk ontwikkelt zich een beeld van een axonale sensomotorische polyneuropathie.
Door de lage concentraties van thiamine in het bloed is het meten van het vrije thiamine in het bloed een niet erg betrouwbare maat voor de thiaminestatus van de weefsels. Er zijn allerlei tests beschikbaar om hiervan een beter beeld te krijgen (bijv. erytrocyt transketolase enzymactiviteit). Deze aanvullende bepalingen moeten in overleg met het laboratorium gedaan worden en zijn waarschijnlijk alleen nuttig bij patiënten met een onverwacht lage thiaminespiegel zonder een van de eerdergenoemde oorzaken.

34.9.4 WAT IS DE DIFFERENTIAALDIAGNOSE?

Deze neuropathie is niet goed te onderscheiden van een polyneuropathie als gevolg van chronisch overmatig alcoholgebruik (zie Polyneuropathie bij alcohol).

34.9.5 THERAPIE

Bij patiënten met een lage thiaminespiegel en een van de genoemde oorzaken moet altijd worden gesuppleerd. De verbetering na thiaminesuppletie is traag en duurt maanden. Afhankelijk van de alcohol geïnduceerde component kan een heel redelijk herstel optreden.
Patiënten met alleen een polyneuropathie moeten als volgt worden gesuppleerd:

- 2 maal per dag 50 mg thiamine in combinatie met 2 maal per dag 1 tablet vitamine B-complex.

Tijdens detoxificatie van patiënten met chronisch overmatig alcoholgebruik moet de dosering van thiamine worden opgehoogd tot 300 mg per dag.

Bij een verhoogd risico op een wernicke-encefalopathie naast de polyneuropathie:

- vijf dagen 1 dd 250 mg thiamine i.m. of i.v., in combinatie met (eenmaal daags oraal) vitamine B-complex forte en 500 mg vitamine C.

Voor de symptomatische behandeling van de neuropathische pijn, zie onder Polyneuropathie in de algemene inleiding.

34.10 Polyneuropathie bij vitamine B12-deficiëntie

34.10.1 INLEIDING

De oorzaken van vitamine B12-deficiëntie zijn: verminderde resorptie door deficiëntie aan 'intrinsic factor' (atrofische gastritis, maagresectie), disfunctie van het terminale ileum (resectie, M. Crohn), verhoogd verbruik van vitamine B12 bij bacteriële overgroei in de darm, maagzuurremmers, parasitaire infecties van het ileum en N_2O-inhalatieanesthesie. Deficiëntie door verminderde intake komt maar zeer zelden voor. De belangrijkste neurologische manifestaties van cobalaminedeficiëntie zijn gecombineerde strengziekte, polyneuropathie, visusstoornissen en cognitieve stoornissen. Deze neurologische manifestaties kunnen voorkomen zonder anemie.

34.10.2 SYMPTOMEN

Gecombineerde strengziekte begint veelal met tintelingen in de voeten, soms doofheid in de handen. Geleidelijk ontstaat onzekerheid bij het lopen, spierzwakte en stijfheid van de benen. Blaasontledigingsstoornissen door een hypotone blaas zijn niet ongebruikelijk. Bij het onderzoek zijn er gevoelsstoornissen (positie- en vibratiezin) met verlaagde achillespeesreflexen, ataxie en piramidebaanverschijnselen (voetzoolreflex volgens Babinski). Deze symptomen ontstaan door een combinatie van polyneuropathie en myelopathie. Hiernaast kan schade aan de oogzenuw ontstaan met centrale scotomen met visusverlies en er kunnen gedragsveranderingen en cognitieve stoornissen voorkomen. Polyneuropathie kan ook meer geïsoleerd voorkomen en is dan een voornamelijk sensibele, gemengd axonale en demyeliniserende polyneuropathie die zich voornamelijk uit door gnostische gevoelsstoornissen (vibratiezin en bewegingsrichtinggevoel). Het complete klinische beeld van een gecombineerde strengziekte is zeldzaam geworden.

34.10.3 HOE WORDT DE DIAGNOSE GESTELD?

Het klinische beeld is leidend. Indien het klinisch beeld geen uitsluitsel geeft, kan een EMG uitgevoerd worden. De verdenking op een vitamine B12-deficiëntie ontstaat als bij EMG-onderzoek een axonale en demyeliniserende polyneuropathie wordt gevonden. Een normaal hemoglobinegehalte sluit een deficiëntie niet uit.

34.10.4 WAT IS DE DIFFERENTIAALDIAGNOSE?

Alle oorzaken van een subacute myelopathie staan in de differentiaaldiagnose als er een gecombineerde strengziekte is. De geïsoleerde polyneuropathie bij een vitamine B12-deficiëntie is tamelijk kenmerkend door de gevoelsstoornis van vibratiezin en bewegingsrichting die bijzonder invaliderend kan zijn, en waardoor deze neuropathie zich onderscheidt van andere.

34.10.5 THERAPIE

Vrijwel alle patiënten verbeteren na suppletie, maar ongeveer de helft houdt restverschijnselen. Dit is afhankelijk van de ernst van de deficiëntie en de snelheid van behandeling. Het is goed om zich te realiseren dat een klein deel van de patiënten gedurende de eerste maand van behandeling voorbijgaande opflakkeringen van hun neurologische symptomen kan krijgen. Dit betreft vaak verergering van de paresthesieën.

- Vitamine B12 1000 microgram i.m. of diep s.c., met een interval van ten minste drie dagen, daarna een onderhoudsdosering van 1000 microgram eenmaal per twee maanden of 300 microgram eenmaal per maand. Als er nog duidelijk neurologische afwijkingen zijn, dan 1000 microgram een- à tweemaal per week gedurende twee jaar en pas daarna naar eenmaal per twee maanden.

De suppletie moet meestal levenslang worden volgehouden, maar wordt mede bepaald door de oorzaak van de deficiëntie. Voor de symptomatische behandeling van de neuropathische pijn, zie onder Polyneuropathie in de algemene inleiding.

34.11 Polyneuropathie door vitamine B6-deficiëntie of intoxicatie

34.11.1 INLEIDING

Vitamine B6- of pyridoxinedeficiëntie is erg zeldzaam en komt voor bij langdurig gebruik van isoniazide, bij zwangeren, chronische peritoneaal dialyse en alcoholisten. Door adequate suppletie is deficiëntie in de eerste drie groepen zeldzaam. De keerzijde van pyridoxine is de neurotoxiciteit. Een overmaat aan pyridoxine kan ook leiden tot een polyneuropathie. De snelheid waarmee klachten kunnen ontstaan, is gerelateerd aan de hoogte van de dosis: bij een dosering van 3 g/dag na twee maanden, bij 200 mg per dag na 36 maanden. Pyridoxineneuropathie is vooral gevonden bij mensen die overmatig voedingssupplementen gebruiken.

34.11.2 SYMPTOMEN

Gevoelsstoornissen staan op de voorgrond. Bij onderzoek worden vooral distale sensibele afwijkingen en verlaagde of afwezige achillespeesreflexen gevonden; de kracht is normaal.
Een overmaat vitamine B6 veroorzaakt het typisch klinische beeld van een puur sensibele atactische polyneuropathie die begint met een doof gevoel en tintelingen in de tenen. Sommige patiënten klagen over verminderd gevoel in de vingertoppen en een doof gevoel perioraal. Onzekerheid bij het lopen en balansstoornissen komen veel voor. Ook het symptoom van Lhermitte (vooroverbuigen van het hoofd geeft een 'elektrisch' gevoel langs het ruggenmerg) wordt door veel patiënten gemeld. Bij het onderzoek zijn er gevoelsstoornissen (positie- en vibratiezin) met verlaagde achillespeesreflexen, dronkenmansgang en een positieve proef van Romberg. De spierkracht is niet aangedaan.

34.11.3 HOE WORDT DE DIAGNOSE GESTELD?

Bepaling van het vitamine B6-gehalte als de meest voorkomende oorzaken van neuropathie onwaarschijnlijk zijn.

34.11.4 WAT IS DE DIFFERENTIAALDIAGNOSE?

De differentiaaldiagnose van polyneuropathie bij vitamine B6-deficiëntie is lang en omvat alle standaardoorzaken van polyneuropathie.
Vooral vitamine B12- en B1-deficiëntie, paraneoplastische neuropathie en diabetes mellitus staan in de differentiaaldiagnose van de pyridoxineneuropathie.

34.11.5 THERAPIE

Pyridoxineneuropathie is reversibel na het staken van overmatige vitamine B6-inname. De symptomen kunnen na het staken nog gedurende twee à drie weken verergeren. Na zes maanden zullen de belangrijkste symptomen verdwenen zijn, maar volledig herstel kan twee tot drie jaar duren.

- bij een lichte tot matige deficiëntie: 10-50 mg vitamine B6 / dag

- bij onvoldoende effect of bij een ernstige deficiëntie 100 mg/dag gedurende een maand. Daarna nagaan of onderhoudsbehandeling nodig is.

34.12 Paraproteïne neuropathieën

34.12.1 INLEIDING

Als bij patiënten met een polyneuropathie geen aanwijzingen aanwezig zijn voor een van de in de inleiding genoemde bekende oorzaken van polyneuropathie, wordt altijd gezocht naar de mogelijke aanwezigheid van een paraproteïne.
De incidentie van monoklonale gammopathieën en polyneuropathieën neemt toe met de leeftijd. Het is dan ook niet verwonderlijk dat bij ongeveer 10% van de idiopathische polyneuropathieën een paraproteïne wordt gevonden. Een benigne IgG-paraproteïne veroorzaakt waarschijnlijk geen polyneuropathie. IgM-paraproteïnemie is echter sterk geassocieerd met demyeliniserende polyneuropathie. Van alle mensen met een monoklonale gammopathie, ongeacht of er een polyneuropathie aanwezig is, heeft ongeveer een derde een onderliggende hematologische maligniteit of amyloïdose. Patiënten bij wie tijdens de diagnostische fase een monoklonale gammopathie wordt vastgesteld, dienen dan ook verwezen te worden naar een hematoloog voor verdere evaluatie. Patiënten bij wie geen onderliggende aandoening gevonden wordt, hebben een MGUS (monoclonal gammopathy of undetermined significance). In deze groep heeft ongeveer 55% een IgM-, 35% een IgG- en 10% een IgA-MGUS. Naar schatting heeft ongeveer 30% van de patiënten met een MGUS een polyneuropathie, hierbij gaat het vooral om patiënten met een IgM-MGUS. Bij ongeveer de helft van de patiënten met een IgM-paraproteïne polyneuropathie is het IgM gericht tegen het Myelin-Associated-Glycoprotein (MAG). Gezien het typisch klinische beeld wordt er ook wel gesproken over de anti-MAG-polyneuropathie.

34.12.2 SYMPTOMEN

De MGUS-polyneuropathie is een distale, symmetrische sensomotorische polyneuropathie. Bij 80% domineren de sensibele klachten en afwijkingen vooral in het begin, maar uiteindelijk ontstaat er ook zwakte bij vrijwel alle patiënten. Tremor en ataxie komen nogal eens voor, vooral bij patiënten met IgM-MGUS. Hersenzenuwuitval is ongewoon en ook het autonome zenuwstelsel is niet betrokken. Het beloop is langzaam progressief en slechts bij uitzondering snel progressief. Ongeveer de helft van de patiënten raakt in de loop van de tijd ernstig geïnvalideerd. Anti-MAG-polyneuropathie komt meer voor bij mannen (3:1) en op oudere leeftijd. Deze symmetrische polyneuropathie heeft een sluipend beloop en begint met gevoelsklachten en ataxie aan de benen. Deze symptomen worden pas na enkele jaren gevolgd door zwakte. Balans- en loopstoornissen staan vroeg op de voorgrond en worden veroorzaakt door de gevoelsstoornissen. Bij ongeveer de helft van de patiënten wordt tremor aan de handen gevonden

34.12.3 HOE WORDT DE DIAGNOSE GESTELD?

Het EMG laat een gemengde polyneuropathie zien met zowel axonale als demyeliniserende kenmerken.
Liquoronderzoek draagt weinig bij. Het eiwitgehalte kan normaal of licht verhoogd zijn.
Bij anti-MAG-polyneuropathie toont het EMG-onderzoek stoornissen van de zenuwgeleiding met zeer trage distale latentietijden. Op klinische en elektrofysiologische gronden is er weinig verschil tussen een demyeliniserende polyneuropathie bij IgM-paraproteïnemie met en zonder anti-MAG-antilichamen. Verondersteld wordt dat bij deze laatste groep andere antilichamen een rol spelen. De diagnose wordt gesteld door elektroforese en eventueel anti-MAG-bepaling.

34.12.4 WAT IS DE DIFFERENTIAALDIAGNOSE?

Het is belangrijk onderscheid te maken tussen polyneuropathie bij een MGUS of een van de onderliggende hematologische maligniteiten dan wel amyloïdose. Hiervoor is beoordeling door een hematoloog noodzakelijk. Bij een IgM-paraproteïne, zeker als er sprake is van anti-MAG-reactiviteit en het EMG demyeliniserend van karakter is, is verder onderzoek naar een alternatieve oorzaak niet nodig. Indien er een IgG- of IgA-paraproteïne is bij een demyeliniserende polyneuropathie wordt altijd een CIDP overwogen, omdat het paraproteïne op coïncidentie kan berusten. Is er een axonale polyneuropathie dan zullen de andere veelvoorkomende oorzaken van een polyneuropathie onderzocht worden.

34.12.5 THERAPIE

Wat de beste behandeling is van polyneuropathie bij IgM-paraproteïnemie is nog onbekend. Uit gerandomiseerde trials blijkt dat humaan intraveneus immunoglobuline en plasmaferese niet werken. Mogelijk zijn stootkuren met cyclofosfamide en prednison effectief. De eerste resultaten van de behandeling van polyneuropathie geassocieerd met IgM-paraproteïne met een humaan monoklonaal antilichaam (rituximab) zijn positief.

- Rituximab wordt i.v. toegediend: 375 mg/m^2 lichaamsoppervlak één keer per week gedurende vier weken; meer recent worden ook hogere doseringen aanbevolen: 750 mg/m^2 per week.

Deze behandeling dient te geschieden in gespecialiseerde centra door artsen met ervaring met deze ziekte en met de genoemde geneesmiddelen.
Voor de symptomatische behandeling van de neuropathische pijn, zie onder Polyneuropathie in de algemene inleiding.

34.13 Hereditaire neuropathieën

34.13.1 INLEIDING

Van alle erfelijke neuropathieën komt de hereditaire motorische en sensorische neuropathie (HMSN), ofwel de ziekte van Charcot-Marie-Tooth (CMT), het meest voor. Daarnaast bestaan er nog vele uitermate zeldzame erfelijke polyneuropathieën. Op de kinderleeftijd komen deze polyneuropathieën vaak in combinatie met andere verschijnselen voor, wat tot een syndroomdiagnose kan leiden. De prevalentie van CMT ligt tussen de 10 en 40 per 100.000. In Nederland zouden er dus ten minste 1600 CMT-patiënten moeten zijn.

34.13.2 SYMPTOMEN

Het 'klassieke' klinische beeld van CMT wordt gekarakteriseerd door distale spierzwakte, atrofie en gevoelsstoornissen in de benen meer dan in de armen, met daarbij lage tot afwezige reflexen. Spierzwakte leidt tot voetmisvormingen (holvoeten en klauw- of hamertenen) en – minder vaak voorkomend – tot handmisvormingen (klauwstand).

34.13.3 HOE WORDT DE DIAGNOSE GESTELD?

Er worden twee hoofdgroepen van CMT onderscheiden: een demyeliniserende en een axonale vorm van CMT. Daarnaast is er nog een veel kleinere groep met een gemengde (intermediaire) vorm. Beginnen de verschijnselen in de eerste tien levensjaren, zijn er holvoeten en areflexie, dan wijst dat meer in de richting van een demyeliniserende vorm van CMT, maar de kliniek toont te veel overlap om hierop te kunnen vertrouwen. Voor een meer volledig onderscheid is elektrofysiologisch geleidingsonderzoek van de perifere zenuwen noodzakelijk. Bij de demyeliniserende vorm zijn de geleidingssnelheden duidelijk te traag. Volgens afspraak neemt men een motorische geleidingssnelheid van de n. medianus van 38 m/s als bovengrens van een te trage geleiding. Bij de axonale vorm staan bij het EMG-onderzoek tekenen van axonale schade op de voorgrond, waarbij de geleidingssnelheden sneller dan 38 m/s zijn. Dit onderscheid is vaak goed te maken, maar er is een derde groep patiënten waarbij dit onderscheid minder duidelijk is. Om die reden is een intermediaire vorm van CMT aan de classificatie toegevoegd, waarbij de motorische geleidingssnelheid van de n. medianus tussen de 25 en 45 m/s ligt. De erfelijke drukneuropathie wordt veelal in één adem genoemd met de demyeliniserende vorm van CMT, omdat hetzelfde gen bij beide ziekten is betrokken. De klinische verschijnselen passen niet bij het klinische beeld van CMT. Zij bestaan namelijk uit recidiverende, pijnloze, geheel of gedeeltelijk voorbijgaande motorische en/of sensibele symptomen in het gebied van een zenuw of van de plexus brachialis. Ogenschijnlijk onbeduidende traumata van de perifere zenuwen door hurken, rugzak dragen, etc. worden als oorzakelijk moment gezien. Het meest frequent aangedaan zijn de n. axillaris, n. radialis, n. ulnaris, n. medianus, n. peroneus en plexus brachialis. Kenmerkend zijn focale afwijkingen bij geleidingsonderzoek van de zenuwen. Geleidelijk kan een gegeneraliseerde polyneuropathie ontstaan, die in zeldzame gevallen erg veel kan gaan lijken op het klinisch beeld van CMT. Wanneer na (familie)anamnese en lichamelijk onderzoek gedacht wordt aan de ziekte van Charcot-Marie-Tooth, wordt eerst EMG-onderzoek verricht voor het onderscheid tussen een demyeliniserende, axonale of gemengde vorm. Vervolgens kan voor een aantal vormen van CMT, DNA-diagnostiek worden aangevraagd. Goede aanvullende klinische informatie kan erg behulpzaam zijn bij het uitzetten van de genetische diagnostiek. Bij een patiënt met een typisch klinisch beeld van CMT bij wie de diagnose bij een aangedaan familielid bevestigd is met DNA-diagnostiek is overigens verder aanvullend onderzoek niet noodzakelijk. Verwijzing naar een neuromusculair centrum of neuroloog met neuromusculaire interesse is bij deze patiënten geïndiceerd.

34.13.4 WAT IS DE DIFFERENTIAALDIAGNOSE?

CMT1a, een demyeliniserende neuropathie, is de meest voorkomende vorm van CMT. Sommige patiënten hebben het beeld van een gesuperponeerde CIDP; hieraan moet vooral gedacht worden bij plotselinge verslechtering. Bij CMT2 (axonale vorm) staat vooral CIAP (zie par. Chronische idiopathische axonale polyneuropathie (CIAP)) in de differentiaaldiagnose.

34.13.5 THERAPIE

Een gerichte therapie bestaat niet voor CMT. Symptomatische behandeling staat daarom op de voorgrond. Een revalidatiearts begeleidt de symptomatische behandeling, waarbij wordt getracht functionele mogelijkheden in stand te houden en compensatiemechanismen aan te leren. Veel patiënten hebben baat bij schoenaanpassingen, enkel-voetorthese of orthopedisch schoeisel. Bij ernstige voet- of handmisvormingen of (kyfo)scoliose kan een chirurgische correctie worden overwogen. Goede vergelijkende onderzoeken over dit onderwerp ontbreken. Patiënten met kinderwens hebben advies nodig over de erfelijkheid en de beloopvormen.

34.14 Chronische idiopathische axonale polyneuropathie (CIAP)

34.14.1 INLEIDING

Naar schatting wordt bij 20 tot 30% van de patiënten bij wie bij EMG-onderzoek een chronische axonale sensomotorische polyneuropathie wordt gezien ook bij verder aanvullend onderzoek geen oorzaak gevonden. We hebben dan per exclusionem te maken met een chronische idiopathische axonale polyneuropathie (CIAP). Echter bij een patiënt jonger dan 45 jaar moet deze diagnose met zeer grote terughoudendheid gesteld worden, omdat CIAP op die leeftijd nauwelijks voorkomt. CIAP komt iets meer voor bij mannen dan bij vrouwen en de gemiddelde leeftijd waarop de diagnose gesteld wordt is 60 jaar.

34.14.2 SYMPTOMEN

Het klinische beeld is dat van een distale, voornamelijk sensibele polyneuropathie, die zeker in het begin alleen tot de voeten en benen beperkt is. De sensibele stoornissen breiden zich heel geleidelijk uit tot een sokvormig gebied en omvatten alle modaliteiten. De handen doen pas na jaren mee. Autonome stoornissen zijn zeer ongebruikelijk. Patiënten blijven in de regel ambulant. Bij onderzoek kan er geringe zwakte gevonden worden, vooral distaal, en onhandigheid in het manipuleren van kleine voorwerpen. Ook problemen bij het lopen door onzekerheid en instabiliteit, zich uitend in een gestoorde koorddansergang, is niet ongewoon. Dit ontstaat door een combinatie van diepe gevoelsstoornissen en geringe zwakte. De achillespeesreflexen zijn meestal verlaagd of afwezig, terwijl de overige reflexen verlaagd of normaal opwekbaar zijn. De genoemde sensibiliteitsstoornissen zijn gemakkelijk te vinden bij het onderzoek.

34.14.3 HOE WORDT DE DIAGNOSE GESTELD?

Bij het EMG-onderzoek wordt het typische beeld van een sensomotorische axonale polyneuropathie gevonden.
Voor patiënten die jonger zijn dan 45 jaar of met een niet typische presentatie, bijvoorbeeld door vroege spierzwakte of snelle progressie, is het raadzaam de patiënt langere tijd te volgen om een andere oorzaak uit te sluiten, bijvoorbeeld een CMT2. Bij een negatieve familieanamnese kan het gaan om een spontane mutatie.

34.14.4 WAT IS DE DIFFERENTIAALDIAGNOSE?

Als er snelle achteruitgang is, heftige pijn, veel motorische uitval of autonome stoornissen, moet altijd een andere oorzaak overwogen worden. De differentiaaldiagnose van de CIAP is een polyneuropathie door diabetes mellitus, intoxicaties (alcohol), nierinsufficiëntie, medicatiegebruik, hiv, vitaminedeficiënties, paraproteïnemie, axonale CMT2, vasculitis, cryoglobulinemie, paraneoplastisch syndroom, hypothyreoïdie, sarcoïdose, en amyloïdose. Na anamnese en lichamelijk onderzoek zal het aanvullend onderzoek op een van deze aandoeningen gericht moeten worden.

34.14.5 THERAPIE

Er is geen causale therapie. Van belang is te benadrukken dat we niet weten hoe de aandoening ontstaat, maar wel hoe het beloop is. Bijna niemand komt in een rolstoel. Revalidatiearts of fysiotherapeut kan nuttig zijn om te adviseren bij het in stand houden van functionele mogelijkheden. Hierbij kan gedacht worden aan hulpmiddelen bij het lopen als de balans en loopproblemen op de voorgrond staan. Voor de symptomatische behandeling van de neuropathische pijn, die soms zeer hinderlijk kan zijn bij deze patiënten, zie onder Polyneuropathie in de algemene inleiding.

34.15 Hypothyreoïdie

34.15.1 INLEIDING

Hyperthyreoïdie als oorzaak voor een polyneuropathie is niet beschreven. Wel is 'Basedow paraplegie' beschreven met acute zwakte van voornamelijk de benen bij patiënten met een thyreotoxicose, wat doet denken aan het syndroom van Guillain-Barré. Er is echter gegronde twijfel of er een causale relatie bestaat met het verhoogde schildklierhormoon bij deze patiënten.
Polyneuropathie bij hypothyreoïdie is daarentegen veel beter gedocumenteerd. In grote series met patiënten met hypothyreoïdie heeft ongeveer de helft klachten van gevoelsstoornissen. Ook komen mononeuropathieën vaker voor bij patiënten met hypothyreoïdie (carpaletunnelsyndroom).

34.15.2 SYMPTOMEN

Naast algemene symptomen passend bij een hypothyreoïdie kunnen de volgende neurologische verschijnselen zich voordoen: doofheid, tintelingen en soms pijn en krampen staan op de voorgrond. Loop- en balansstoornissen, en vibratie- en positiezin zijn veel ernstiger aangedaan dan pijn- en temperatuurzin. Reflexen zijn meestal sterk verlaagd of afwezig. Er is meestal geen spierzwakte, maar patiënten klagen wel over de algemene verschijnselen moeheid en zwakte passend bij het klinisch beeld van een hypothyreoïdie. In ernstige gevallen is er zwakte van distale beenspieren.

34.15.3 HOE WORDT DE DIAGNOSE GESTELD?

De diagnose wordt gesteld op het klinisch beeld aangevuld met EMG-onderzoek, waarbij het een axonale, voornamelijk sensibele polyneuropathie betreft, maar er zijn enkele studies gepubliceerd waarin snelheden passend bij demyelinisatie gevonden werden.

34.15.4 WAT IS DE DIFFERENTIAALDIAGNOSE?

Differentiaaldiagnostisch moet gedacht worden aan een polyneuropathie bij het syndroom van Sjögren, vasculitis, lepra, polycythaemia of een paraneoplastisch syndroom.

34.15.5 THERAPIE

De onderliggende hypothyreoïdie moet worden behandeld met suppletie van thyroxine (T4); de polyneuropathie verbetert hierna meestal zeer goed, maar langzaam.

34.16 Chronische inflammatoire demyeliniserende polyneuropathie (CIDP)

34.16.1 INLEIDING

Chronische inflammatoire demyeliniserende polyneuropathie (CIDP) is een auto-immuunziekte van het perifere zenuwstelsel. CIDP kan worden gezien als de chronische vorm van het guillain-barré-syndroom (GBS).
GBS heeft een monofasisch beloop, het dieptepunt van de uitval wordt meestal binnen vier weken bereikt. CIDP heeft meestal een langzamer begin, het dieptepunt wordt na acht weken bereikt en het beloop is vaak niet monofasisch, maar kent remissies en exacerbaties.

34.16.2 SYMPTOMEN

De neurologische uitval bij CIDP lijkt op die bij GBS: dat betekent dat de motorische stoornissen ernstiger zijn dan de sensorische en dat niet alleen de benen maar ook de armen vrijwel symmetrisch zijn aangedaan. De gelaatsmusculatuur, oogspieren, slik- en kauwspieren, en de ademhalingsspieren doen maar zeer zelden mee.

34.16.3 HOE WORDT DE DIAGNOSE GESTELD?

Zonder totale areflexie wordt de diagnose op het klinisch beeld moeilijk. Het liquoreiwitgehalte is te hoog zonder verhoging van het celgetal (meestal niet hoger dan 30/3). EMG-onderzoek laat geleidingssnelheden passend bij demyelinisatie zien met geleidingsblokkades. Het bloedonderzoek behoort normaal te zijn: geen monoklonale gammopathie en normale vitamine B-waarden.

34.16.4 WAT IS DE DIFFERENTIAALDIAGNOSE?

Er is een puur motorische vorm van CIDP die herkend moet worden voor de therapie wordt gekozen. Als de puur motorische uitval asymmetrisch en beperkt is en vooral aan de armen voorkomt, gaat het om de multifocale motorische neuropathie (MMN). Het begin van amyotrofische lateraal sclerose (ALS) is vaak niet van MMN te onderscheiden. Dit gebeurt dan door het aantonen van geleidingsblokkades bij EMG-onderzoek: wel blokkades bij MMN niet bij ALS.
Bij andere chronische neuropathieën zijn de armen meestal niet aangedaan, ontbreekt de totale areflexie, zijn de afwijkingen soms asymmetrisch en passen de geleidingssnelheden niet bij demyelinisatie. Bij zeer asymmetrische neuropathieën wordt aan de zogeheten multipele mononeuropathie gedacht; dat kan een variant van CIDP zijn als er geleidingsblokkades en trage geleidingssnelheden zijn, maar als dat niet zo is moet aan vasculitis als oorzaak van de neuropathie worden gedacht. Bij patiënten met een chronische neuropathie met zeer trage geleidingssnelheden in alle zenuwen wordt de diagnose hereditaire motorische en sensorische neuropathie type 1 (HMSN 1) overwogen (zie eerder). Tot slot moet door middel van een eiwitspectrum worden uitgesloten dat het gaat om een paraproteïne neuropathie (zie eerder). CIDP komt voor bij hiv-infecties (zie eerder) en als paraneoplastisch syndroom (zie eerder).

34.16.5 THERAPIE

Behandeling met corticosteroïden of humaan immuunglobuline voor intraveneuze toediening is therapie van eerste keuze. Behandeling met dexamethason stootkuren of met prednison gedurende een half jaar leidt bij 40% van de patiënten tot langdurige remissies. Of behandeling met immuunglobuline ook bij hetzelfde percentage patiënten deze resultaten heeft is niet bekend. Omdat immuunglobulinebehandeling toediening per infuus vereist, heeft behandeling met dexamethason of prednison de voorkeur, tenzij er een puur motorische vorm is vastgesteld, want dan kan verslechtering volgen na behandeling met corticosteroïden. In dat geval heeft behandeling met immuunglobuline de voorkeur. Behandeling met dexamethason wordt iets beter verdragen dan behandeling met dagelijks prednison.

Dexamethason
- dexamethason 10 mg 4 dd gedurende 4 dagen, eenmaal per 4 weken, zesmaal in totaal. Aan deze behandeling worden maag- en botbeschermende middelen toegevoegd:
  - pantoprazol 40 mg/dag;
  - alendroninezuur 70 mg/week;
  - calciumcarbonaat/colecalciferol 500 mg/400IE (Calci chew D3) 1 dd 1.

Immuunglobuline
- Humaan. Immuunglobuline voor i.v.-toediening: 0,4 g/kg lichaamsgewicht/dag gedurende vijf dagen; onderhoudsdosering: dagdosis (0,4 g/kg lichaamsgewicht) eenmaal per twee, drie of vier weken (afhankelijk van de individuele klinische respons op de medicatie).

34.17 Hiv-neuropathie

34.17.1 INLEIDING

Er zijn diverse neuropathiesyndromen beschreven in het kader van een hiv-infectie: het syndroom van Guillain-Barré, CIDP, multipele mononeuropathieën, dunnevezelneuropathie en een distale symmetrische polyneuropathie. Behalve de distale symmetrische polyneuropathie zijn de andere zeldzaam. De etiologie van deze neuropathieën is divers en maar gedeeltelijk een rechtstreeks effect van de hiv-infectie. Opportunistische infecties, neurotoxiciteit van gebruikte medicatie, voedings- en vitaminedeficiënties, andere veelvoorkomende bijkomende ziekten, zoals diabetes en auto-immuunprocessen, zijn nogal eens oorzaken van polyneuropathieën bij hiv. Er zijn geen betrouwbare incidentie- en prevalentiecijfers, maar polyneuropathie zou bij ongeveer 5% van de patiënten met de diagnose aids voorkomen; het aantal hiv-geïnfecteerden met een polyneuropathie die (nog) geen diagnose aids hebben is niet bekend.

34.17.2 SYMPTOMEN

GBS en CIDP verlopen bij hiv-geïnfecteerden niet anders dan bij niet-hiv-geïnfecteerden (zie eerder par. Guillain-barré-syndroom

(GBS) en zie verder par. Chronische inflammatoire demyeliniserende polyneuropathie (CIDP)). Deze inflammatoire demyeliniserende neuropathieën komen vrijwel altijd vroeg voor in het beloop van een hiv-infectie.
Multipele mononeuropathieën komen tijdens alle fasen van de hiv-infectie voor en uiten zich in asymmetrische hersenzenuwuitval, zwakte van de handspieren, een klapvoet en multifocale, dus verspreid voorkomende sensibiliteitsuitval.
Dunnevezelneuropathie is een late complicatie van een hiv-infectie. De symptomen zijn tintelingen, brandend gevoel, prikkelingen, schietende of stekende pijn, intolerantie voor dekens op de benen en een doof of koud gevoel. Deze klachten zijn vaak 's nachts maximaal. Een beginnende dunnevezelneuropathie kan zich uiten door een restless legs syndroom. Bij een aantal patiënten staan vooral de autonome verschijnselen op de voorgrond, zoals veranderd transpiratiepatroon, rood worden van het gelaat, droge ogen of droge mond, erectiestoornissen, orthostatische hypotensie en gastro-intestinale verschijnselen.
Een distale symmetrische polyneuropathie is ook een late complicatie van de hiv-infectie. Deze polyneuropathie begint met tintelingen en een doof gevoel in de tenen en klimt langzaam gedurende maanden op naar proximaal. De handen doen zelden mee. Bij onderzoek is er een typisch sokvormige sensibiliteitsstoornis voor alle kwaliteiten. De achillespeesreflex en vaak ook de kniepeesreflex zijn verlaagd of afwezig. In ernstige gevallen kan distale spierzwakte ontstaan met een bilaterale klapvoet. Proximaal krachtsverlies komt nooit voor.

34.17.3 HOE WORDT DE DIAGNOSE GESTELD?

De diagnosen GBS en CIDP worden gesteld zoals eerder beschreven.
Multipele mononeuropathieën zijn bij EMG-onderzoek sensomotorische axonale neuropathieën, waarbij afzonderlijke zenuwen zijn aangedaan.
Bij dunnevezelneuropathieën is het onderzoek normaal.
Bij de distale symmetrische polyneuropathie past het EMG-onderzoek bij een sensomotorische (ook als er geen motorische verschijnselen zijn) axonale polyneuropathie met de- en re-innervatieverschijnselen bij myografie. Deze polyneuropathie was ge-

associeerd met een slechte prognose, maar sinds de introductie van de 'highly active anti-retroviral therapy' (HAART) is dit niet meer zo.

34.17.4 WAT IS DE DIFFERENTIAALDIAGNOSE?

Multipele mononeuropathieën komen voor bij vasculitis, diabetes mellitus, erfelijke drukneuropathie, multifocale demyeliniserende neuropathie (variant van CIDP), sarcoïdose, lepra, en radiculoneuropathieën in het kader van de ziekte van Lyme. Bij een hiv-infectie moet ook gedacht worden aan een CMV-polyradiculitis, wat erg kan lijken op een multipele mononeuropathie.
Dunnevezelneuropathie komt voor in het kader van diabetes mellitus, amyloïdose, alcoholabusus, sarcoïdose, vasculitis (M. Wegener, SLE), ziekte van Sjögren, postinfectieus (o.a. na EBV, influenza), monoklonale gammopathie, hyperlipidemie, ziekte van Fabry, ziekte van Tangier, intoxicaties en geneesmiddelen, familiair 'burning feet' syndroom, hereditaire sensorische en autonome neuropathie en als paraneoplastische neuropathieën.
De belangrijkste differentiaaldiagnose voor de distale symmetrische polyneuropathie bij hiv is een medicatiegeïnduceerde polyneuropathie. Klinisch en elektrofysiologisch zijn deze niet goed te onderscheiden en daarom wordt de gebruikte medicatie altijd als mogelijke oorzaak overwogen. De moderne antiretrovirale middelen geven zelden nog aanleiding tot neuropathieën, in tegenstelling tot de oudere middelen.

34.17.5 THERAPIE

De behandeling van hiv-gerelateerde GBS en CIDP is gelijk aan de GBS en CIDP bij niet-hiv-geïnfecteerde personen. Als er bij een van de beschreven beelden een onderliggende oorzaak wordt aangetoond, anders dan de hiv-infectie, moet deze waar mogelijk worden behandeld. Het effect van HAART-therapie op de bijkomende neuropathieën is eigenlijk niet goed bekend.

34.18 Medianopathie (carpaletunnelsyndroom, CTS)

34.18.1 INLEIDING

Een medianopathie ter hoogte van de carpale tunnel is de meest voorkomende drukneuropathie. De prevalentie wordt zeer wisselend gerapporteerd, maar ligt ergens tussen de 5 en 10% bij vrouwen en 0,5 en 1% bij mannen. Het kan op alle leeftijden voorkomen, maar de grootste groep zijn vrouwen van middelbare leeftijd (40 en 60 jaar) en zwangere vrouwen (na de 6e maand). Het man-vrouwverschil wordt waarschijnlijk veroorzaakt door de kleinere polsomvang bij vrouwen, waardoor de n. medianus gemakkelijker gecomprimeerd raakt in de carpale tunnel die gevormd wordt door de handwortelbeentjes en het ligamentum carpi transversum. De oorzaak van het CTS wordt meestal niet duidelijk, maar lokale afwijkingen, bijvoorbeeld een tumor of fractuur, kunnen tot compressie van de zenuw leiden. Verder komt het CTS vaker voor bij adipositas, diabetes mellitus, reumatoïde artritis, hypothyreoïdie, acromegalie en bij patiënten met een dialyseshunt in de onderarm. Vaak is er een verband met het (beroepsmatig) gebruik van de handen en de houding van de polsen tijdens de slaap (hyperflexie of extensie).

34.18.2 SYMPTOMEN

Een patiënt klaagt over (pijnlijke) tintelingen, pijn, een gezwollen brandend gevoel en gevoelsstoornissen in de hand en vingers. Vaak zegt een patiënt dat alle vingers meedoen, ook de pink, hoewel dit anatomisch niet goed te begrijpen valt. De pijn zit bij ruim de helft ook in de pols en de onderarm en ruim een derde heeft pijn in de bovenarm en/of schouder. Krachtsverlies staat niet op de voorgrond, maar desgevraagd laten patiënten weten vaak dingen uit de hand te laten vallen en minder gemakkelijk een deksel of dop van pot of fles te krijgen. Patiënten worden vaak wakker van deze klachten en 'wapperen' dan met de handen wat helpt.
Het neurologisch onderzoek kan helemaal normaal zijn, maar vaak wordt er verminderde sensibiliteit gevonden in duim, wijs- , middel- en de radiale helft van de ringvinger aan de palmaire zijde. Deze gevoelsstoornissen lopen door tot op de hand maar niet voorbij de pols. De duimmuis kan atrofisch zijn met overeenkomende zwakte van de m. abductor pollicis brevis. De veelgebruikte provocatieproeven, zoals de proef van Tinel (tikken op het ligamentum carpi transversum), het teken van Phalen (polsflexietest), de polsextensietest en manuele druk op de palmaire zijde van de carpale tunnel gedurende een minuut, zijn geen van alle van waarde bij het stellen van de diagnose CTS, omdat ze weinig specifiek en sensitief zijn.

34.18.3 HOE WORDT DE DIAGNOSE GESTELD?

CTS is een klinische diagnose. Te trage geleidingssnelheid in de carpale tunnel bij EMG-onderzoek bevestigt de klinische diagnose. Aanvullend bloedonderzoek is bij vrouwen niet zinvol, behalve als er klinisch aanwijzingen zijn voor een onderliggende aandoening bij anamnese en lichamelijk onderzoek. Bij mannen met een CTS is het wel nuttig om BSE (artritis), glucose en schildklierfunctie te bepalen, omdat bij hen vaker dan bij vrouwen CTS secundair is aan een andere aandoening. In toenemende mate wordt echografisch onderzoek verricht als vervanging van het EMG, of hiermee de therapiekeuze kan worden verbeterd wordt thans onderzocht.

34.18.4 WAT IS DE DIFFERENTIAALDIAGNOSE?

Een vrouw van middelbare leeftijd of tijdens de zwangerschap met tintelingen in de hand heeft een carpaletunnelsyndroom tot het tegendeel bewezen is. Van belang is dat bij anamnese en lichamelijk onderzoek aandacht wordt besteed aan comorbiditeit. De differentiaaldiagnose omvat:

- laesies door compressie van nervi digitales van de n. medianus in de handpalm door uitwendige druk;
- meer proximale laesies van de n. medianus-ulnaropathie (zie hierna);
- plexopathie;
- cervicale radiculopathie C6;
- polyneuropathie;
- of centrale aandoeningen als multipele sclerose, cervicale ruggenmergsprocessen, of geen neurologische oorzaak zoals aspecifieke aandoeningen van het bewegingsapparaat. Meestal zullen bij deze aandoeningen meer afwijkingen gevonden worden buiten het verzorgingsgebied van de n. medianus. De meer proximale laesies van de n. medianus verraden zich door betrokkenheid van medianusspieren in de onderarm.

34.18.5 THERAPIE

Als weinig hinder wordt ondervonden of de klachten van korte duur zijn, kan worden volstaan met een expectatief beleid.
Als de klachten samenhangen met het gebruik van de handen kunnen bewustwording en ergonomische maatregelen al voldoende zijn.
Als conservatieve behandelingen voor een CTS wordt een behan-

deling met een nachtspalk of corticosteroïdinjecties geadviseerd. De spalk dient in ieder geval 's nachts te worden gedragen. Als na zes weken geen effect is bereikt, heeft het geen zin het dragen van de spalk voort te zetten.
De meeste patiënten reageren goed op een corticosteroïdinjectie, maar slechts bij een minderheid (ongeveer een derde) houdt het effect ook langer aan. Toch is het voor patiënten met een niet al te ernstig CTS of voor hen die niet geopereerd willen worden een goed alternatief. Ook patiënten die acenocoumarol gebruiken komen in de eerste instantie in aanmerking voor een injectie. Bij zwangere vrouwen heeft een expectatief beleid, eventueel met een lokale corticosteroïdinjectie, eveneens de voorkeur. De klachten gaan namelijk na de bevalling meestal spontaan over.
Bij patiënten met een onderliggende endocriene aandoening of reumatoïde artritis moet de primaire ziekte adequaat behandeld worden.
Bij reumatoïde artritis van de pols gaat de voorkeur eveneens uit naar corticosteroïdinjecties.
Wanneer dit alles niet toereikend is of bij ernstige klachten, waardoor er evidente beperkingen zijn, kan chirurgische behandeling worden toegepast. De chirurgische behandeling is de meest effectieve therapeutische optie, maar kent ook de meeste complicaties. Dit zal goed besproken moeten worden.

34.19 Ulnaropathie

34.19.1 INLEIDING

De drukneuropathie van de n. ulnaris ter hoogte van de elleboog komt veel voor en ontstaat door leunen op de elleboog, tijdens algehele anesthesie op de operatietafel, coma, bedlegerigheid door ziekte of door lokale anatomische veranderingen (bijvoorbeeld fractuur, botwoekering ter hoogte van de sulcus). Er zijn geen goede prevalentiecijfers beschikbaar. De zenuw raakt of bekneld in de sulcus ter hoogte van de mediale epicondyl of wat meer distaal, waar hij door de beide koppen van de m. flexor carpi ulnaris loopt, net onder de elleboog. De zenuw kan ook bekneld raken in het kanaal van Guyon op de overgang van de pols naar de handpalm, waar de zenuw zich opsplitst in zijn eindtakken. Dit komt voor bij het gebruik van bepaald gereedschap (o.a. schroevendraaiers), bij fietsers door druk van het stuur in de handpalm, bij gebruik van krukken en door handboeien.

34.19.2 SYMPTOMEN

Patiënten klagen over gevoelsstoornissen en (pijnlijke) tintelingen in de ulnaire helft van de ringvinger en de pink. Ook vinden ze de kracht in de hand verminderd. Bij compressie ter hoogte van Guyon staan de sensibele verschijnselen minder op de voorgrond. Bij onderzoek wordt een gevoelsstoornis gevonden in de ulnaire helft van de ringvinger en de pink die niet doorloopt op de onderarm. Er is krachtsverlies van de m. interossei (spreiden van de vingers) en soms ook van de m. flexor digitorum profundus (flexie pink in het metacarpofalangeale gewricht) en m. flexor carpi ulnaris (flexie pols aan ulnaire zijde). Dit kan in ernstige gevallen leiden tot een typische klauwstand van de hand. In lichtere gevallen is er alleen zwakte aantoonbaar met de proef van Froment: er wordt een velletje papier tussen twee vingers van de patiënt en dezelfde twee vingers van de onderzoeker gekneld en vervolgens gaan beide trekken. Hiermee kan de sluitkracht van alle vingers nauwkeurig onderzocht worden en kan een subtiel verschil in kracht tussen onderzoeker en patiënt (wat niet altijd abnormaal hoeft te zijn!) gevonden worden.

34.19.3 HOE WORDT DE DIAGNOSE GESTELD?

De klinische diagnose wordt bevestigd met EMG-onderzoek, waarbij er te trage geleidingssnelheden over de elleboog of over het kanaal van Guyon worden gevonden. Wanneer bij lichamelijk onderzoek afwijkingen worden gevonden aan de elleboog kan overwogen worden echografisch of MRI-onderzoek van de elleboog te verrichten, ook als er na vermijden van druk op de elleboog geen verbetering is.

34.19.4 WAT IS DE DIFFERENTIAALDIAGNOSE?

De differentiaaldiagnose omvat:
- meer proximale laesies van de n. ulnaris in de bovenarm;
- medianopathie (zie eerder);
- plexopathie;
- cervicale radiculopathie C8 polyneuropathie;
- multifocale motorische neuropathie (zie eerder);
- spinale spieratrofie/ALS.

Als er ook centrale afwijkingen zijn:
- multipele sclerose;
- cervicale ruggenmergsprocessen.

Tevens dienen niet-neurologische afwijkingen, zoals aspecifieke aandoeningen van het bewegingsapparaat, overwogen te worden. Meestal zullen bij deze aandoeningen meer afwijkingen gevonden worden buiten het verzorgingsgebied van de n. ulnaris.
De meer proximale laesies van de n. ulnaris kunnen alleen met EMG-onderzoek worden aangetoond, omdat de n. ulnaris geen takken afgeeft in de bovenarm.

34.19.5 THERAPIE

De behandeling bestaat uit het voorkomen van verdere druk en uitleg over hoe de uitval ontstaat. Dit blijkt meestal voldoende te zijn. Operatie is zeer zelden nodig na goede uitleg en het instrueren van partners en collegae door de patiënt. Zij moeten erop letten dat de patiënt niet op zijn ellebogen leunt. Indien er geen verbetering is na zes tot acht weken wordt MRI-onderzoek verricht om de juiste locatie en oorzaak van compressie te bepalen. Vervolgens wordt chirurgische therapie overwogen, bestaande uit neurolyse of het omleggen van de zenuw.

34.20 Radialis neuropathie

34.20.1 INLEIDING

De n. radialis ligt diep in de arm en raakt niet gemakkelijk gecomprimeerd. Er zijn geen goede prevalentiecijfers beschikbaar. Compressie treedt meestal op waar de zenuw om de humerus heen naar voren loopt. De typische patiënt is na fors alcohol te hebben gedronken in slaap gevallen met één arm hangend over de stoelleuning (saturday night palsy) of met het hoofd van de geliefde op de arm (paralyse d'amour). Het is een acute compressie en de prognose is goed. Een humerusschachtfractuur is een andere bekende oorzaak. De prognose van dit type letsel is variabel en hangt af van de schade die aan de zenuw is toegebracht.

34.20.2 SYMPTOMEN

Het typisch klinische beeld is dat van een dropping hand. De n. radialis is een voornamelijk motorische zenuw en uitval geeft dus nauwelijks of geen sensibele klachten. In een klein gebiedje dorsaal op de hand tussen duim en wijsvinger kan minder gevoel worden aangegeven. De hoogste spier die door de n. radialis geïnnerveerd wordt is de m. triceps, maar de takken naar deze spier zijn al boven de 'spiral groove' afgesplitst en deze spier doet dus niet mee, behalve bij zeer hoge letsels. Soms lijken de intrinsieke handspieren of de knijpkracht ook verminderd, maar dit wordt veroorzaakt doordat de pols niet gestrekt kan worden, wat leidt tot een mechanisch nadeel voor deze spieren (bij het maken van een krachtige vuist strekt de hand automatisch in de pols).

34.20.3 HOE WORDT DE DIAGNOSE GESTELD?

Bij een typisch klinisch beeld kan zonder verder aanvullend onderzoek worden afgewacht. EMG-onderzoek kan de klinische diagnose bevestigen, maar is door de diepe ligging technisch moeilijk.

34.20.4 WAT IS DE DIFFERENTIAALDIAGNOSE?

De differentiaaldiagnose omvat:
- meer proximale laesies van de n. radialis hoog in de bovenarm of oksel;
- plexopathie;
- cervicale radiculopathie C7;
- polyneuropathie;
- multifocale motorische neuropathie (zie eerder);
- spinale spieratrofie/ALS.

Als er eveneens centrale afwijkingen zijn:
- multipele sclerose;
- cervicale ruggenmergsprocessen. Meestal zullen bij deze aandoeningen afwijkingen gevonden worden buiten het verzorgingsgebied van de n. radialis.

34.20.5 THERAPIE

In het geval van een acute compressie moet een expectatief beleid worden gevoerd met uitleg aan de patiënt. Na zes tot twaalf weken mag een heel redelijk herstel verwacht worden. Chirurgische exploratie is alleen nodig na een fractuur of als er chronische compressie is.

34.21 Peroneopathie

34.21.1 INLEIDING

De n. peroneus communis loopt van achter de knie en via het fibulakopje naar voren, waar de zenuw zich splitst in een oppervlakkige en diepe tak. In dit traject ligt de zenuw erg aan de oppervlakte. De zenuw kan gemakkelijk beschadigd raken door druk in dit traject. Meest voorkomende oorzaak is met de benen over elkaar zitten, langdurig gehurkt zitten, compressie gedurende de algehele anesthesie, gips, trauma en compartimentsyndroom. Ook comateuze en bedlegerige patiënten hebben een verhoogd risico. Er zijn geen goede prevalentiecijfers beschikbaar.

34.21.2 SYMPTOMEN

De belangrijkste klacht is een klapvoet, die pijnloos is in tegenstelling tot de pijnlijke klapvoet bij een L5-radiculopathie. Patiënten klagen ook over een doof gevoel dorsaal op de voet doorlopend op de laterale zijde van het onderbeen. Als alleen de n. peroneus profundus is aangedaan, wordt bij onderzoek verminderde dorsaalflexie van de voet en verminderde extensie van de tenen gevonden met een heel klein driehoekje dorsaal op de voet tussen de grote teen en naastliggende teen met verminderd gevoel. Bij uitval van alleen de n. peroneus superficialis zijn de mm. peronei verzwakt, waardoor de voeteversie niet goed mogelijk is en is de sensibele uitval uitgebreider. Uitval van de n. peroneus communis geeft een combinatie van beide.

34.21.3 HOE WORDT DE DIAGNOSE GESTELD?

Als het klinisch beeld duidelijk is, kan zonder verder aanvullend onderzoek worden afgewacht. EMG-onderzoek kan de klinische diagnose bevestigen.

34.21.4 WAT IS DE DIFFERENTIAALDIAGNOSE?

De differentiaaldiagnose omvat een meer proximale laesie van de laterale vezels van de n. ischiadicus in het bovenbeen, plexopathie, L5-radiculopathie, distale myopathie, multifocale motorische neuropathie aan de benen (uiterst zeldzaam) (zie eerder), spinale spieratrofie/ALS en herseninfarct. Meestal zullen bij deze aandoeningen meer afwijkingen gevonden worden buiten het verzorgingsgebied van de n. peroneus. In het geval van een plexopathie en radiculopathie is pijn een belangrijk onderscheidend symptoom.

34.21.5 THERAPIE

Acute compressie heeft een goede prognose en behoeft behalve goede uitleg en adviezen over hoe druk in de toekomst vermeden kan worden geen andere therapie. Chirurgische interventie is nooit zinvol, behalve bij:

- scherp penetrerend letsel van de zenuw;
- lokaal ruimte-innemend proces;
- compartimentsyndroom.

Bij een persisterende klapvoet kan een enkel-voetorthese worden aangemeten.

34.22 Meralgia paraesthetica

34.22.1 INLEIDING

De n. cutaneus femoris lateralis is een huidzenuw die een gebied innerveert ongeveer ter grootte van twee handen op de laterale zijde van het bovenbeen. Net mediaal van de spina iliaca anterior superior loopt de zenuw onder het ligamentum inguinale door en komt naar de oppervlakte. Op deze plek is de zenuw gevoelig voor druk. Adipositas, snelle vermagering, zwangerschap, knellende kleding en littekenweefsel na buikchirurgie zijn waarschijnlijk belangrijke oorzaken, maar bij veel patiënten zal geen duidelijke oorzaak aanwijsbaar zijn.

34.22.2 SYMPTOMEN

De klachten bestaan uit pijn, tintelingen, een brandende sensatie en soms ook een doof gevoel lateraal op het bovenbeen. De klachten stralen niet uit tot onder de knie. In ernstige gevallen worden kleding of lakens niet verdragen. Staan of lopen kunnen de klachten doen toenemen. Flexie in de heup verlicht de pijn. Bij onderzoek wordt een verminderd gevoel en soms zelfs een dysesthesie gevonden in het centrale deel van het verzorgingsgebied. Hyperextensie in de heup of druk ter hoogte van het ligamentum inguinale kan de symptomen soms uitlokken.

34.22.3 HOE WORDT DE DIAGNOSE GESTELD?

Meralgia paraesthetica is een klinische diagnose. Aanvullend onderzoek is bij een typisch klinisch beeld zelden nodig. De diagnose kan bevestigd worden met een Somato Sensibel Evoked Potential (SSEP-)onderzoek, maar een negatieve uitslag sluit de diagnose niet uit.

34.22.4 WAT IS DE DIFFERENTIAALDIAGNOSE?

Bij een typisch klinisch beeld zonder andere afwijkingen is er eigenlijk geen differentiaaldiagnose. Wortelcompressie op het niveau L2 of L3 en een retroperitoneale tumor met druk op de plexus kunnen symptomen geven die lijken op meralgia paraesthetica.

34.22.5 THERAPIE

Bij een groot deel van de patiënten verbeteren de klachten spontaan. Uitleg en vermijden van compressie zijn belangrijk. Een behandeling met specifieke middelen tegen neuropathische pijn kan succesvol zijn, zie onder Polyneuropathie in de algemene inleiding. Ook Transcutaneous Electrical Nerve Stimulation (TENS) kan gezien het lokale karakter wel eens uitkomst bieden. Corticosteroïdinjecties en decompressie door middel van chirurgie zijn beschreven, maar goede uitspraken over de effectiviteit zijn niet te doen. Tot slot wordt soms in hardnekkige gevallen de zenuw doorgenomen.

35 Ziekten van de zenuw-spierovergang

Prof. dr. M. Vermeulen

35.1 Myasthenia gravis

35.1.1 INLEIDING

Bij de prikkeloverdracht van de zenuw naar de spier komt acetylcholine presynaptisch vrij uit het uiteinde van de zenuw. Acetylcholine bindt aan de postsynaptische receptoren. Bij deze auto-immuunziekte verhinderen antilichamen deze binding en daardoor de prikkeloverdracht. De prevalentie van deze ziekte is 40 per miljoen. Deze ziekte is meestal goed behandelbaar, na vele jaren komen spontane remissies voor. De ernst varieert van af en toe even dubbelzien tot respiratoire insufficiëntie, waarvoor beademing nodig is. Ongeveer 15% van deze patiënten heeft een thymoom.

35.1.2 SYMPTOMEN

Deze patiënten hebben vaak klachten over dubbelzien, dat evenals andere zwakke spieren bij deze ziekte sterk wisselend is en toeneemt bij inspanning. Kenmerkend is dat het meestal niet lukt vast te stellen welke oogspieren zijn aangedaan als de patiënt dubbelziet. Ook is er vaak asymmetrische ptosis vast te stellen die ook wisselt in de loop van de dag. Daarnaast spreekt de patiënt dikwijls onduidelijk, wat tijdens spreken zodanig kan toenemen dat de patiënt niet meer te verstaan is, na enige tijd rust weer wel. Slikklachten komen voor, evenals een hangend hoofd. Wisselende zwakte van armen en/of benen is zeldzamer dan de hiervoor genoemde spierzwakte. Verraderlijk is de zwakte van de ademhalingsspieren die geleidelijk ontstaat en waarbij de bloedgaswaarden lang normaal blijven. Beter is het bij benauwdheid na te gaan wat de vitale capaciteit is. Bij een daling van de capaci-

teit naar 1 liter is meestal intubatie nodig. Als deze patiënten beademd zijn, worden zij vaak te snel gedetubeerd, waardoor re-intubatie nodig is.
De reflexen blijven normaal opwekbaar, andere neurologische symptomen dan zwakke spieren zijn er niet.

35.1.3 HOE WORDT DE DIAGNOSE GESTELD?

Als aan myasthenie wordt gedacht, wordt eerst nagegaan of patiënt medicamenten gebruikt die myasthenie kunnen induceren:
- antibiotica: strepto/kana/tobra/clindamycine;
- neuromusculaire blokkers: pancuronium, vercuronium;
- antireumaticum: d-penicillamine.

Vervolgens worden antilichamen tegen de acetylcholinereceptor bepaald. Als die negatief zijn, wordt nagegaan of er antilichamen zijn tegen MuSK (Muscle Specific Kinase). Als één van deze antilichamen aanwezig is, heeft de patiënt myasthenia gravis. Indien niet, dan kan met EMG-onderzoek worden nagegaan of er toch myasthenie is. Is er dan nog steeds twijfel, dan is er de neostigminetest om na te gaan of verbetering van de zwakte kan worden bereikt. Om bijwerkingen van neostigmine tegen te gaan wordt eerst 0,5 mg atropine i.m. gegeven en een kwartier later 1,5 mg neostigmine. Als de patiënt gunstig reageert op atropine is dat verdacht voor conversie.
Als de diagnose is gesteld, wordt een MRI van de thorax gemaakt om na te gaan of er een thymoom is.

35.1.4 WAT IS DE DIFFERENTIAALDIAGNOSE?

- syndroom van Lambert-Eaton (heeft ook autonome stoornissen);
- erfelijke myasthenie (begin op kinderleeftijd);
- botulisme.

Bij dubbelzien:
- MS;
- aandoeningen in en rond de orbita of de pons, of tussen pons en orbita;
- ziekte van Wernicke;
- spierziekten;
- blefarospasme.

Overige zwakte:
- myotone dystrofie (slikstoornissen, ptosis);
- oculofaryngeale spierdystrofie;
- ALS, spinale spieratrofie;

– periodieke paralyse (serumkalium).

35.1.5 THERAPIE

Indien er een thymoom is: thymectomie.
Thymectomie wordt overwogen bij patiënten met symptomen die niet beperkt zijn tot de ogen, antilichamen tegen acetylcholinereceptoren en een leeftijd tussen 10 en 50 jaar.
Of deze operatie een gunstig effect heeft op het beloop is nog steeds onzeker. Daarom worden deze patiënten gerandomiseerd in een in Nederland lopende trial.

In eerste instantie cholinesteraseremmers:
- pyridostigmine beginnen met 3 dd 30 mg op geleide van effect ophogen tot 6 dd 120 mg.

Indien onvoldoende effect immunosuppressiva:
- prednison beginnen met 1 mg/kg lichaamsgewicht/dag in één dosis in de ochtend.

Na één maand geleidelijk verminderen. Bij achteruitgang terug naar de dosis van een maand ervoor.
Azathioprine heeft mogelijk een prednison sparend effect: beginnen met:
- azathioprine 2,5 mg/kg lichaamsgewicht/dag.

Bij respiratoire insufficiëntie of ernstige myasthenie zonder goede reactie op immunosuppressiva:
- immunoglobuline i.v. 0,4 g/kg lichaamsgewicht/dag gedurende 5 dagen: totaal 2 g/kg lichaamsgewicht.

Bij therapieresistente myasthenie wordt ciclosporine of rituximab overwogen.

35.2 Lambert-Eaton myastheen syndroom (LEMS)

35.2.1 INLEIDING

Bij myasthenia gravis gaat het om een postsynaptische aandoening; bij het Lambert-Eaton myastheen syndroom (LEMS) hebben we te maken met een presynaptische stoornis. De prikkeloverdracht van zenuw naar spier is verstoord door antilichamen gericht tegen de 'Voltage Gated Calcium Channels' (VGCC) in het uiteinde van de zenuw. Bij meer dan de helft van de patiënten wordt een maligniteit gevonden, meestal een kleincellig bronchuscarcinoom. Deze tumor wordt zeer waarschijnlijk als er naast LEMS aanwijzingen zijn voor cerebellaire verschijnselen.

Andere tumoren zijn lymfomen en het mammacarcinoom. De leeftijd waarop LEMS voorkomt bij maligniteiten ligt meestal tussen de 50 en 70 jaar. LEMS zonder maligniteit komt gemiddeld op jongere leeftijd voor. Er wordt wel beweerd dat LEMS vaak wordt gemist. Houden we hiermee rekening, dan blijft LEMS een aandoening die vele malen minder vaak voorkomt dan myasthenia gravis.

35.2.2 SYMPTOMEN

Er is zwakte van vooral de proximale spieren in armen en benen, met wisselend beloop. Zeer verdacht voor LEMS is als er naast deze zwakte autonome functiestoornissen voorkomen: droge mond, impotentie, obstipatie. Dubbelbeelden en ptosis staan veel minder op de voorgrond dan bij myasthenie en LEMS begint daar zelden mee. De reflexen zijn laag tot afwezig, ze zijn gemakkelijker op te wekken kort na inspanning van de spieren. Als er een kleincellig bronchuscarcinoom is, kan er naast LEMS een sensorische neuropathie voorkomen of een cerebellair syndroom.

35.2.3 HOE WORDT DE DIAGNOSE GESTELD?

Bij verdenking wordt eerst nagegaan of medicamenten de myasthenie uitlokken:
- antibiotica: strepto/kana/tobra/clindamycine;
- neuromusculaire blokkers: pancuronium, vercuronium;
- antireumaticum: d-penicillamine.

Vervolgens wordt bij symptomen verdacht voor LEMS EMG-onderzoek verricht met de vraag of er presynaptische transmissiestoornissen zijn. Als die gevonden worden, is de diagnose gesteld.
Indien niet, dan worden antilichamen tegen VGCC bepaald. Als deze worden gevonden, is de diagnose ook gesteld. Indien de antilichaambepaling en het EMG negatief zijn, is LEMS zeer onwaarschijnlijk.
Als de diagnose is gesteld, wordt een CT-thorax verricht met de vraag of er een bronchuscarcinoom is. Indien niet, wordt naar een maligniteit gezocht met een PET-scan van het lichaam. Als er dan nog geen maligniteit is gevonden, wordt om het half jaar een CT-thorax gemaakt gedurende twee jaar.

35.2.4 WAT IS DE DIFFERENTIAALDIAGNOSE?

- myasthenia gravis;
- erfelijke myasthenie (begin op kinderleeftijd);
- botulisme;
- myotone dystrofie (slikstoornissen, ptosis);
- oculofaryngeale spierdystrofie;
- ALS, spinale spieratrofie;
- periodieke paralyse (serumkalium).

35.2.5 THERAPIE

Als een maligniteit is gevonden, wordt begonnen met het behandelen van de maligniteit en van LEMS.

Behandeling LEMS:

- beginnen met 3,4-diaminopyridine 2 dd 10 mg, zo nodig ophogen tot maximaal 100 mg/dag. Tussenstappen 2 dd 20 mg, 3 dd 20 mg, 4 dd 20 mg, 5 dd 20 mg.

Indien niet effectief:

- prednison beginnen met 1 mg/kg lichaamsgewicht/dag in één dosis in de ochtend. Na één maand geleidelijk verminderen. Bij achteruitgang terug naar de dosis van een maand daarvoor.

Azathioprine heeft mogelijk een prednison sparend effect: beginnen met:

- azathioprine 2,5 mg/kg lichaamsgewicht/dag.

Vervolgens:

- immunoglobuline i.v. 0,4 g/kg lichaamsgewicht/dag gedurende vijf dagen: totaal 2 g/kg lichaamsgewicht.

Bij therapieresistente LEMS wordt ciclosporine of rituximab overwogen.

Spierziekten

36

Prof. dr. P.A. van Doorn

36.1 Ziekte van Duchenne

36.1.1 INLEIDING

Duchennespierdystrofie is een erfelijke X- (geslachts)gebonden spierziekte. In Nederland lijden ongeveer 500 jongens en mannen aan deze vorm van spierdystrofie.

36.1.2 SYMPTOMEN

De eerste symptomen ontstaan bij de jongens op de peuterleeftijd met zwakte van de bovenbeenspieren. Dit uit zich door problemen met opstaan en frequent vallen. Door progressie van de spierzwakte is een rolstoel noodzakelijk vanaf de leeftijd van 9-12 jaar. Later ontstaan vaak scoliose en cardiomyopathie. Door progressie van de spierzwakte ontstaat vervolgens ademhalingszwakte, waarvoor ademhalingsondersteuning noodzakelijk is. Door toepassing van thuisbeademing is de levensverwachting inmiddels 25-30 jaar. Er bestaat ook een lichtere variant van de spierdystrofie van Duchenne, de ziekte van Becker. De eerste symptomen worden meestal opgemerkt tussen het vijfde en vijftiende jaar, maar soms veel later, boven het veertigste jaar. De ziekteprogressie kan sterk wisselen, ook binnen een familie.

36.1.3 HOE WORDT DE DIAGNOSE GESTELD?

De diagnose kan klinisch worden vermoed door de combinatie van proximale spierzwakte en verdikte kuitspieren bij jongens die op de peuterleeftijd vaak vallen. Er ontstaat een waggelgang, hyperlordose en een breedbasisch gangspoor. Het serum CK is zeer sterk verhoogd (meer dan 10.000 e/l). De ziekte wordt veroorzaakt door een mutatie in het dystrofine gen. De diagnose wordt gesteld door de combinatie van kliniek en DNA-afwijkingen. Als de diagnose dan nog niet duidelijk is, wordt spierbiopsie verricht.

36.1.4 WAT IS DE DIFFERENTIAALDIAGNOSE?

Er zijn diverse andere zeldzame myopathieën die spierzwakte kunnen veroorzaken op jonge leeftijd, zoals een congenitale, dat wil zeggen bij de geboorte aanwezige, spierdystrofie op basis van een ander defect van de spiervezelmembraan (zoals laminine-2 (merosine) negatieve spierdystrofie). Deze aandoening erft niet X-gebonden over. Verder moet er onder andere nog aan de mogelijkheid van een congenitale myopathie worden gedacht. Ook dit is geen X-gebonden ziekte en het serum CK is niet zo sterk verhoogd als bij duchennespierdystrofie.

36.1.5 THERAPIE

Er is tot nu toe geen oorzakelijke therapie. Passieve en actieve oefentherapie, het realiseren van hulpmiddelen en aanpassingen, orthopedische interventies en later ademhalingsondersteuning zijn van groot belang.
Er zijn sterke aanwijzingen dat een behandeling met corticosteroïden zowel de spierkracht als spierfunctie verbetert. Om de bijwerkingen van langdurig gebruik van steroïden te verminderen wordt er een alternerend schema gepropageerd:

- prednison 0,75 mg/kg/dag gedurende tien dagen onderbroken door behandelvrije periode van tien dagen;
- daarbij wordt gezorgd voor een dagelijkse calcium intake van 1100-1200 mg;
- bij osteoporose bisfosfonaten overwegen in overleg met kinderarts.

Een nieuwe en potentieel veelbelovende (nu nog experimentele) therapie is de zogeheten exon-skipping.

36.2 Dystrophia myotonica

36.2.1 INLEIDING

Dystrophia myotonica (DM1) of de ziekte van Steinert is een autosomaal dominant overervende spierdystrofie die wordt gekenmerkt door myotonie (vertraagde relaxatie van een spier na actief aanspannen) en progressieve spierzwakte. Daarnaast zijn er meestal andere organen aangedaan, zoals het hart, de tractus digestivus, de ogen (cataract) en het centrale zenuwstelsel. DM1 is de meest voorkomende erfelijke spierziekte bij volwassenen (prevalentie ongeveer 1 : 8000). Bij heterozygoten doet zich het fenomeen van anticipatie voor, dat is het vroegtijdiger en ernstiger worden van de ziekte in opeenvolgende generaties.

36.2.2 SYMPTOMEN

De klachten kunnen van patiënt tot patiënt sterk verschillen. Er kunnen vier typen worden onderscheiden:

- het congenitale type met slik- en ademhalingsproblemen en psychomotorische retardatie. Heeft een slechte prognose;
- het kindertype waarbij er naast hypotonie en leerproblemen, beperkte motorische vaardigheden zijn;
- het volwassen type met een beginleeftijd tussen 12 en 50 jaar. Deze patiënten hebben de kenmerken van myotonie, langzaam progressieve spierzwakte, vermoeidheid en orgaancomplicaties, waarbij cardiale afwijkingen van groot belang zijn. Zij hebben vaak een kenmerkend uiterlijk, dat ook wel wordt aangeduid als 'Jammergestalt'. Deze patiënten worden bedreigd door hartritmestoornissen die de verminderde levensverwachting bepalen;
- het lichte type, waarbij de klachten na het 50e jaar ontstaan, met cataract en vaak lichte spierzwakte of subklinische myotonie.

36.2.3 HOE WORDT DE DIAGNOSE GESTELD?

De diagnose wordt gesteld op grond van het klinisch beeld en DNA-diagnostiek. DM1 is een trinucleotiderepeatziekte, waarbij het aantal CTG triplets in het myotone dystrofie proteïnekinase gen is toegenomen. Bij neurologisch onderzoek kan myotonie worden opgewekt door actief te laten knijpen of door flink te tikken op bijvoorbeeld de duimmuis. Met EMG-onderzoek kunnen de kenmerkende myotone ontladingen worden aangetoond. Het sluitstuk van de diagnostiek is het DNA-onderzoek.

36.2.4 WAT IS DE DIFFERENTIAALDIAGNOSE?

Myotonia congenita geeft ook myotone verschijnselen, die vaak zeer hinderlijk kunnen zijn. Deze patiënten hebben dikwijls (intermitterende) spierzwakte en geen duidelijk dystrofisch uiterlijk.

Bij hen is het volume van diverse spiergroepen nogal eens opvallend toegenomen, waardoor zij soms een 'Poppye-achtig' uiterlijk hebben.

36.2.5 THERAPIE

Er is geen oorzakelijke therapie voor dystrofische myotonie. Het gaat bij deze ziekte om het behandelen van de complicaties, die variëren van cataract, gastro-intestinale verschijnselen, toegenomen slaperigheid tot cardiale ritmestoornissen. Regelmatige cardiologische controle is bij deze patiënten van groot belang.

36.3 Facioscapulohumerale spierdystrofie (FSHD)

36.3.1 INLEIDING

Facioscapulohumerale spierdystrofie (FSHD) is een autosomaal dominant overervende ziekte, waarvan de eerste verschijnselen zich veelal openbaren tussen het zevende en vijftiende jaar. Prevalentie: 5 per 100.000.

36.3.2 SYMPTOMEN

Begint met zwakte van de aangezichtsspieren, asymmetrische zwakte van de schoudergordel en bovenarmen. Later kan ook zwakte van de voetheffers ontstaan. Als de ziekte zich op latere leeftijd manifesteert, dan kan er overwegend limb-girdle spierzwakte zijn. De symptomen van de ziekte zijn langzaam progressief. De ernst van de klachten kan sterk variëren, van lichte spierzwakte tot rolstoelgebonden zijn, met of zonder zwakte van de ademhalingsspieren.

36.3.3 HOE WORDT DE DIAGNOSE GESTELD?

Als er een autosomaal dominant overervingspatroon is, dan is de combinatie van zwakte van de aangezichtsspieren en asymmetrische zwakte van de schoudergordel- en bovenarmspieren veelal karakteristiek. Er komen ook spontane mutaties voor. Het serum CK is gering verhoogd. Een EMG en een spierbiopt tonen geen specifieke afwijkingen. DNA-onderzoek bevestigt de diagnose en toont een mutatie op chromosoom 4q.

36.3.4 WAT IS DE DIFFERENTIAALDIAGNOSE?

De diverse ziekten die limb-girdle spierzwakte geven, met name de limb-girdle spierdystrofieën, vormen de belangrijkste differentiaaldiagnose. Deze ziekten geven echter meestal minder of geen zwakte van de aangezichtsspieren. Bovendien erven de limb-girdle spierdystrofieën vaker autosomaal recessief over. Omdat FSHD ook opvallende voethefferzwakte kan geven, wordt er aanvankelijk soms aan een distale myopathie of aan een polyneuropathie gedacht.

36.3.5 THERAPIE

De therapie is symptomatisch en bijvoorbeeld gericht op ergotherapeutische adviezen of verbetering van de loopfunctie door enkel-voetorthesen.

36.4 Limb-girdle spierdystrofie

36.4.1 INLEIDING

De term limb-girdle spierdystrofie (LGMD) omvat een scala aan aandoeningen die worden gekenmerkt door zwakte van schouder- en bekkengordelspieren (limb-girdle). De eerste klachten ontstaan vaak op de kinderleeftijd, maar de verschijnselen kunnen ook pas op volwassen leeftijd manifest worden.

36.4.2 SYMPTOMEN

Krachtsverlies van bovenarm- en bovenbeenspieren, wat zich onder meer uit in een waggelgang. Er kan een cardiomyopathie bij voorkomen en de ademhalingsspieren kunnen aangedaan zijn. De ziekte kan zowel autosomaal dominant als autosomaal recessief worden overgeërfd. De aandoening is meestal langzaam progressief.

36.4.3 HOE WORDT DE DIAGNOSE GESTELD?

Het klinisch beeld geeft het eerste vermoeden van een limb-girdle spierdystrofie. Het serum CK is meestal gering tot sterk verhoogd. Een spierbiopt kan sterke aanwijzingen geven om welke aandoening het precies gaat. In veel gevallen is DNA-diagnostiek mogelijk, waardoor de definitieve diagnose kan worden gesteld. Bij progressie van spierzwakte moet ook de longfunctie worden bepaald.

36.4.4 WAT IS DE DIFFERENTIAALDIAGNOSE?

Het is vaak ingewikkeld en tijdrovend om de definitieve oorzaak van limb-girdle spierzwakte te stellen. LGMD is geen ziekte op zichzelf, maar bestaat uit een grote groep ziekten met veelal vergelijkbare symptomatologie en vormen zelf de belangrijkste differentiaaldiagnose. Andere ziekten waaraan moet worden gedacht zijn onder andere FSHD, polymyositis, inclusion body myositis (IBM) en metabole myopathieën, zoals de ziekte van Pompe.

36.4.5 THERAPIE

De therapie is symptomatisch en gericht op ondersteunende maatregelen (zie onder 'FSHD'). Medebehandeling door de revalidatiearts, ergo- en fysiotherapeut is hierbij vaak van groot belang. Soms is ademhalingsondersteuning met inschakeling van een centrum voor thuisbeademing (CTB) noodzakelijk.

36.5 Ziekte van Pompe

36.5.1 INLEIDING

De ziekte van Pompe is een autosomaal recessieve glycogeenstapelingsziekte door een tekort of door afwezigheid van het enzym alfaglucosidase. Deze ziekte kan de eerste symptomen geven op babyleeftijd, maar ook op kinder- of op volwassen leeftijd.

36.5.2 SYMPTOMEN

Baby's met de ziekte van Pompe gaan minder goed drinken en huilen. Zij worden kortademig door zwakte van de ademhalingsspieren, diafragmazwakte en cardiomyopathie. Door zwakte van armen, benen en rompspieren kunnen zij niet omrollen of zitten. Zonder therapie overlijden de baby's in het eerste levensjaar aan de symptomen van progressieve spierzwakte en een cardiomyopathie. Als de symptomen ontstaan op kinder- of volwassen leeftijd staan zwakte van limb-girdle en de rugspieren op de voorgrond. De ziekte is dan langzaam progressief en leidt uiteindelijk meestal tot rolstoelgebondenheid en respiratoire insufficiëntie. Soms ontstaat eerst ernstige zwakte van de ademhalingsspieren (met name van het diafragma), voordat er duidelijke zwakte is van de limb-gridle en rugspieren. Uiteindelijk ontwikkelen de meeste patiënten met de ziekte van Pompe ook zwakte van het diafragma. Hierdoor kan er relatief snel respiratoire insufficiëntie ontstaan in liggende houding. Dit kan zich uiten door klachten van nachtelijke hypoventilatie, zoals ochtendhoofdpijn, levendige dromen en een onrustige slaap.

36.5.3 HOE WORDT DE DIAGNOSE GESTELD?

In het bloed is er afwezigheid (bij baby's) en een deficiëntie (bij kinderen en volwassenen) van het enzym alfaglucosidase. De uiteindelijke diagnose kan worden gesteld door DNA-onderzoek.

36.5.4 WAT IS DE DIFFERENTIAALDIAGNOSE?

Bij baby's bestaat de differentiaaldiagnose voornamelijk uit andere (waaronder glycogeen)stapelingsziekten, waarbij er onder andere cardiomegalie kan ontstaan. Als de ziekte zich op kinder- of volwassen leeftijd uit, dan moet aan de andere oorzaken van limb-girdle spierzwakte worden gedacht (zie par. 'Limb-girdle spierdystrofie').

36.5.5 THERAPIE

Sinds enkele jaren bestaat de mogelijkheid om te behandelen met regelmatige intraveneuze infusies met het ontbrekende enzym alfaglucosidase (Myozyme®). Daarnaast zijn er symptomatische behandelingsmogelijkheden (zie par. 'FSHD' en 'Limb-girdle spierdystrofie') en zo nodig ademhalingsondersteuning.

Idiopathische inflammatoire myopathieën

36.6 Polymyositis (PM) en dermatomyositis (DM)

36.6.1 INLEIDING

Polymyositis (PM) en dermatomyositis (DM) zijn verworven spierziekten en komen vooral op volwassen leeftijd voor. DM kan ook op de kinderleeftijd voorkomen. Als zij op volwassen leeftijd voorkomen, dan wordt nagegaan of er een andere ziekte is (zoals SLE) of een maligniteit.

36.6.2 SYMPTOMEN

Poly- en dermatomyositis geven overwegend proximale symmetrische spierzwakte. De klachten ontstaan meestal in een periode van weken tot maanden, maar bij DM kunnen de klachten zich ook in dagen tot weken ontwikkelen. Bij DM zijn er meestal kenmerkende huidverschijnselen: roodheid op de strekzijde van ellebogen, knieën en in de hals; voorts livide verkleuring van de oogleden, afwijkingen van de vingers (gottronse papels) en teleangiëctasieën bij het nagelbed. Bij zowel PM als DM kan er een opvallende zwakte van de nekbuigers en van de keelspieren zijn (slikklachten). De oogspieren blijven gespaard.

36.6.3 HOE WORDT DE DIAGNOSE GESTELD?

De kenmerkende klinische verschijnselen gecombineerd met de huidafwijkingen kunnen voldoende zijn om de diagnose DM te stellen. Bij laboratoriumonderzoek is het serum CK vaak, maar niet altijd, (sterk) verhoogd. Bij een PM is een spierbiopt noodzakelijk om de diagnose te stellen. In het spierbiopt worden lymfocyten gevonden rondom of in de spiervezels. Zogeheten perifasciculaire atrofie is kenmerkend voor DM.

36.6.4 WAT IS DE DIFFERENTIAALDIAGNOSE?

Limb-girdle spierdystrofie en inclusion body myositis vormen de belangrijkste differentiaaldiagnose. Als het CK niet verhoogd is en zwakte van de nekspieren en bovenarmen op de voorgrond staat, dan moet er ook aan myasthenia gravis worden gedacht.

36.6.5 THERAPIE

De primaire behandeling is de toediening van corticosteroïden. Omdat niet alle patiënten langdurige behandeling met corticosteroïden nodig hebben en omdat pulsetherapie met dexamethason wat minder bijwerkingen heeft dan prednison, wordt tegenwoordig dan ook wel begonnen met behandeling met dexamethason gedurende twintig weken:

- dexamethason 4dd 10 mg gedurende vier dagen, dus totaal 160 mg. Dit wordt om de vier weken herhaald, in totaal zesmaal.

Als met deze behandeling geen blijvende remissie wordt bereikt, wordt gestart met een dagelijkse behandeling met prednison.

- starten met prednison 1 mg/kg (maximaal 80 mg) gedurende ten minste vier tot zes weken.

Hierna de dosering geleidelijk verminderen, waarbij de snelheid afhankelijk is van het klinisch beloop. Proberen om per maand 10 mg minder voor te schrijven tot een dosering van 20 mg is bereikt. Daarna met 5 mg per twee maanden verminderen en gedurende ongeveer zes maanden de dosering op 5 mg handhaven, voordat tot 0 wordt verminderd met stappen van 1 mg per maand. Aan deze behandeling toevoegen:

- alendroninezuur 70 mg eenmaal per week;

- calciumcarbonaat/colecalciferol 500 mg/400 IE 1dd1 (Calci-chew D3);
- pantoprazol 40 mg.

Indien corticosteroïden niet tot verbetering leiden na ten minste 6-8 weken behandeling, moet de diagnose worden heroverwogen. Indien de diagnose gehandhaafd blijft, kan behandeling met immunoglobuline i.v. worden gegeven.

36.7 Inclusion body myositis (IBM)

36.7.1 INLEIDING

Inclusion body myositis (IBM) komt vaker bij mannen dan vrouwen voor en manifesteert zich na het vijftigste jaar. Het histologisch beeld wordt meer gekenmerkt door amyloïdneerslag, dan door inflammatoire afwijkingen.

36.7.2 SYMPTOMEN

Proximale spierzwakte en soms overwegende zwakte van vinger- en polsflexoren. De zwakte is veelal in jaren langzaam progressief en kan asymmetrisch zijn. Veelal zijn er ook slikklachten.

36.7.3 HOE WORDT DE DIAGNOSE GESTELD?

Het serum CK is gering verhoogd. Er worden meestal kenmerkende afwijkingen (gerande vacuolen en enig ontstekingsinfiltraat) gevonden in het spierbiopt.

36.7.4 WAT IS DE DIFFERENTIAALDIAGNOSE?

Polymyositis is de belangrijkste ziekte in de differentiaaldiagnose, enerzijds omdat de symptomen overeenkomstige kenmerken kunnen hebben, anderzijds omdat polymyositis wel reageert op behandeling met corticosteroïden en IBM niet. Voorts spinale spieratrofie, multifocale motorische neuropathie (MMN) en als er overwegende zwakte is van de nekflexoren, onder andere ook myasthenia gravis.

36.7.5 THERAPIE

De therapie is symptomatisch en gericht op het voorkómen van bijvoorbeeld vingercontracturen (fysiotherapie en ergotherapie). Corticosteroïden zijn niet effectief, omdat de inflammatoire afwijkingen niet op de voorgrond staan.

Myopathie bij systeemziekten

36.8 Hypothyreoïdie

36.8.1 INLEIDING

Meestal zijn er ook andere klinische verschijnselen van hypothyreoïdie aanwezig, zoals moeheid/traagheid, droge huid, gewichtstoename en obstipatie.

36.8.2 SYMPTOMEN

Naast de andere klinische verschijnselen wordt het neurologische beeld gekarakteriseerd door een myopathie met overwegend een proximale spierzwakte die zich in maanden ontwikkelt.

36.8.3 HOE WORDT DE DIAGNOSE GESTELD?

Een verhoogd serum CK in combinatie met afwijkende schildklierfuncties en bijbehorende klinisch beeld zijn kenmerkend.

36.8.4 WAT IS DE DIFFERENTIAALDIAGNOSE?

Limb-girdle spierzwakte door de verschillende oorzaken van spierdystrofie, polymyositis en andere aandoeningen die spierontsteking geven, voorts (metabole) myopathieën (zoals de ziekte van Pompe).

36.8.5 THERAPIE

Correctie van de schildklierfunctiestoornissen door substitutie.

36.9 Sarcoïdose

36.9.1 INLEIDING

Sarcoïdose is een granulomateuze aandoening die in vele organen kan voorkomen. Het begin is op jonge leeftijd en manifesteert zich meestal met longafwijkingen.

39.9.2 SYMPTOMEN

Sarcoïdose kan een scala aan klachten geven. Als er naast systemische verschijnselen proximale (soms pijnlijke) spierzwakte is dan kan er sprake zijn van een myopathie door sarcoïdose.

39.9.3 HOE WORDT DE DIAGNOSE GESTELD?

De combinatie van klachten, een verhoogd serum CK bij een patiënt bekend met sarcoïdose kunnen voldoende zijn om de diagnose myopathie door sarcoïdose te stellen. Soms is een spierbiopsie noodzakelijk. Hierin kunnen granulomateuze ontstekingsinfiltraten worden aangetoond, waarna de definitieve diagnose kan worden gesteld.

36.9.4 WAT IS DE DIFFERENTIAALDIAGNOSE?

Zie paragraaf 'Hypothyreoïdie'.

36.9.5 THERAPIE

Meestal is er een langdurige behandeling met corticosteroïden noodzakelijk, eventueel aangevuld met immunosuppressiva. Vaak geeft sarcoïdose een scala aan systemische klachten. De keuze van behandeling wordt dan veelal door de internist/immunoloog/longarts bepaald. Als de sarcoïdose eigenlijk alleen spierklachten geeft en er geen andere systemische verschijnselen zijn: start met prednison 60 mg/dg, zie verder voor het verminderen onder 'PM en DM'. Als het niet binnen vier tot acht weken lukt om de symptomen te verminderen, dan kan azathioprine of methotrexaat worden toegevoegd.

36.10 Myopathie door geneesmiddelen

36.10.1 INLEIDING

Veel medicamenten kunnen spierpijn of krampen geven (zie hoofdstuk 18 Spierpijn en krampen).

36.10.2 SYMPTOMEN

Soms kan ook enige overwegend proximale spierzwakte ontstaan in combinatie met spierpijn of krampen.

36.10.3 HOE WORDT DE DIAGNOSE GESTELD?

De diagnose moet worden overwogen bij gebruik van:
- amiodarone
- chlorokine
- clofibraat
- colchicine
- corticosteroïden
- penicillamine
- zidovudine
- statinen.

Spierpijn soms met krampen en spierzwakte, soms in combinatie met een verhoogd serum CK.

36.10.4 WAT IS DE DIFFERENTIAALDIAGNOSE?

Andere oorzaken van myopathie moeten worden overwogen. Vraag daarom vooral goed na of de eerste symptomen niet zijn ontstaan nadat er met bepaalde medicamenten is gestart. Voorts of er geen andere familieleden zijn aangedaan, zoals bij andere oorzaken van spierziekten het geval kan zijn. Als het serum CK zeer sterk verhoogd is, overweeg dan een andere oorzaak, zoals polymyositis. Als vier tot acht weken na staken van de medicatie geen verbetering volgt, overweeg dan wederom een andere oorzaak van myopathie.

36.10.5 THERAPIE

Staken van het medicament, waarna de klachten binnen enkele weken moeten verminderen of verdwijnen.

36.11 Rabdomyolyse

36.11.1 INLEIDING

Rabdomyolyse is een (sub)acute beschadiging van dwarsgestreept spierweefsel die leidt tot spiervezelnecrose. Het komt zowel bij verworven als erfelijke aandoeningen voor. Bepaalde medicamenten, zoals neuroleptica, maar ook het overmatige gebruik van alcohol of het gebruik van drugs, kunnen rabdomyolyse veroorzaken. Een groot trauma waarbij er veel spierweefsel is beschadigd, zeer langdurige epileptische insulten, maar ook een afsluiting van een groot bloedvat kunnen aanleiding zijn voor het ontstaan van rabdomyolyse. Erfelijke ziekten die een verhoogde kans geven op het ontstaan van rabdomyolyse zijn onder andere glycogeenstapelingsziekten en stoornissen in het vetmetabolisme.

36.11.2 SYMPTOMEN

Spierpijn, stijfheid en zwelling van de aangedane spieren zijn de meest voorkomende klachten. Vaak is er ook spierzwakte. Diverse spiergroepen van met name de benen en onderarmen zijn aangedaan, maar ook de rugspieren en bulbaire spieren kunnen bij deze aandoening betrokken zijn. Bij rabdomyolyse kan myoglobuline in de urine aantoonbaar zijn, hetgeen zich uit in roodbruin verkleurde urine.

36.11.3 HOE WORDT DE DIAGNOSE GESTELD?

Het klinisch beeld in combinatie met een zeer sterk verhoogd serum CK (vaak meer dan 40 maal de normaalwaarde) en de aanwezigheid van myoglobuline in de urine in het acute stadium. Omdat rabdomyolyse ook door een erfelijke (veelal metabole) aandoening kan worden veroorzaakt, moet hiernaar worden gezocht als er geen andere voor de hand liggende oorzaak is.

36.11.4 WAT IS DE DIFFERENTIAALDIAGNOSE?

Andere oorzaken van spierpijn.
Donkere of roodgekleurde urine door andere oorzaken, zoals hypovolemie of bijvoorbeeld porfyrie.
Een sterk verhoogd serum CK door bijvoorbeeld een erfelijke spierziekte of polymyositis, zonder myoglobulinurie of verdere klinische aanwijzingen voor rabdomyolyse.

36.11.5 THERAPIE

Staken van een eventueel toxisch agens (zoals neuroleptica, alcohol, cocaïne). Correctie van eventuele elektrolytstoornissen. Indien er ischemie is van spierweefsel, bijvoorbeeld door een compartimentsyndroom, dan moet dit chirurgisch worden opgeheven. Het is van groot belang dat acute tubulusnecrose wordt voorkómen door het toedienen van voldoende vocht en het controleren van de urineproductie. Eventueel moet er hemodialyse plaatsvinden.

37 De primaire hoofdpijnsyndromen

Drs. P.A.T. Carbaat

37.1 Hoofdpijn type spanningshoofdpijn

37.1.1 INLEIDING

Hoofdpijn type spanningshoofdpijn is gedefinieerd als hoofdpijn gedurende ten minste vijftien dagen per maand gedurende ten minste drie maanden. Wanneer dezelfde soort hoofdpijn minder vaak aanwezig is, gaat het om episodische spanningshoofdpijn. De prevalentie in Nederland van hoog frequent optredende hoofdpijn is 3,7%. Daarmee wordt in dit epidemiologische onderzoek behalve hoofdpijn type spanningshoofdpijn ook hoofdpijn met migraineuze kenmerken bedoeld.

37.1.2 SYMPTOMEN

Het betreft overwegend drukkende, bilaterale en dan vooral bifrontale en bitemporale hoofdpijn. Deze hoofdpijn is licht tot matig van ernst, neemt niet toe bij lichamelijke inspanning en gaat niet gepaard met misselijkheid en of braken, eventueel wel met licht- of geluidschuwheid.

Het is jammer dat voor deze vorm van hoofdpijn ooit het woord 'spanningshoofdpijn' is uitgevonden. Het suggereert spanning of stress als oorzaak en iets wat spant, bijvoorbeeld spieren, als het mechanisme waardoor pijn wordt gevoeld. Tot dusverre is dat niet overtuigend aangetoond.

Een curieuze variant is de 'nieuwe dagelijks optredende en persisterende hoofdpijn' (new daily-persistent headache). Patiënten met deze hoofdpijn kunnen zich exact de dag en soms ook de tijd van de dag herinneren dat de hoofdpijn 'zomaar' is begonnen en daarna nooit meer is weggegaan. Een oorzaak van deze vorm van primaire hoofdpijn is niet bekend.

37.1.3 HOE WORDT DE DIAGNOSE GESTELD?

De diagnose wordt voornamelijk gesteld op basis van de typische anamnese en indien er bij het neurologisch onderzoek geen afwijkingen worden gevonden.

37.1.4 WAT IS DE DIFFERENTIAALDIAGNOSE?

Allereerst wordt nagegaan of er alarmsymptomen zijn. De diagnosen behorende bij de alarmsymptomen zijn de belangrijkste differentiaaldiagnostische overwegingen.

37.1.5 THERAPIE

Niet-medicamenteuze behandelingen: ontspanningstherapie, biofeedback en cognitieve gedragtherapie.
Medicamenteuze behandelingen:
- paracetamol, 500 mg 2-4 dd of een NSAID, bijvoorbeeld ibuprofen 400 mg 1-2 dd, dosis en frequentie individueel te bepalen, maar nooit als onderhoudsbehandeling geven in verband met risico ontstaan van medicatie overgebruikshoofdpijn.
- amitriptyline 25 mg a.n., te verhogen tot wat in het individuele geval nodig is en wordt verdragen. In de praktijk komt dat neer op 50 tot 75 mg per dag. Na een aantal maanden (arbitrair) staken van de medicatie en effect evalueren.

Het verdient de voorkeur de hiervoor genoemde behandelingen na stellen van of bevestigen van de diagnose over te laten aan de eerste lijn.

37.2 Medicatie overgebruikshoofdpijn

37.2.1 INLEIDING

De helft van de patiënten met chronisch dagelijkse hoofdpijn gebruikt te veel pijnstillers. Meestal zijn dat de gewone overal te verkrijgen analgetica, bij een minderheid triptanen en opioïden. Van medicatie overgebruikshoofdpijn is sprake wanneer langer dan drie maanden op meer dan vijftien dagen per maand analgetica worden gebruikt. Voor triptanen wordt tien dagen aangehouden. Het gaat dus niet om de hoeveelheid middelen per maand, maar om het aantal dagen per maand dat middelen worden ingenomen. Strikt genomen is medicatie overgebruikshoofdpijn een vorm van secundaire hoofdpijn, waarbij deze diagnose pas achteraf gesteld kan worden als van overgebruik geen sprake meer is.

37.2.2 SYMPTOMEN

Bij medicatie overgebruikshoofdpijn gaat het vaak om een mengvorm, dat wil zeggen symptomen van spanningshoofdpijn en van migraine.

37.2.3 HOE WORDT DE DIAGNOSE GESTELD?

De diagnose wordt voornamelijk gesteld op basis van de anamnese en indien er bij het neurologisch onderzoek geen afwijkingen worden gevonden.

37.2.4 WAT IS DE DIFFERENTIAALDIAGNOSE?

Allereerst wordt nagegaan of er alarmsymptomen zijn. De diagnosen behorende bij de alarmsymptomen zijn de belangrijkste differentiaaldiagnostische overwegingen.

37.2.5 THERAPIE

Direct en volledig staken van *alle* pijnstillers. Deze aanpak eist wel een goede voorlichting en intensieve, dat wil zeggen positieve en optimistische, begeleiding. De patiënten moeten met name worden gewaarschuwd voor een tijdelijke, één tot twee weken durende, toename van de hoofdpijn. Aanbevolen wordt de patiënt al na twee tot drie weken voor controle terug te zien. Het resultaat van dit beleid is dat de hoofdpijn óf wegblijft óf zich als de oorspronkelijke hoofdpijn manifesteert en dan alsnog geclassificeerd kan worden. Dat blijkt dan vaak migraine, 'spanningshoofdpijn' of een combinatie van beide te zijn. Deze aanpak is succesvoller dan dikwijls wordt gedacht: bij 80% van de patiënten neemt de hoofdpijn af met 50% in ernst of frequentie.

37.3 Migraine

37.3.1 INLEIDING

Migraine is aanvalsgewijs voorkomende hoofdpijn al dan niet voorafgegaan door een aura. De aanvallen duren 4 tot 72 uur. De prevalentie is 6-8% bij mannen en 15-18% bij vrouwen; 75% heeft één of meer aanvallen per maand. Migraine is een chronische aandoening: 30% heeft na veertig jaar nog vaak migraine en ruim 20% af en toe. Migraine kan beschouwd worden als een polygenetische neurovasculaire aandoening waarbij het trigeminovasculaire systeem een sleutelrol speelt.

37.3.2 SYMPTOMEN

De hoofdpijn is meestal halfzijdig gelokaliseerd, bonkend van karakter en gaat veelal gepaard met misselijkheid en/of braken, licht- en/of geluidschuwheid en soms ook met overgevoeligheid voor geuren.
Vóór de aanval begint kunnen er uren- tot dagenlang durende prodromen zijn, zoals overactiviteit of juist het tegenovergestelde daarvan, vochtretentie, geeuwen, snakken naar bepaalde voeding of drank of neerslachtigheid.
Voor de hoofdpijnfase is er meestal een visuele aura die bestaat uit flikkerscotomen en gezichtsvelduitval variërend van een scotoom tot hemianopsie. Een aura duurt over het algemeen niet langer dan 60 minuten. Behalve een visuele aura zijn er aura's bestaande uit gevoelsstoornissen, (meestal paresthesieën) en taal/spraakstoornissen (meestal een afasie). Verlammingsverschijnselen zijn zeldzaam (hemiplegische migraine).

37.3.3 HOE WORDT DE DIAGNOSE GESTELD?

De diagnose migraine wordt gesteld op basis van de typische anamnese en indien er verder geen afwijkingen bij het neurologisch onderzoek worden gevonden (tenzij de patiënt wordt onderzocht in de aurafase). In de praktijk zal de diagnose vaak al na één aanval duidelijk zijn, zodat uitleg en indien van toepassing tijdig een adequaat therapeutisch advies kan worden gegeven.

37.3.4 WAT IS DE DIFFERENTIAALDIAGNOSE?

Zoals bij elke primaire hoofdpijn mag ook bij migraine geen andere aandoening in aanmerking komen. Of dat zo is, moet blijken uit de anamnese en de resultaten van het neurologisch onderzoek. Hoe atypischer voor migraine, al dan niet met aura, het verhaal is, hoe meer kans er is op een secundaire hoofdpijn als gevolg van bijvoorbeeld tumoren en vaatmalformaties. Aura's die niet gevolgd worden door hoofdpijn kunnen soms moeilijk van TIA's worden onderscheiden. Aura's zonder hoofdpijn komen ook vaak op latere leeftijd voor net zoals TIA's. Een 'marche' van de symptomen van een aura pleit sterk voor een migraineaura. Als er een marche van prikkelingen in een arm is, beginnen ze in de arm en kruipen dan op naar onderarm en daarna de bovenarm. Dit in tegenstelling tot gevoelsstoornissen bij een TIA: die zijn er van het ene op het andere moment zowel in hand, onderarm als bovenarm. Bovendien levert doorvragen nogal eens migraine in het verre verleden op, zodat het dus geen 'late onset migraine' meer blijkt te zijn, maar een verandering van het migrainepatroon in de vorm van alleen de aura, zonder of met slechts lichte hoofdpijn erna.

37.3.5 THERAPIE

De behandeling van migraine bestaat uit het voorkómen van de aanvallen en uit het behandelen van de aanvallen zelf.
Het doel van de aanvalsbehandeling is niet alleen het onderdrukken van de hoofdpijn maar ook van de andere symptomen met als resultaat functioneel herstel.
De behandeling van migraine vraagt om een langetermijnbehandeling, geduld en realistische verwachtingen.

De behandeling van een migraineaanval is effectief indien:
- de hoofdpijn en liefst ook de andere symptomen sterk verbeteren of verdwijnen binnen twee uur;
- de hoofdpijn niet terugkeert binnen 24 uur (geen 'recurrence', zie hierna);
- er geen behoefte bestaat aan andere 'reddings'medicatie;
- de eventuele bijwerkingen niet opwegen tegen het bereikte therapeutische resultaat;
- behalve van een klinisch herstel sprake is van herstel van het dagelijks functioneren.

Slapen is en blijft een effectieve aanvalsbehandeling, maar is lang niet altijd praktisch uitvoerbaar. Bij de behandeling van migraine heeft medicatie toch de meeste voorkeur. Daarbij kan de volgende handleiding worden gebruikt:
- Stel vast of de aanvalsbehandeling gecombineerd moet worden met een profylactische behandeling.
- Overweeg profylaxe bij meer dan twee aanvallen per maand of bij te veel migrainedagen per maand. Het aantal migrainedagen wordt bepaald door de duur van de aanvallen en die duur kan weer worden beïnvloed door het fenomeen van de 'terugkeer'hoofdpijn (recurrence headache): de medicatie is effectief, maar de hoofdpijn keert binnen 24 uur weer terug. 'Terugkeer'hoofdpijn kan optreden bij alle middelen, maar met name bij triptanen.

Profylaxe

- Propranolol: startdosis 1 dd 40 mg, dosis geleidelijk ophogen per drie tot vier weken tot 2 dd 80 mg propranolol retard.
- Metoprolol: startdosis 1 dd 100 mg, dosis geleidelijk ophogen in drie tot vier weken tot 2 dd 100 mg;
- Natriumvalproaat: startdosis 300-500 mg, dosis geleidelijk ophogen met 300-500 mg per twee weken. Voor starten therapie controle bloedbeeld en leverfuncties, daarna alleen op klinische indicatie. Wijs op de meest voorkomende bijwerkingen: gewichtstoename, tremor handen, haaruitval.
- Topiramaat: startdosis 1 dd 25 mg a.n., geleidelijk per twee weken met stappen van 25 mg stijgen tot 150-200 mg, tweemaal daags doseren. Een dosis van 150-200 mg zal zelden nodig zijn. Belangrijkste contra-indicaties: nierstenen, glaucoom. Wijs op meest voorkomende bijwerkingen: gewichtsverlies (wordt meestal verwelkomd, vooral na gewichtstoename door natriumvalproaat), tintelingen acra, woordvindstoornissen.
- Funarizine 1 dd 10 mg/dag a.n. Wijs op de volgende bijwerkingen: depressie en bij langdurig gebruik extrapiramidale stoornissen.
- Pizotifen 1,5 mg/dag a.n. Wijs op hinderlijke gewichtstoename als bijwerking.
- Methysergide 3 dd 1 mg, maximum dosis 6 mg, therapie nooit langer dan zes maanden continueren, dan medicatiepauze van één maand inlassen ter voorkoming van pleuroperitoneale fibrose.

Ten slotte: instrueer de patiënt dat effect pas mag worden verwacht bij een voldoende hoge dosering. Indien profylaxe effectief is gebleken, stop deze dan na vier tot zes maanden geleidelijk, bijvoorbeeld in vier weken, en evalueer de situatie. Vaak kiezen de patiënten er echter voor om de medicatie te continueren vanwege het bereikte therapeutische resultaat en de angst voor recidivering van de migraineaanvallen.

Aanvalsbehandeling

Start met *niet-migraine specifieke medicatie*.

Stap 1:

- paracetamol 3-4 dd 500-1000 mg per os;

of

- ibuprofen 4 dd 400-600 mg per os;

Tabel 37.1 Triptanen. Als vuistregel geldt dat van elke triptan de hoogst beschikbare dosis niet meer dan tweemaal per 24 uur mag worden gebruikt (zie ook dezelfde opmerking bij instructies even verderop).

	per os	*subcutaan*	*neusspray*	*zetpil*
sumatriptan	50, 100 mg	6 mg	10, 20 mg	25 mg
rizatriptan * smelt formule	5, 10 mg 5, 10 mg	–	–	–
almotriptan	12,5 mg	–	–	–
eletriptan	40 mg	–	–	–
frovatriptan	2,5 mg	–	–	–
zolmitriptan zip formule	2,5, 5 mg 2,5,5 mg	–	–	–
naratriptan	2,5 mg	–	–	–

* In combinatie met propranolol max. dosis 5 mg.

of
- naproxen, eerste gift 750 mg, vervolgens 2-3 dd 250-500 mg, maximaal 1250 mg/24 uur per os;

in alle gevallen gecombineerd met:
- metoclopramide 10 mg of domperidon 20 mg.

Stap 2:
parenteraal een analgeticum/NSAID, al dan niet met een anti-emeticum:
- diclofenac 100 mg supp tot 2 dd;
- domperidon supp z.n. 30-60 mg tot 120 mg

Indien deze medicatie niet effectief is, *start anti-migraine specifieke medicatie: een triptan.*
Triptanen zijn echter gecontra-indiceerd bij patiënten bekend met hart- en vaatziekten.
Indien door misselijkheid en/of braken toediening per os niet mogelijk is, bieden sumatriptan, rizatriptan en zolmitriptan een alternatief. Sumatriptan kent verschillende parenterale toedieningsroutes. Rizatriptan (smelt) en zolmitriptan (zip) bieden een formule aan waarbij het tablet snel smelt op de tong, wat bij misselijkheid, maar ook als er bijvoorbeeld geen water of andere

drank voorhanden is, een voordeel kan zijn. Resorptie vindt echter niet al in de mond plaats, het is dus geen manier om een sneller effect te bereiken.
Er is geen 'beste triptan'. Het succes van de behandeling wordt bepaald door kennis, ervaring en compassie met de migrainepatiënt. Uit een meta-analyse is gebleken dat de verschillen tussen de diverse triptanen weliswaar klein zijn, maar in het individuele geval klinisch groot kunnen zijn. De snelst werkzame triptanen zijn imigran s.c. injectie 6 mg en rizatriptan tablet 10 mg. Sterke triptanen wat betreft effectiviteit zijn sumatriptan inj. 6 mg, rizatriptan 10 mg, eletriptan 80 mg (alleen tabletten van 40 mg beschikbaar) en almotriptan 12,5 mg. Terugkeerhoofdpijn komt door de langere halfwaardetijd wellicht minder vaak voor bij frovatriptan 2,5 mg.
Bij het voorschrijven van welke triptan dan ook dienen de volgende instructies te worden gegeven:

- Neem de triptan na de aura, omdat dat effectiever is en niet alle aura's door hoofdpijn worden gevolgd.
- Neem de triptan liever vroeg in de hoofdpijnfase dan laat, maar realiseer wel dat 'te vroeg' kan leiden tot ten onrechte gebruik van een triptan (de hoofdpijn zette bijv. niet of onvoldoende door) en dat 'te laat' minder effectiviteit kan betekenen.
- Als vuistregel geldt dat van elke triptan de hoogst beschikbare dosis niet meer dan tweemaal per 24 uur mag worden gebruikt.
- Wijs de patiënt op het fenomeen terugkeerhoofdpijn en adviseer bij het optreden van terugkeerhoofdpijn opnieuw inname van de triptan. Het nemen van een tweede dosis wanneer de eerste dosis al niet heeft geholpen, is meestal niet zinvol.
- Spreek een controlebezoek af, evalueer de behandeling en vraag met name naar eventuele terugkeerhoofdpijn, aangezien dat door veel patiënten als falen van de behandeling wordt geïnterpreteerd, wat dus maar ten dele het geval is.
- Als de ene triptan niet heeft geholpen, betekent dat niet dat triptanen bij deze patiënt niet effectief zijn. Schrijf in dat geval een andere triptan voor. Het kan soms handig zijn en tijd besparen om de patiënt twee of drie recepten met verschillende triptanen mee te geven, zodat deze zelf een voorkeur kan uitspreken op basis van opgedane ervaring.

Het uitblijven van effect van een triptan is nooit diagnostisch en betekent dus niet dat de patiënt geen migraine heeft. Andersom geldt ook: wel effect is geen bevestiging van de diagnose migraine.

37.4 Menstruatiegerelateerde migraineaanvallen

Menstruatiegerelateerde migraineaanvallen zijn vaak heftiger en duren ook langer. Er bestaat zeer waarschijnlijk een relatie tussen deze aanvallen en de hormonale status van de vrouw. Helaas heeft dat nog niet geleid tot eenduidige behandeladviezen. Geen enkele therapie kan deze hormonale status dusdanig beïnvloeden dat daardoor ook de migraineaanval geheel of gedeeltelijk wordt voorkomen. Wel kan wanneer de eerste menstruatiedag voorspelbaar is zogenaamde miniprofylaxe worden overwogen:

- frovatriptan 2,5 mg 1 of 2 dd gedurende zes dagen te starten twee dagen voor de vooronderstelde eerste dag van de menstruatie, waarbij op de eerste dag van deze profylaxe een dubbele dosis wordt gegeven.

Ook wordt wel geadviseerd de pil te continueren. Verandering van pil zou ook wel eens helpen.

37.5 Trigeminale autonome hoofdpijnen

37.5.1 INLEIDING

Tot de groep van trigeminale autonome hoofdpijnen worden, in afnemende frequentie voorkomend, gerekend:

- episodische en chronische clusterhoofdpijn;
- paroxismale en chronische hemicranias;
- SUNCT (Shortlasting Unilateral Neuralgiform headache attacks with Conjunctival injection and Tearing).

37.5.2 SYMPTOMEN

Aanvalsgewijs optredende hoofdpijn die zeer heftig is en eenzijdig, met aan dezelfde zijde: conjunctivale injectie, ooglidoedeem, een volledig of partieel horner-syndroom, neuscongestie of juist een verstrekte secretie, transpireren. Het belangrijkste verschil wordt bepaald door de duur van de aanval.

Clusterhoofdpijn

Clusterhoofdpijn komt veel meer voor bij mannen dan bij vrouwen. De aanvallen bestaan uit het optreden van extreem heftige pijn ('suicidal headache'), unilateraal, rond het oog, gepaard gaande met autonome symptomen, met een aanvalsduur van, onbehandeld, 15 tot 180 minuten. Tijdens de aanvallen is er bewegingsdrang in tegenstelling tot de rust die patiënten met migraine opzoeken. De aanvallen treden in clusters van weken tot maanden op, met als variant de chronische vorm. Er kunnen meerdere aanvallen per 24 uur voorkomen, vaak ook 's nachts en soms met de regelmaat van de klok.

Paroxismale hemicrania

Paroxismale hemicrania is zeldzaam en komt meer bij vrouwen dan bij mannen voor. De aanvallen bestaan uit zeer heftige unilaterale pijn, gepaard gaande met autonome stoornissen en met een aanvalsduur van twee tot dertig minuten. De aanvalsfrequentie per 24 uur ligt over het algemeen hoger dan bij clusterhoofdpijn het geval is. Er bestaat net als bij clusterhoofdpijn een chronische variant.

SUNCT

SUNCT (Shortlasting Unilateral Neuralgiform headache attacks with Conjunctival injection and Tearing) is een zeer zeldzame, meer bij mannen dan bij vrouwen voorkomende aandoening, waarbij seconden durende aanvallen van zeer heftige unilaterale pijn gepaard gaan met conjunctivale injectie en traansecretie. De aanvalsfrequentie per dag varieert van een enkele aanval tot 200 aanvallen.

37.5.3 HOE WORDT DE DIAGNOSE GESTELD

De diagnose wordt gesteld op basis van de typische anamnese, indien bij het neurologisch onderzoek geen afwijkingen worden gevonden.

37.5.4 WAT IS DE DIFFERENTIAALDIAGNOSE?

De belangrijkste differentiaaldiagnosen zijn de aandoeningen die geassocieerd zijn met de alarmsymptomen.

37.5.5 THERAPIE

Clusterhoofdpijn

Aanvalsbehandeling:

- 100% zuurstof via mond-neusmasker 6-7 liter per minuut gedurende 15-20 minuten;

of

- sumatriptan 6 mg s.c. injectie, maximaal twee doses per 24 uur. Bij meer aanvallen is 100% zuurstof dus een goed alternatief;

of

- een ander triptan, bijvoorbeeld zolmitriptan 2,5-5 mg of rizatriptan 10 mg. Nadelen: ze werken te langzaam en er is een maximumdosis per 24 uur (zie therapie migraine).

Profylaxe:

- methysergide: 3 dd 1-2 mg per dag, nooit langer dan zes maanden continueren, maar de meeste clusters zijn in die periode weer voorbij. Indien dat niet het geval is, overschakelen op een van de hierna genoemde middelen;
- verapamil: 80-960 mg 1-3 dd onder ecg-controle (i.v.m. risico av-geleidingsstoornis) voor aanvang van de behandeling en bij elke dosisverhoging;
- prednison: 60 mg per dag, na vijf dagen verlagen met stappen van 5 mg tot 20 mg per dag, vervolgens na tien dagen verder verlagen met 5 mg per week, met in de laatste week 5 mg om de dag;
- lithiumcarbonaat in de vorm van Priadel bij chronische cluster hoofdpijn: dosis op geleide spiegel (0,8-1,2 mmol/l) met maandelijkse controle elektrolyten en jaarlijkse controle van de schildklierfunctie.

Paroxismale hemicrania

Indomethacine: 3 dd 25 tot 50 mg per dag.

Alleen indomethacine helpt en het helpt als de diagnose klopt altijd (onder de voorwaarde dat tot een maximum van 150 mg per dag is gedoseerd).

SUNCT

Geen enkele effectieve behandeling aangetoond. Indomethacine is niet effectief. Positieve resultaten in zeer kleine series zijn gemeld van:

- carbamazepine, verapamil en topiramaat, geen vaste dosis bekend; probeer doses zoals gebruikelijk bij epilepsie en trigeminusneuralgie (carbamazepine) en bij migraine en clusterhoofdpijn (topiramaat en verapamil), zoals hiervoor aangegeven.

37.6 De overige primaire hoofdpijnen

De overige primaire hoofdpijnen zijn:
- idiopathische stekende hoofdpijn;
- primaire hoesthoofdpijn;
- primaire inspanningshoofdpijn;
- primaire preorgasme- en orgasmehoofdpijn;
- hypnische hoofdpijn;
- primaire donderslaghoofdpijn.

Deze hoofdpijnen worden, op de primaire donderslaghoofdpijn en de idiopathische stekende hoofdpijn na, gekenmerkt door de speciale omstandigheden waaronder ze optreden of door de bijzondere uitlokkende factoren.

37.6.1 SYMPTOMEN

- idiopathische stekende hoofdpijn: tot enkele seconden durende enkelvoudige of in reeksen voorkomende steken van pijn eenzijdig in het gebied van de eerste trigeminus tak;
- primaire inspanningshoofdpijn: 5 tot 45 minuten durende bilaterale kloppende hoofdpijn tijdens en na lichamelijke inspanning;
- primaire hoesthoofdpijn: seconden tot dertig minuten durende bilaterale hoofdpijn geprovoceerd door hoesten, persen en andere drukverhogende momenten;
- primaire donderslaghoofdpijn: binnen een minuut spontaan optredende, zeer heftige hoofdpijn, een uur tot tien dagen durend; als dit voor de eerste keer voorkomt, wordt altijd een subarachnoïdale bloeding overwogen;
- preorgasme- en orgasmehoofdpijn: doffe hoofd- en nekpijn preorgastisch en zeer heftige plotselinge, explosieve hoofd- en nekpijn tijdens het orgasme;
- hypnische hoofdpijn: in ernst variërende bilaterale hoofdpijn waarmee en waardoor de patiënt 's nachts wakker wordt, met een aanvalsduur variërend van 15 tot 180 minuten.

37.6.2 HOE WORDT DE DIAGNOSE GESTELD?

De diagnose wordt gesteld op basis van de typische anamnese, indien bij het neurologisch onderzoek geen afwijkingen worden gevonden.

37.6.3 WAT IS DE DIFFERENTIAALDIAGNOSE?

De belangrijkste differentiaaldiagnosen zijn de aandoeningen die geassocieerd zijn met de alarmsymptomen.

37.6.4 THERAPIE

- Idiopathische stekende hoofdpijn: probeer tot 3 dd 50 mg indomethacine. Primaire inspanningshoofdpijn: probeer indomethacine, volg de *trial and error* methode en kies een dosis tussen de 25 en 150 mg; start bijvoorbeeld dertig minuten voor de aanvang van de te leveren inspanning indien deze gepland is.
- Primaire hoesthoofdpijn: voorkom hoesten, probeer indomethacine, voor dosisadvies zie Primaire inspanningshoofdpijn.
- Primaire donderslaghoofdpijn: geen effectieve therapie bekend.
- Pre-orgasme- en orgasmehoofdpijn: indomethacine 25-150 mg, dosis individueel vast te stellen, inname dertig minuten voor geplande activiteit.
- Hypnische hoofdpijn: 200-600 mg lithiumcarbonaat a.n., indien deze medicatie niet wordt verdragen zijn eventuele alternatieven: verapamil, methysergide, flunarizine en indomethacine. Er zijn geen vaste richtlijnen voor de doseringen te geven; gebruik doseringen zoals eerder vermeld bij de diverse indicaties.

Pijn in rug en been

38

Dr. P.C.A.J. Vroomen

38.1 Het lumbosacraal radiculair syndroom (LRS)

38.1.1 INLEIDING

Het lumbosacraal radiculair syndroom (LRS) is een syndroomdiagnose waarbij de verzameling van anamnestische en fysisch-diagnostische bevindingen verondersteld wordt te wijzen op een aandoening van een lumbosacrale zenuwwortel. De oorzaak van circa twee derde van deze zenuwwortelaandoeningen is een discushernia. Het LRS heeft over een periode van circa drie maanden een gunstig beloop bij circa 75% van de patiënten, of er nu wel of niet een discushernia is.

38.1.2 SYMPTOMEN

Er wordt gelet op de aanwezigheid van pijn in een been volgens een dermatomaal patroon uitstralend, dat wil zeggen uitstralend langs de achterzijde naar het bovenbeen tot voorbij de knie bij prikkeling van de wortels L5 en S1 en naar de voorzijde van het bovenbeen bij prikkeling van de wortels L2- 4. Deze pijn in het been staat meestal meer op de voorgrond dan pijn in de rug. De pijn gaat gepaard met één of meer van de volgende verschijnselen:

- anamnestische aanwijzingen voor zenuwwortelprikkeling, zoals pijn bij drukverhogende momenten, of verergering van pijn bij zitten met verbetering van pijn bij liggen.
- positieve zenuwwortelprikkelingsproeven:
  - proef van Lasègue bij verdenking L5-S1 (in rugligging het been gestrekt heffen, is positief als uitstralende pijn ontstaat in het been voorbij de knie) en beperkte vinger-vloerafstand bij vooroverbuigen;

- omgekeerde Lasègue bij L2-L4 (in buikligging bovenbeen optillen, is positief als er uitstralende pijn in het been ontstaat).

– neurologische uitval herleidbaar tot één (of, zelden, twee) zenuwwortel(s) (reflexvermindering of verlies, sensibiliteitsstoornis herleidbaar tot een wortel (L2-L4 bovenbeen, L5 laterale zijde onderbeen, S1 laterale voetrand of parese (L2-L4 quadricepsspieren, L5 op hielen lopen niet mogelijk, S1 op tenen staan niet mogelijk).

Soms zijn er bij dit LRS aanwijzingen om aan een specifieke oorzaak anders dan een discushernia te denken. Dit zijn:

– de aanwezigheid van diabetes mellitus (denk aan diabetische radiculo-, plexo- of neuropathie),
– verdenking van een neuroborreliose (o.a. bij het anamnestische gegeven van een tekenbeet in de voorafgaande maanden).

Alle eerdergenoemde signalen voor ernstige onderliggende aandoeningen bij rugpijn met of zonder uitstraling gelden ook voor een LRS.
Specifieke aanwijzingen voor een caudasyndroom zijn mictiestoornissen en defecatiestoornissen en sensibiliteitsstoornissen in het rijbroekgebied. Als deze verschijnselen er zijn, wordt spoedoperatie overwogen. Ook een matige tot ernstige parese kan een reden zijn voor het overwegen van operatie.

38.1.3 HOE WORDT DE DIAGNOSE GESTELD?

De diagnose van een LRS is een syndroomdiagnose en daarmee volledig gebaseerd op de hiervoor genoemde symptomen. Vaststellen van de discushernia als verklaring is in de eerste weken niet noodzakelijk, aangezien het beleid afwachtend is met alleen algemene ondersteunende maatregelen zoals pijnstilling.
Houden de klachten echter acht tot twaalf weken aan, dan wordt de vraag of een discushernia de klachten verklaart relevant, aangezien dan een operatieve verwijdering van de discushernia overwogen dient te worden. Om dit vast te stellen is MRI de eerste keus. Het spreekt voor zichzelf dat er bij waarschuwingssignalen al eerder een indicatie voor MRI bestaat. Een uitvoerig neurologisch onderzoek is dan aangewezen, mede om te beoordelen of de klinisch aangedane zenuwwortel overeenkomt met de aangedane zenuwwortel bij MRI.

38.1.4 WAT IS DE DIFFERENTIAALDIAGNOSE?

- wortelcompressie door:
  - maligniteit
  - spondylitis/discitis
  - fractuur wervel;
- radiculitis (neuroborreliose);
- er is geen radiculopathie maar wel een plexopathie waarbij de uitval niet beperkt is tot één wortel (tumor, diabetes, idiopathisch).

38.1.5 THERAPIE

Een LRS heeft weliswaar een gunstige prognose, maar is een pijnlijke aandoening die in belangrijke mate met het functioneren van de patiënt interfereert. Adequate pijnstilling is dan ook cruciaal bij een LRS en moet zo snel mogelijk worden gegeven in een voldoende hoge en frequente dosering.

Stap 1
- paracetamol 1000 mg 4 dd op eerste dag, daarna 6 dd 500 mg.

Stap 2, toevoegen:
- naproxen beginnen met 1000 mg, daarna 2-4 dd 500 mg.

Stap 3, toevoegen:
- tramadol beginnen met 3 dd 50 mg zo nodig ophogen 4 dd 100 mg.

Stap 4, tramadol vervangen door:
- morfine 2 dd 30 mg zo nodig met 50% ophogen, bij ouderen beginnen met 2 dd 20 mg.

Tramadol en morfine worden altijd gegeven in combinatie met laxeermiddelen.
Tramadol en morfine kunnen urineretentie induceren die gemakkelijk aangezien kan worden voor een eerste teken van een caudasyndroom.

Slaapt de patiënt slecht:
- temazepam 10-20 mg voor het slapen gaan (kortdurend in verband met inductieafhankelijkheid).

Indicatie operatie

Bij heftige pijn die maar moeizaam op pijnmedicatie reageert, patiënt eerst goed voorlichten (patiënten denken vaak dat ze zonder operatie niet beter kunnen worden) voordat operatie wordt overwogen.

Bestaan de klachten langer dan vier weken en is er een belangrijke verslechtering van het functioneren, dan kan het zin hebben patiënt naar de fysiotherapeut te verwijzen. Zo kan het functioneren van de patiënt verbeteren, vooral als de pijn aanhoudt maar wel dragelijk is.

Als de klachten spontaan niet verbeteren, dient een operatieve interventie te worden overwogen. Dit is gemiddeld na zo'n tien weken aan de orde, maar de overweging kan op grond van ernst van de klachten of persoonlijke omstandigheden van de patiënt eerder of later spelen.
Belangrijk is de patiënt te informeren dat chirurgie leidt tot een sneller herstel, maar dat er na één jaar geen belangrijk verschil in uitkomst is tussen een chirurgisch versus een conservatief beleid. Nieuwe operatietechnieken, zoals intradiscale therapie, operaties met lasertechnieken of endoscoop hebben vooralsnog geen betere resultaten.

Over het algemeen dienen patiënten met een LRS gestimuleerd te worden om de dagelijkse activiteiten, inclusief werk, zoveel mogelijk te continueren. Ook na een herniaoperatie hoeven patiënten niet terughoudend te zijn met de belasting. Ondersteuning hierbij door zorgverleners die ervaring hebben met het normale herstel na een herniaoperatie strekt tot aanbeveling.

Pijn in nek en arm 39

Dr. N. van Alfen

39.1 Cervicaal radiculair syndroom

39.1.1 INLEIDING

Een cervicaal radiculair syndroom ontstaat op basis van beknelling van een van de zenuwwortels in de nek. Meestal zijn degeneratieve veranderingen van de wervelkolom de oorzaak. Degeneratie van de discus kan leiden tot ruptuur van de stevige buitenkant (de anulus fibrosus) waardoor het zachte binnenste discusmateriaal naar buiten stulpt (herniatie) en de ruimte voor de zenuwwortels en het ruggenmerg verkleint. Degeneratieve veranderingen van de wervelcorpora, pedikels en bogen leiden tot ossale hypertrofie met vernauwing van het kanaal en de foramina. Degeneratie van de ligamenten leidt tot verkalking en hypertrofie, en ook degeneratie van de facetgewrichten leidt tot hypertrofie van deze gewrichtjes, die de ruimte in het wervelkanaal en foramen beperken.

Een acute beknelling wordt meestal veroorzaakt door een discusruptuur en herniatie. Meer sluipende, chronische beknelling treedt op door de overige degeneratieve veranderingen.

39.1.2 SYMPTOMEN

Bij acute beknelling door een discushernia zijn er, in de loop van uren tot dagen ontstane, uitstralende pijn en tintelingen in een bepaald dermatoom. Als de beknelling ernstig genoeg is, ontstaan ook krachtsverlies en atrofie in de spieren die door de betrokken zenuwwortel worden geïnnerveerd. Bij de overige degeneratieve verandering van de wervelkolom ontstaan klachten vaak in de loop van weken tot maanden. De klachten kunnen toene-

Tabel 39.1 Zenuwwortels en innervatiegebied.

wervelniveau	*wortel*	*motorisch*	*sensibel*
C4-C5	C5	schouder	schouder, laterale bovenarm
C5-C6	C6	voorzijde bovenarm	laterale onderarm, duim
C6-C7	C7	onderarm	hand met 2e t/m 4e vinger
C7-T1	C8	hand	4e en 5e vinger, binnenzijde onderarm

men door rek te zetten op de aangedane zenuwwortel, bijvoorbeeld door de nek te draaien, de arm te heffen en strekken of door te hoesten of persen.
Als er naast beknelling van de zenuwwortel beknelling van het myelum is, ontstaan 'langebaanverschijnselen', zoals een piramidale (spastische) parese van beide benen met voetzoolreflexen volgens Babinski, een sensibele grens met daaronder hypesthesie, ongeveer twee dermatomen onder het niveau van de beknelling, en mictiestoornissen. Deze verschijnselen zijn alarmsymptomen die snelle verwijzing noodzakelijk maken (zie verder).

Locatie van de symptomen wordt bepaald door de zenuwwortel die wordt bekneld. In tabel 39.1 staan de zenuwwortels die tussen de bijbehorende wervelniveaus uittreden, en een kort overzicht van het gebied dat de zenuwwortels innerveren (voor gedetailleerde informatie: zie tabel 17.1 Innervatietabel bovenste extremiteit).

39.1.3 HOE WORDT DE DIAGNOSE GESTELD?

Uitstralende pijn en tintelingen in een dermatomale verdeling, met eventueel ook krachtsverlies in de spieren horend bij een myotoom, zijn klinisch verdacht voor een radiculopathie. Zowel beeldvorming als functieonderzoek van de betrokken zenuwwortel(s) kan bijdragen aan het stellen van de diagnose, maar deze worden meestal pas verricht als operatieve behandeling wordt overwogen. Beeldvorming gebeurt tegenwoordig bij voorkeur door middel van MRI-onderzoek van de cervicale wervelkolom. Hierop zijn zowel de ossale structuren als een eventuele discushernatie en de zenuwwortels te zien. CT-onderzoek vormt een

alternatief voor MRI, maar beeldt de zenuwen niet af en heeft het nadeel van stralingsbelasting. Gewone röntgenfoto's geven geen informatie over een eventuele uitstulping van de intervertebrale discus, noch over de zenuwwortels, en zijn obsoleet bij deze indicatie. Het is overigens goed zich te realiseren dat degeneratieve afwijkingen aanwezig zijn bij gemiddeld bij één op de tien asymptomatische mensen boven de 30 jaar. Afwijkingen bij beeldvorming zijn dus alleen relevant indien ze wat betreft locatie ook passen bij de klinische verschijnselen.
Als kliniek en beeldvorming alleen onvoldoende diagnostische zekerheid geven, kunnen ze worden aangevuld met functieonderzoek van de zenuwen. Dit gebeurt door middel van zenuwgeleidingsonderzoek en elektromyografie, samen EMG genoemd. Door afname van de amplitudes van zenuwresponsen na elektrisch stimuleren en verandering in de elektrische activiteit van de spieren in rust en bij aanspannen kan een uitspraak worden gedaan over de betrokkenheid van bepaalde zenuwwortels.

39.1.4 WAT IS DE DIFFERENTIAALDIAGNOSE?

- Als de klachten en verschijnselen sluipend ontstaan en niet tot één zenuwwortel te herleiden zijn, overweeg: radiculaire pathologie op meerdere niveaus (bijvoorbeeld bij een cervicale kanaalstenose) of een plexopathie. Bij patiënt met bekende maligniteit: overweeg leptomeningeale metastasering.
- Als de klachten acuut ontstaan, met zeer hevige pijn gepaard gaan en niet passen in de verdeling van één zenuwwortel: overweeg neuralgische amyotrofie (zie verder).
- Als er geen neurologische uitval is sensibel of motorisch: overweeg ossale of gewrichtsafwijkingen van de cervicale wervelkolom. Bij bekende maligniteit: cave metastase.
- Als er veel lokale pijn is ter hoogte van de wervelkolom, die 's nachts ook toeneemt bij een oudere patiënt: overweeg een (pathologische) fractuur, maligniteit of infectie (spondylodiscitis) van de wervelkolom.
- Als er sprake is van pijnklachten en tintelingen in de hand, waarvan de patiënt ook 's nachts wakker wordt: overweeg een carpaletunnelsyndroom (zie verder).

39.1.5 THERAPIE

- Conservatieve behandeling met analgetica is meestal voldoende. Gewoonlijk nemen de klachten na een aantal weken spontaan weer af.

- Indien er geen spontane remissie optreedt of de pijnklachten ondanks maximale conservatieve therapie onhoudbaar zijn, is verwijzing naar de neurochirurg of orthopeed voor operatieve decompressie geïndiceerd.
- Spoedverwijzing is geïndiceerd bij alarmsymptomen, zoals een snel progressieve parese of paralyse van de spieren horend bij de beknelde zenuwwortel of tekenen van acute myelumcompressie. Operatieve behandeling bestaat meestal uit een cervicale discectomie via een anterieure benadering, eventueel in combinatie met een spondylodese (fusie) van de wervels op het aangedane niveau.

39.2 Neuralgische amyotrofie

39.2.1 INLEIDING

Neuralgische amyotrofie (NA; ook wel neuralgische schouderamyotrofie, idiopathische plexus brachialis neuropathie of syndroom van Parsonage-Turner genoemd) is een ontsteking van zenuwen in het verloop van de plexus brachialis. De ontsteking is waarschijnlijk auto-immuun van aard, en kan worden uitgelokt door verschillende gebeurtenissen die het afweersysteem activeren, zoals een infectie, vaccinatie, operatie of het kraambed bij vrouwen. Ook mechanische belasting van de arm speelt een rol, mogelijk door het doorgankelijk maken van de bloed-zenuwbarrière door rek van de zenuwen.
Er bestaat zowel een idiopathische als een autosomaal dominant erfelijke vorm van neuralgische amyotrofie; naar schatting heeft ongeveer één op de tien patiënten de erfelijke vorm (hereditaire neuralgische amyotrofie, HNA). De kans op meerdere aanvallen is bij de idiopathische vorm ongeveer 25%, bij de erfelijke vorm 75%. Ook zijn bij de erfelijke vorm vaker zenuwen buiten de plexus brachialis aangedaan. In een aantal, maar zeker niet alle, families met HNA zijn mutaties in het SEPT9 gen op chromosoom 17q25 gevonden. Door de heterogeniteit van HNA is er in individuele gevallen nog geen test mogelijk die onomstotelijk de erfelijkheid aantoont of uitsluit.

39.2.2 SYMPTOMEN

De aandoening verloopt in episodes, of aanvallen, met zéér hevige pijn in de regio van nek, schouder en arm, is vaak heviger dan patiënt ooit heeft meegemaakt en reageert niet op conventionele pijnstilling met paracetamol of NSAID's. Typisch begint een aanval doordat patiënten vroeg in de ochtend wakker worden door de pijn.

De pijn gaat vaak gepaard met tintelingen in de onderarm of hand, en wordt meteen of in de loop van een aantal dagen gevolgd door een vlekkig verdeelde parese van een aantal spiergroepen in de schouder, arm en/of hand. De ernst en uitgebreidheid van de uitval variëren, en zijn afhankelijk van welke zenuwen bij de ontsteking zijn betrokken en hoe uitgebreid de ontsteking binnen deze individuele zenuwbundels is. Bij 70% van de patiënten is (ook) het bovenste deel van de plexus brachialis aangedaan, met verschijnselen in de schouderregio. Daarnaast komt een distale vorm voor, met vooral uitval van de onderarm- en handspieren en vaak opvallende vasovegetatieve verschijnselen in die regio. De uitval blijft niet altijd beperkt tot de plexus brachialis: in 10% van de gevallen is er ook uitval van de n. phrenicus (m. diafragma) of zenuwen van de plexus lumbosacralis (vaak m. quadriceps). Ongeveer een derde van de patiënten heeft bilaterale uitval, vaak sterk asymmetrisch verdeeld.

De pijn, en daarmee ook de zenuwontsteking, verdwijnt vaak in de loop van dagen tot (gemiddeld 3) weken, waarna herstel van de beschadigde zenuwen nog maanden tot enkele jaren in beslag kan nemen. Gemiddeld herstellen patiënten in de loop van anderhalf jaar tot ongeveer 80-90% van hun uitgangstoestand. De resterende instabiliteit van het schouderblad leidt vaak tot chronische moeheid en pijnklachten in de aangedane schouder en nek. De oorzaak is overbelasting van de niet volledig herstelde spieren en van de spieren (vooral m. trapezius) die daarvoor moeten compenseren. Bij instabiliteit van het schouderblad is ook de kans op gewrichtsklachten van de schouder verhoogd.

39.2.3 HOE WORDT DE DIAGNOSE GESTELD?

Voor het stellen van de diagnose is herkenning van het typische klinische beeld het belangrijkste. Er is vrijwel geen andere aandoening die zó plotseling zó pijnlijk is in de schouder en arm. Als vervolgens ook snel atrofie en een vlekkig verdeelde parese van meerdere schouder- en armspieren wordt gevonden, is de diagnose zo goed als zeker, vooral als ook de kenmerkende scapula alata aanwezig is. Bij geringe uitval of een distale verdeling

kan herkenning van het beeld lastiger zijn. Het vaststellen van uitval die plots is ontstaan en niet herleidbaar is tot één zenuwwortel of perifere zenuw doet dan de diagnose alsnog vermoeden. Ook als de zeer hevige pijn het enige verschijnsel is in het begin van een aanval, is het lastig de diagnose definitief te stellen. Klinische follow-up in de eerste weken is dan ook aanbevolen, om te zien of de kenmerkende uitval en atrofie ontstaan.
Er is geen aanvullende test die de diagnose onomstotelijk kan aantonen of uitsluiten. Wel kunnen andere aandoeningen meer of minder waarschijnlijk worden gemaakt.

39.2.4 WAT IS DE DIFFERENTIAALDIAGNOSE?

De differentiaaldiagnose omvat zowel een aantal neurologische als niet-neurologische aandoeningen (zie tabel 39.2).
Initieel zal vaak gedacht worden aan lokale schouderproblematiek, zoals een bursitis of tendinitis calcarea van de rotator cuff. De pijn is hierbij echter vaak wel hevig maar niet onhoudbaar, en neemt duidelijk toe bij bewegen of belasten van het gewricht. Bewegingen zijn bij zowel actief als passief onderzoek van het gewricht beperkt, en bij een bursitis kunnen ontstekingsverschijnselen van het gewricht zichtbaar zijn. In het geval van een neuralgische amyotrofie maakt het vaak niet uit wat men met de aangedane arm doet, de pijn is en blijft onhoudbaar.
Een andere vaak voorkomende overweging is een acuut cervicaal radiculair syndroom (zie eerder). Hierbij volgen de klachten en verschijnselen echter het verdelingspatroon van de betrokken zenuwwortel en het bijbehorende dermatoom. Beeldvorming van de cervicale wervelkolom kan een zenuwbeknelling op het klinisch aangedane niveau aantonen of uitsluiten. Overigens worden degeneratieve afwijkingen van de cervicale wervelkolom bij de helft van de patiënten met neuralgische amyotrofie gevonden (en ook bij een significant deel van de algemene bevolking), zodat de nadruk altijd moet blijven liggen op het vaststellen van een correlatie tussen het klinische beeld en de radiologische afwijkingen.

Tabel 39.2 Differentiaaldiagnose van neuralgische amyotrofie.

neurologische aandoeningen	*waarin verschilt het van NA?*
plexopathie anderszins	etiologie duidelijk (trauma), meer sluipend of progressief beloop (infectie, maligniteit)
cervicaal radiculair syndroom, degeneratief	sluipend begin, geleidelijk progressief of fluctuerend beloop
cervicaal radiculair syndroom, hernia nuclei pulposi	acuut, pijn houdingsafhankelijk, symptomen in distributie één radix
compressieneuropathieën	subacuut begin, minder hevige pijn, prominente sensore verschijnselen
mononeuropathia multiplex/PZS vasculitis	ook symptomen in de benen, subacuut begin, progressief
focaal voorhoornlijden (Hirayama, brachiale amyotrofische diplegie, distale SMA)	sluipend begin, geen pijn of sensibele stoornis, progressief
multifocale motore neuropathie	pijnloos, geen sensibele symptomen, meestal distaal (onderarm), progressief
limb-girdle myopathie of spierdystrofie	sluipend begin, puur motoor, geen zenuwpijn, ook andere regio's zwak
niet-neurologische aandoeningen	*verschil met NA*
gewrichtspathologie van schouder of elleboog	pijn uitgelokt door houding of beweging van gewricht, rust beter, passieve beperkingen
cervicale spondylose met 'referred brachialgia'	meestal afhankelijk van houding of beweging, geen uitval, fluctuerend beloop
complex regionaal pijnsyndroom	vasomotore verschijnselen naast pijn op de voorgrond, diffuse symptomen, subacuut begin met progressie

Veel zeldzamer is een plexopathie op basis van een infectie met *Borrelia burgdorferi* of hiv, of door ingroei van een neoplasma uit de longtop (pancoast-syndroom; meestal een niet-kleincellig longcarcinoom). In beide gevallen is het beeld vaak progressief over de loop van weken tot maanden, zowel wat betreft ernst van de pijn als uitbreiding van de symptomen. Als de patiënt tot een risicogroep voor deze infecties behoort, of een jarenlange roker is geweest, met nu vooral klachten in de onderste plexusregio (hand, onderarm, oksel), is het zinvol aanvullend onderzoek in te zetten. Voor de infecties is serologie, eventueel in combinatie met PCR-onderzoek, in het bloed noodzakelijk. Om een sulcus superior tumor uit te sluiten dient MRI-onderzoek van deze regio plaats te vinden (sensitiviteit ± 85-90%). Een gewone röntgenfoto van de thorax is onvoldoende sensitief voor dit doel (± 30%).

39.2.5 THERAPIE

Acute fase:
- krachtige pijnstilling nodig, in de vorm van een langwerkend NSAID en langwerkend morfinomimeticum;
- gewone pijnstillers zoals paracetamol of alleen NSAID's werken onvoldoende;
- neuropathische pijnstillers (coanalgetica) hebben een inwerkingsduur die vaak langer is dan de primaire neuropathische pijn bij neuralgische amyotrofie, en zijn in de acute fase dan ook onvoldoende als monotherapie.

Oorzakelijke behandeling?
- Er is geen bewezen oorzakelijke behandeling voor neuralgische amyotrofie.
- Om de zenuwontsteking te remmen wordt soms een korte stootkuur (2 weken; inclusief afbouw in week 2) prednison oraal gegeven, in een dosering van 1 mg/kg. In case series worden aanwijzingen gevonden dat hierdoor bij minstens de helft van de patiënten de neuropathische pijn snel verdwijnt. Om dit effect te bereiken moet men de behandeling zo vroeg mogelijk starten. Het effect van prednison op het beloop van de uitval en het herstel van de parese is minder duidelijk.

Tweede fase:
- Als de hevige pijn voorbij is, is verwijzing naar een fysiotherapeut belangrijk voor contractuurpreventie in de paretische arm en het handhaven van een zo fysiologisch mogelijk bewegingspatroon.
- Indien er duidelijke paresen bestaan, hebben kracht- en duurtraining vaak nog geen zin en kunnen zelfs leiden tot toename van de klachten.

Herstelfase:
- In de herstelfase ontstaan bij ongeveer twee derde van de patiënten opnieuw pijnklachten door overbelasting van de aangedane en compenserende musculatuur.
- Bij overbelasting is verwijzing naar een revalidatiecentrum aangewezen voor het optimaliseren van het bewegingspatroon, het opbouwen van de conditie, en het leren omgaan met de aanwezige beperkingen en grenzen aan de fysieke belastbaarheid in zowel de thuis- als arbeidssituatie.

39.3 Carpaletunnelsyndroom

39.3.1 INLEIDING

Het carpaletunnelsyndroom (CTS) is een veelvoorkomende aandoening in de algemene bevolking. Het komt bij ongeveer 9% van de vrouwen en 0,5% van de mannen voor (prevalentie). Elk jaar krijgen 3 op de 1000 mensen er last van, vrouwen viermaal zo vaak als mannen (incidentie), meestal op de leeftijd van 40-60 jaar. De klachten worden veroorzaakt door beknelling van de n. medianus in de ruimte tussen de handwortel en flexorpezen van de onderarmspieren en het ligamentum carpi transversum, samen de carpale tunnel genoemd. Anatomische afwijkingen van de ossale structuren of pezen in de pols, zoals bij artrose of tendosynoviitis, vergroten de kans op het ontwikkelen van een CTS.

39.3.2 SYMPTOMEN

Klassiek zijn pijnlijke nachtelijke tintelingen in de vingers verzorgd door de n. medianus: ventrale zijde van de duim, wijsvinger, middelvinger en een deel van de ringvinger. Patiënten worden er vaak wakker van en gaan dan wapperen met de hand om de klachten te verlichten. Als de beknelling ernstiger is, blijven de klachten ook overdag aanwezig en nemen toe bij langdurige of zwaardere fysieke belasting van de hand en pols. Uiteindelijk wordt de kracht in de hand minder en de duimmuis dunner (atrofie).

Overigens kunnen de tintelingen ook in de gehele hand of zelfs aan de dorsale zijde worden aangegeven. De pijn trekt soms door in de arm en naar de schouder. Het CTS is in principe een bilateraal voorkomende aandoening, maar meestal is de dominante hand het eerst of het ernstigst aangedaan.

39.3.3 HOE WORDT DE DIAGNOSE GESTELD?

De anamnese vormt de belangrijkste bijdrage aan de diagnose. Het klassieke patroon, zoals hiervoor beschreven met intermitterende klachten en uit de slaap gewekt worden, is vrij specifiek. Bij neurologisch onderzoek worden vaak weinig of geen afwijkingen gevonden, tenzij er door de compressie al zenuwuitval is opgetreden. Provocatietesten zoals de proef van Phalen blijken in de praktijk van weinig toegevoegde waarde. De diagnose wordt bevestigd door middel van elektrofysiologisch onderzoek (EMG), waarbij de zenuwgeleiding over de n. medianus en de n. ulnaris over de carpale tunnel wordt gemeten en vergeleken.

39.3.4 WAT IS DE DIFFERENTIAALDIAGNOSE?

Intermitterende tintelingen in de hand en vingers kunnen ook gevonden worden in het kader van een compressieneuropathie van de n. ulnaris (meestal ter hoogte van de elleboog; zie verder) of een radiculair syndroom op niveau C6, C7 of C8 (zie eerder). Compressie van de digitale zenuwen in de handpalm door druk van buitenaf kan vergelijkbare klachten geven. Tintelingen in de handen kunnen voorkomen in het kader van een polyneuropathie, waarbij per definitie ook sensibele stoornissen in de voeten en onderbenen aanwezig zijn. Meer zeldzaam zijn andere perifere zenuwaandoeningen zoals een multipele mononeuropathie of sensore neuronopathie waarbij de handzenuwen betrokken kunnen zijn. Daarnaast kunnen aandoeningen van het centraal zenuwstelsel zoals een herseninfarct of multipele sclerose sensibele symptomen in de hand geven.

39.3.5 THERAPIE

Bij ongeveer een kwart van de patiënten zijn de klachten spontaan verbeterd na één tot anderhalf jaar. Als het CTS tijdens de zwangerschap is ontstaan, is dit bij bijna de helft van de patiënten het geval.

- Bij milde of kort bestaande klachten kan in eerste instantie een expectatief beleid gevoerd worden, eventueel aangevuld met het 's nachts dragen van een polsstabiliserende spalk. Als de klachten gerelateerd zijn aan de arbeid is ergonomisch advies geïndiceerd.
- Zijn de klachten dusdanig dat behandeling nodig is, dan kan in

eerste instantie een lokale corticosteroïdinjectie verlichting brengen. Het effect houdt vaak een aantal maanden aan, en bij een deel van de patiënten is deze behandeling afdoende.
- Blijven de klachten aanwezig of is er al bij diagnose sprake van een ernstig CTS dan kan primair voor chirurgische decompressie van de carpale tunnel gekozen worden. Hierbij wordt het ligamentum carpi transversum endoscopisch of open gekliefd.

In de Nederlandse (CBO-)richtlijn CTS wordt aanbevolen de diagnose in elk geval door middel van EMG-onderzoek te bevestigen voor men overgaat tot operatieve behandeling.

Geneesmiddelenoverzicht

Dit overzicht is gebaseerd op het *Farmacotherapeutisch Kompas* Online.

Acetazolamide: Acetazolamide Tabletten [Diverse fabrikanten] (Tablet 250 mg) Diamox [Goldshield] (Capsule met gereguleerde afgifte 'Sustet' 250 mg, 500 mg; Tablet 250 mg; Poeder voor injectievloeistof 500 mg).

Aciclovir: Aciclovir Injecties/Tabletten [Diverse fabrikanten] (Tablet 200 mg, 400 mg, 800 mg; Tablet 'Disper' 200 mg, 400 mg, 800 mg; Poeder voor infusievloeistof 250 mg; Concentraat voor oplossing voor infusie 25 mg/ml) Zovirax oraal [GSK] (Suspensie 40 mg/ml; Tablet, dispergeerbaar 200 mg, 400 mg, 800 mg).

Aciclovir cutaan: Aciclovir crème [Diverse fabrikanten] (Crème 50 mg/g) Aciclovir crème [Diverse fabrikanten] (Crème 50 mg/g) Koortslip crème [Diverse fabrikanten] (Crème 50 mg/g) Zinolium aciclovir [Nycomed] (Crème 50 mg/g) Zovirax koortslip [GSK CH] (Crème 50 mg/g).

Aciclovir oculair: Aciclovir Oogzalf [Diverse fabrikanten] (Oogzalf (3%) 30 mg/g) Zovirax oogzalf [GSK] (Oogzalf (3%) 30 mg/g).

Alendroninezuur: Alendroninezuur Tabletten [Diverse fabrikanten] (Tablet 10 mg; Tablet 70 mg) Fosamax [MSD] (Tablet 10 mg; Tablet 70 mg).

Alglucosidase alfa: Myozyme [Genzyme] (Poeder voor concentraat voor infusievloeistof 50 mg)

Almotriptan: Almogran [Almirall] (Tablet, omhuld 12,5 mg).

Amantadine: Symmetrel [Novartis] (Capsule 100 mg) amfotericine b colloïdale dispersie: Amphocil [Diverse fabrikanten] (Poeder voor infusievloeistof 50 mg).

Amitriptyline: Amitriptyline Tabletten [Diverse fabrikanten] (Tablet 10 mg, 25 mg) Sarotex [Lundbeck] (Capsule met gereguleerde afgifte 'Retard' 25 mg, 50 mg; Tablet, omhuld 25 mg) Tryptizol [MSD] (Tablet 25 mg, 50 mg).

Amoxicilline/clavulaanzuur: Amoxicilline/Clavulaanzuur Suspensie/ Tabletten [Diverse fabrikanten] (Poeder voor injectievloeistof '500/50', '500/100', '1000/100', '1000/200', '2000/200'; Poeder voor orale suspensie; Poeder voor orale suspensie (forte); Tablet '500/125'; Tablet '875/125'; Tablet '250/62,5', dispergeerbaar; Tablet '500/125', dispergeerbaar; Tablet '875/125', dispergeerbaar. Bevat per tablet amoxicilline (als trihydraat) 875 mg, clavulaanzuur (als K-zout) 125 mg) Augmentin [GSK] (Poeder ter bereiding van druppels; Poeder voor injectievloeistof '500/50', '500/100', '1000/100', '1000/200'; Poeder voor infusievloeistof '2000/200'; Suspensie; Suspensie forte; Tablet '500/125', '875/125') Forcid [Astellas] (Tablet '250/62,5'; Tablet '500/125') Amoclan [Katwijk] (Tablet '500/125').

Azathioprine: Azathioprine Injecties/Tabletten [Diverse fabrikanten] (Tablet 25 mg, 50 mg; Poeder voor injectievloeistof 50 mg) Imuran [GSK] (Tablet 25 mg, 50 mg; Poeder voor injectievloeistof 50 mg) Azitromycine Tabletten [Diverse fabrikanten] (Tablet 250 mg , 500 mg; Poeder voor suspensie 40 mg/ml) Zithromax [Pfizer] (Poeder voor suspensie 40 mg/ml; Tablet 250 mg, 500 mg).

Baclofen: Baclofen Tabletten [Diverse fabrikanten] (Tablet 10 mg, 25 mg) Lioresal [Novartis] (Tablet 5 mg, 10 mg, 25 mg).

Benzylpenicilline: Benzylpenicilline Injecties [Diverse fabrikanten] (Poeder voor injectievloeistof 1 milj. IE) Benzylpenicilline Injecties [Diverse fabrikanten] (Poeder voor injectievloeistof 10 milj. IE).

Betahistine: Betahistine Tabletten [Diverse fabrikanten] (Tablet 8 mg, 16 mg) Betaserc [Solvay Pharma] (Tablet 8 mg, 16 mg).

Biperideen: Akineton [Abbott] (Injectievloeistof 5 mg/ml; Tablet 2 mg).

Botulinetoxine A: Botox [Allergan] (Poeder voor injectievloeistof).

Calciumcarbonaat/colecalciferol: CAD [Will-Pharma] (Bruisgranulaat '500/440'; Bruisgranulaat '1000/880') Calci Chew D3 500 mg/400 IE [Nycomed] (Kauwtablet) Calcium D Sandoz 600 mg/400 IE [Novartis] (Bruistablet).

Capsaïcine: Capsaïcine crème FNA [FNA] (Crème (0,025%) 0,25 mg/g; Crème (0,075%) 0,75 mg/g).

Carbamazepine: Carbamazepine Tabletten/Suspensie [Diverse fabrikanten] (Suspensie (suikervrij) 20 mg/ml; Tablet 100 mg, 200 mg; Tablet met gereguleerde afgifte 200 mg, 400 mg) Tegretol [Novartis] (Stroop (suikervrij) 20 mg/ml; Tablet 100 mg, 200 mg; Tablet met gereguleerde afgifte 'CR Divitab' 200 mg, 400 mg).

Carbasalaatcalcium: Ascal [Viatris] (Poeder 300 mg; Poeder 600 mg) Carbasalaatcalcium Poeders [Diverse fabrikanten] (Poeder 300 mg; Poeder 600 mg) Ascal '38' [Viatris] (Bruistablet 'Brisper' 38 mg; Poeder 38 mg) Ascal Cardio [Viatris] (Bruistablet 'Brisper' 100 mg; Poeder 100 mg) Carbasalaatcalcium (Neuro) Poeder [Diverse fabrikanten] (Poeder 38 mg) Carbasalaatcalcium Cardio [Diverse fabrikanten] (Poeder 100 mg).

Ceftriaxon: Ceftriaxon Infusie [Diverse fabrikanten] (Poeder voor oplossing voor injectie/infusie 500 mg, 1000 mg, 2000 mg) Rocephin [Roche] (Poeder voor i.v. infusievloeistof 2000 mg; Poeder voor i.m. injectievloeistof 1000 mg; Poeder voor i.v. injectievloeistof 1000 mg).

Ciclosporine: Neoral [Novartis] (capsule 25 mg, 100 mg. Drank 100 mg/ml; 50 ml) Sandimmune [Novartis] (concentraat voor infusievloeistof 50 mg/ml; ampul 1 ml, 5 ml. Bevat gepolyoxyethyleerde ricinusolie 650 mg/ml).

Cidofovir: Vistide [Pfizer] (Concentraat voor infusievloeistof 75 mg/ml).

Cinnarizine: Cinnarizine Tabletten [Diverse fabrikanten] (Tablet 25 mg).

Ciprofloxacine: Ciloxan [Alcon] (Oogdruppels (0,3%) 3 mg/ml).

Clomipramine: Anafranil [Novartis] (Tablet, omhuld 25 mg; Deelbare tablet met gereguleerde afgifte 'Retard' 75 mg) Clomipramine Tabletten [Diverse fabrikanten] (Tablet, omhuld 10 mg, 25 mg; Deelbare tablet met gereguleerde afgifte 'Retard' 75 mg).

Clonazepam: Rivotril [Roche] (Druppelvloeistof 2,5 mg/ml; Injectievloeistof 1 mg/ml; Tablet 0,5 mg, 2 mg).

Clopidogrel: Plavix [Sanofi-Aventis] (Tablet, omhuld 75 mg, 300 mg) Iscover [Sanofi-Aventis] (Tablet, omhuld 75 mg).

Clozapine: Clozapine Tabletten [Diverse fabrikanten] (Tablet 25 mg, 100 mg, 200 mg) Leponex [Novartis] (Tablet 25 mg, 100 mg).

Cyclofosfamide: Endoxan [Baxter] (Tablet, omhuld 50 mg; Poeder voor injectievloeistof 200 mg, 500 mg, 1000 mg).

Dantroleen oraal: Dantrium capsules [ProcterGamble] (Capsule 25 mg, 50 mg).

Dantroleen parenteraal: Dantrium injecties [ProcterGamble] (Poeder voor injectievloeistof 20 mg).

Desmopressine: Desmopressine nasaal/oraal [Diverse fabrikanten] (Neusspray 0,1 mg/ml; Tablet 0,1 mg, 0,2 mg) Minrin [Ferring] (Injectievloeistof 4 microg/ml; Neusdruppels 0,1 mg/ml; Neusspray 0,1 mg/ml; Neusspray 25 microg/ml; Tablet 0,1 mg, 0,2 mg; Lyofilisaat ('Melt') 120 microg, 240 microg) Octostim nasaal [Ferring] (Neusspray 1,5 mg/ml) Octostim parenteraal [Ferring] (Injectievloeistof 15 microg/ml).

Dexamethason: Dexamethason Capsules FNA [FNA] (Capsule 10-40 mg) Dexamethason Injecties/Tabletten [Diverse fabrikanten] (Tablet 0,5 mg, 1,5 mg; Injectievloeistof voor i.m., i.v., gelokaliseerde en s.c. injectie 5 mg/ml; Injectievloeistof voor uitsluitend i.v. gebruik 20 mg/ml) Oradexon [Organon] (Injectievloeistof voor i.m., i.v., gelokaliseerde en s.c. injectie 5 mg/ml; Tablet 1,5 mg).

Dexamethason: Dexa-Pos [Ursapharm] (Oogdruppels (0,1%) 1 mg/ml) Dexamethason Monofree [Thea] (Oogdruppels (0,1%) 1 mg/ml) Dexamethason Oogdruppels [Diverse fabrikanten] (Oogdruppels (0,1%) 1 mg/ml) Dexamethason Oogdruppels FNA [FNA] (Oogdruppels (0,1%) 1 mg/ml; Oogdruppels (0,1%) 1 mg/ml; Oogdruppels (0,1%) 1 mg/ml).

Dexamethason/chlooramfenicol/polymyxine B: Dexamethason/Chlooramfenicol/Polymyxine B Oogdruppels FNA [FNA] (Oogdruppels).

Dexamethason/gentamicine: Dexagenta-POS [Ursapharm] (Oogdruppels) Dexamytrex [Tramedico] (Oogdruppels; Oogzalf).

Dexamethason/neomycine/polymyxine B: Maxitrol [Alcon] (Oogdruppels).

Dexamethason/tobramycine: Tobradex [Alcon] (Oogdruppels (suspensie); Oogzalf).

Diclofenac: Cataflam [Novartis] (Tablet, omhuld 50 mg) Diclofenac Injecties/Tabletten/Zetpillen [Diverse fabrikanten] (Injectievloeistof 25 mg/ml; Tablet, maagsapresistent 25 mg, 50 mg; Tablet met gereguleerde afgifte 'Retard' 75 mg, 100 mg; Zetpil 25 mg, 50 mg, 100 mg) Voltaren [Novartis] (Injectievloeistof 25 mg/ml; Tablet met gereguleerde afgifte 'Retard' 75 mg) Voltaren K [Novartis CH] (Tablet, omhuld 12,5 mg, 25 mg).

Diclofenac: Naclof [Novartis] (Oogdruppels (0,1%) 1 mg/ml; Oogdruppels (0,1%) 'Unidose' 1 mg/ml) Dicloabak [Thea] (Oogdruppels (0,1%) 1 mg/ml).

Dipyridamol: Dipyridamol Dragees [Diverse fabrikanten] (Dragee 25 mg, 75 mg) Persantin [Boehringer Ing] (Capsule met gereguleerde afgifte 'Retard' 150 mg, 200 mg).

Domperidon: Domperidon Tabletten/Zetpillen [Diverse fabrikanten] (Zetpil voor volwassenen 60 mg; Zetpil voor kinderen 30 mg; Zetpil voor zuigelingen 10 mg; Tablet 10 mg) Maagklachten/Misselijkheid Tabletten Domperidon [Healthypharm] (Tablet 10 mg) Motilium [McNeil] (Suspensie 1 mg/ml; Zetpil voor volwassenen 60 mg; Zetpil voor kinderen 30 mg; Zetpil voor zuigelingen 10 mg; Tablet 10 mg).

Eletriptan: Relpax [Pfizer] (Tablet, omhuld 40 mg).

Entacapon: Comtan [Novartis] (Tablet 200 mg).

Fenytoïne: Diphantoïne [Katwijk] (Injectievloeistof 50 mg/ml) Diphantoïne Z [Katwijk] (Tablet 23 mg, 46 mg, 69 mg, 92 mg) Epanutin [Pfizer] (Injectievloeistof 50 mg/ml).

Fludrocortison: Florinef [BMS] (Tablet 0,1 mg) Fludrocortison Tabletten [Diverse fabrikanten] (Tablet 0,0625 mg).

Flunarizine: Flunarizine Capsules [Diverse fabrikanten] (Capsule 5 mg, 10 mg) Sibelium [Janssen-Cilag] (Tablet 10 mg).

Fluoxetine: Fluoxetine Capsules/Tabletten [Diverse fabrikanten] (Capsule 20 mg; Tablet 20 mg) Prozac [Eli Lilly] (Tablet, (dispergeerbare) 20 mg).

Fluvoxamine: Fevarin [Solvay Pharma] (Tablet, omhuld 50 mg, 100 mg) Fluvoxamine Tabletten [Diverse fabrikanten] (Tablet, omhuld 50 mg, 100 mg).

Frovatriptan: Fromirex [Menarini] (Omhulde tablet 2,5 mg).

Furosemide: Furosemide Injecties/Tabletten [Diverse fabrikanten] (Concentraat voor infusievloeistof 10 mg/ml; Injectievloeistof 10 mg/ml; Tablet 20 mg, 40 mg) Lasiletten [Aventis Ph] (Tablet 20 mg) Lasix [Aventis Ph] (Capsule met gereguleerde afgifte 'Retard' 60 mg; Concentraat voor infusievloeistof 10 mg/ml; Injectievloeistof 10 mg/ml; Tablet 40 mg, 500 mg).

Gabapentine: Gabapentine Capsules/Tabletten [Diverse fabrikanten] (Capsule 100 mg, 300 mg, 400 mg; Tablet, omhuld 600 mg, 800 mg) Neurontin [Pfizer] (Capsule 100 mg, 300 mg, 400 mg; Tablet, omhuld 600 mg, 800 mg).

Galantamine: Reminyl [Janssen-Cilag] (Tablet, omhuld 4 mg; Capsule met gereguleerde afgifte 'Retard 8 mg, 16 mg, 24 mg).

Gentamicine: Garacol [EUSA] (Implantatiespons; Implantatiespons) Gentamicine Injecties [Diverse fabrikanten] (Injectievloeistof 10 mg/ml; Injectievloeistof 40 mg/ml) Septopal [Ortomed] (Kraal; Ovale minikraal), Gentamicine Minims [Chauvin] (Oogdruppels (0,3%) 3 mg/ml) Gentamicine Oogdruppels [Diverse fabrikanten] (Oogdruppels (0,5%) 5 mg/ml).

Glatirameer: COPAXONE [Teva Pharmaceuricals Europe bv] (Injectievloeistof 20 mg/ml; wegwerpspuit 1 ml).

Haloperidol: Haldol [Janssen-Cilag] (Druppelvloeistof 2 mg/ml; Injectievloeistof 5 mg/ml; Tablet 1 mg, 5 mg, 10 mg; Injectievloeistof 'Depot' 50 mg/ml; Injectievloeistof 'Depot' 100 mg/ml) Haloperidol Tabletten [Diverse fabrikanten] (Tablet 1 mg, 5 mg).

Hydrochloorthiazide: Hydrochloorthiazide Tabletten [Diverse fabrikanten] (Tablet 12,5 mg, 25 mg, 50 mg).

Hydrokinine: Inhibin [Meda Pharma] (Tablet, omhuld. 100 mg).

Ibuprofen: Advil [Wyeth CH] (Capsule, zacht 'Liquid-Caps' 200 mg, 400 mg; Tablet, omhuld 'Ovaal' 400 mg) Antigrippine ibuprofen [GSK] (Tablet 400 mg) Brufen [Abbott] (Bruisgranulaat 'Bruis' 600 mg; Tablet met gereguleerde afgifte 'Retard' 800 mg) Ibuprofen Dragees/Tabletten 200/400.

Ibuprofen (neonataal): Pedea [Orphan Europe] (oplossing voor injectie 5 mg/ml).

Imipramine: Imipramine Dragees/Tabletten [Diverse fabrikanten] (Dragee 10 mg, 25 mg; Tablet, omhuld 10 mg, 25 mg).

Indometacine: Indocid PDA [Ovation] (Poeder voor injectievloeistof 1 mg).
Indometacine: Indocollyre [Chauvin] (Oogdruppels (0,1%) 1 mg/ml; Oogdruppels (0,1%) 'Unidose' 1 mg/ml) Indometacine Oogdruppels FNA [FNA] (Oogdruppels (0,1%) 1 mg/ml; Oogdruppels (0,1%) 1 mg/ml).
Indometacine: Indometacine Capsules/Zetpillen [Diverse fabrikanten] (Capsule 25 mg, 50 mg; Capsule met gereguleerde afgifte 75 mg; Zetpil 50 mg, 100 mg).
Interferon beta-1a: Avonex [Biogen] (Injectievloeistof 60 microg/ml; Poeder voor injectievloeistof 30 microg/ml) Rebif [Serono] (Injectievloeistof 44 microg/ml; Injectievloeistof 44 microg/ml; Injectievloeistof 88 microg/ml).
Interferon beta-1b: Betaferon [BSP] (Poeder voor injectievloeistof 9,6 milj. IE).
Lamotrigine: Lamictal [GSK] (Tablet 'Dispers' 2 mg, 5 mg, 25 mg, 50 mg, 100 mg, 200 mg) Lamotrigine Tabletten [Diverse fabrikanten] (Tablet 'dispers' 2 mg, 5 mg, 25 mg, 50 mg, 100 mg, 200 mg).
Levetiracetam: Keppra [UCB] (Concentraat voor infusievloeistof 100 mg/ml; Oplossing voor oraal gebruik 100 mg/ml; Tablet, omhuld 250 mg, 500 mg, 1000 mg).
Levodopa/benserazide: Madopar [Roche] (Capsule '62,5'; Capsule met gereguleerde afgifte 'HBS'; Disperstablet '125'; Tablet '125'; Tablet '250').
Levodopa/carbidopa/entacapon: Stalevo [Novartis] (Tablet '50/12,5/200'; Tablet '100/25/200'; Tablet '150/37,5/200'; Tablet '200/50/200').
Levodopa/carbidopa: Levodopa-Carbidopa Tabletten [Diverse fabrikanten] (Tablet '110'; Tablet '125'; Tablet '275'; Tablet met gereguleerde afgifte 'Retard 100/25'; Tablet met gereguleerde afgifte 'Retard 200/50') Sinemet [MSD] (Tablet '62,5'; Tablet '110'; Tablet '125'; Tablet '275'; Tablet met gereguleerde afgifte 'CR-125'; Tablet met gereguleerde afgifte 'CR-250') Duodopa [Solvay Pharma] (Intestinale gel).
Lithium: Camcolit [Norgine] (Tablet 400 mg) Lithiumcarbonaat Capsules FNA [FNA] (Capsule FNA 100 mg, 150 mg, 225 mg, 300 mg) Lithiumcarbonaat Tabletten [Diverse fabrikanten] (Tablet 200 mg, 300 mg, 400 mg) Priadel [San-Syn] (Tablet met gereguleerde afgifte 400 mg).
Melatonine: Circadin [Nycomed] (Tablet met gereguleerde afgifte 2 mg).
Methotrexaat: Emthexate [Pharmachemie] (Injectievloeistof 'PF' 2,5 mg/ml; Injectievloeistof 'PF' 25 mg/ml; Injectievloeistof 'PF' 100 mg/ml) Methotrexaat.
Methylfenidaat: Concerta [Janssen-Cilag] (Tablet met verlengde werking 18 mg, 27 mg, 36 mg, 54 mg) Equasym [UCB] (Capsule met gereguleerde afgifte ('XL') 10 mg, 20 mg, 30 mg) Medikinet [EuroCept] (Ta-

blet 5 mg, 10 mg, 20 mg; Capsule met verlengde werking ('CR') 10 mg, 20 mg, 30 mg, 40 mg) Methylfenidaat Tabletten [Diverse fabrikanten] (Tablet 5 mg, 10 mg) Ritalin [Novartis] (Tablet 10 mg).

Methylprednisolon: Depo-Medrol [Pfizer] (Injectievloeistof voor uitsluitend i.m. en gelokaliseerde injectie en rectale toediening 40 mg/ml) Solu-Medrol [Pfizer] (Injectievloeistof voor i.m. en i.v. toediening 40 mg/ml; Poeder voor infusievloeistof 125 mg; Poeder voor injectievloeistof 500 mg, 1 g).

Methysergide: Deseril [Novartis] (Tablet, omhuld 1 mg).

Metoclopramide: Metoclopramide Tabletten [Diverse fabrikanten] (Tablet 10 mg) Primperan [San-Syn] (Drank 1 mg/ml; Injectievloeistof 5 mg/ml; Tablet 10 mg; Zetpil 10 mg, 20 mg).

Metoprolol: Metoprolol Tabletten [Diverse fabrikanten] (Tablet 50 mg, 100 mg; Tablet met gereguleerde afgifte 'Retard' 23,75 mg, 47,5 mg, 95 mg, 190 mg) Selokeen [AstraZeneca] (Injectievloeistof 1 mg/ml; Tablet met gereguleerde afgifte 'ZOC' 23,75 mg, 47,5 mg, 95 mg, 190 mg).

Metronidazol cutaan: Metronidazol Crème [Alpharma] (Hydrofiele crème (1%) 10 mg/g) Rosiced [Pierre Fabre] (Crème (0,75%) 7,5 mg/g) Rozex [Galderma] (Hydrogel (0,75%) 7,5 mg/g). Gel: Metronidazol gel FNA [FNA] (Gel (steriel, 1%) 10 mg/g) Flagyl [Sanofi-Aventis] (Infusievloeistof 5 mg/ml; Ovule 500 mg; Suspensie 40 mg/ml) Metronidazol Injecties/Tabletten [Diverse fabrikanten] (Infusievloeistof 5 mg/ml; Tablet, omhuld 250 mg, 500 mg).

Midodrine: Gutron [Nycomed] (Tablet 5 mg).

Modafinil: Modiodal [Cephalon] (Tablet 100 mg).

Morfine: Morfine Drank/Injecties/Zetpillen FNA [FNA] (Drank 1 mg/ml; Drank 5 mg/ml; Drank 20 mg/ml; Injectievloeistof voor epidurale toediening 5 mg/ml; Injectievloeistof voor epidurale toediening 20 mg/ml; Injectievloeistof voor epidurale toediening 20 mg/ml; Zetpil 10 mg, 20 mg, 50 mg) Morfine Injecties [Diverse fabrikanten] (Injectievloeistof 10 mg/ml; Injectievloeistof 20 mg/ml) Oramorph [Molteni] (Drank 2 mg/ml; Drank 'Unit-Dose' 2 mg/ml; Drank 20 mg/ml; Drank 'Unit-Dose' 6 mg/ml).

Morfine retard: Kapanol [GSK] (Capsule met gereguleerde afgifte 20 mg, 50 mg, 100 mg) Morfine retardtabletten [Diverse fabrikanten] (Tablet met gereguleerde afgifte 10 mg, 30 mg, 60 mg, 100 mg, 200 mg) MS Contin [Mundipharma] (Tablet met gereguleerde afgifte 10 mg, 15 mg, 30 mg, 60 mg, 100 mg, 200 mg).

Nadroparine: Fraxiparine [GSK] (Injectievloeistof 9.500 IE anti-Xa/ml) Fraxodi [GSK] (Injectievloeistof 19.000 IE anti-Xa/ml).

Naproxen: Aleve [Bayer] (Tablet, omhuld 'Classic' 220 mg; Tablet, omhuld 'Feminax' 275 mg; Tablet, omhuld 'Intense' 550 mg) Naprovite [Bayer] (Tablet, omhuld 550 mg) Naproxen Tablet 220/275 mg [Diverse fabrikanten] (Tablet 220 mg, 275 mg) Naproxen Tabletten/Zetpillen [Diverse fabrikanten] (Tablet 250 mg, 500 mg; Tablet, maagsapresistent 250 mg, 500 mg; Zetpil 250 mg, 500 mg).

Naratriptan: Naramig [GSK] (Tablet, omhuld 2,5 mg).

Natalizumab: Tysabri [Biogen] (Concentraat voor infusievloeistof 20 mg/ml).

Olanzapine: Zyprexa [Eli Lilly] (Poeder voor injectievloeistof 10 mg; Tablet, omhuld 2,5 mg, 5 mg, 10 mg, 15 mg, 20 mg; Tablet, orodispergeerbaar 'Velotab' 5 mg, 10 mg, 15 mg, 20 mg).

Oxcarbazepine: Trileptal [Novartis] (Orale suspensie 60 mg/ml; Tablet 300 mg, 600 mg).

Oxybutynine: Dridase [Nycomed] (Stroop 1 mg/ml) Kentera [UCB] (Pleister met gereguleerde afgifte 36 mg/39 cm^2 komt overeen met 3,9 mg/etmaal) Oxybutynine Tabletten [Diverse fabrikanten] (Tablet 2,5 mg, 5 mg).

Oxycodon: OxyContin [Mundipharma] (Tablet met gereguleerde afgifte 5 mg, 10 mg, 20 mg, 40 mg, 80 mg) OxyNorm [Mundipharma] (Capsule 5 mg, 10 mg, 20 mg; Drank 10 mg/ml; Injectievloeistof 10 mg/ml).

Pantoprazol: Pantozol Tabletten [Altana] (Tablet, maagsapresistent 20 mg, 40 mg) Pantozol Injecties [Altana] (Poeder voor injectievloeistof 40 mg).

Paracetamol: Daro paracetamol vloeibaar voor kinderen [Heca] (Stroop 24 mg/ml) Kinderparacetamol Tabletten/Zetpillen [Diverse fabrikanten] (Kauwtablet 120 mg; Tablet 100 mg; Zetpil 120 mg, 240 mg) Panadol [GSK CH] (Tablet, omhuld 'Gladde' 500 mg; Tablet, filmomhuld 'Zapp' 500 mg; Zetpil 'Junior' (voor kinderen) 125 mg, 250 mg, 500 mg) Panadol Artrose [GSK CH] (Tablet, omhuld 1000 mg) Paracetamol smelttabletten 'Roter' [Imgroma] (Orodispergeerbare tablet 'Junior' 125 mg, 250 mg; Orodispergeerbare tablet 500 mg) Paracetamol Tabletten/Zetpillen [Diverse fabrikanten] (Kauwtablet 120 mg; Tablet 100 mg, 500 mg; Zetpil 60 mg, 120 mg, 240 mg, 500 mg, 1000 mg) Perfalgan [BMS] (Infusievloeistof 10 mg/ml) Sinaspril Paracetamol [Roche CH] (Kauwtablet 60 mg, 120 mg; Stroop 24 mg/ml).

Paroxetine: Paroxetine Tabletten [Diverse fabrikanten] (Tablet 10 mg, 20 mg, 30 mg; Tablet 20 mg, 30 mg; Tablet 20 mg) Seroxat [GSK] (Suspensie 2 mg/ml; Tablet 20 mg, 30 mg).

Pizotifeen: Sandomigran [Novartis] (Dragee 0,5 mg, 1,5 mg).

Pramipexol: Mirapexin [Boehringer Ing] (Tablet 0,7 mg) Sifrol [Boehringer Ing] (Tablet 0,125 mg, 1 mg).

Prednisolon: Di-Adreson-F aquosum [Organon] (Poeder voor injectievloeistof voor i.m., i.v., gelokaliseerde en s.c. injectie en rectale toediening 25 mg) Prednisolon Capsules/Drank FNA [FNA] (Capsule 10-75 mg; Drank 1 mg/ml, 5 mg/ml) Prednisolon Injecties/Tabletten [Diverse fabrikanten] (Tablet 5 mg, 20 mg, 30 mg; Poeder voor injectievloeistof voor i.m., i.v., gelokaliseerde en s.c. injectie 25 mg).

Prednison: Prednison Tabletten [Diverse fabrikanten] (Tablet 5 mg).

Pregabaline: Lyrica [Pfizer] (Capsule 75 mg, 150 mg, 300 mg).

Primidon: Mysoline [Fagron] (Tablet 250 mg).

Propranolol: Propranolol Capsules/Tabletten [Diverse fabrikanten] (Capsule met gereguleerde afgifte 'Retard' 80 mg, 160 mg; Tablet 10 mg, 40 mg, 80 mg).

Proteïne-C: Ceprotin [Baxter] (Poeder voor injectievloeistof 500 IE; Poeder voor injectievloeistof 1000 IE).

Protrombinecomplex: Cofact [Sanquin] (Poeder voor infusievloeistof).

Pyridostigmine: Mestinon [Valeant] (Dragee 60 mg; Tablet 10 mg).

Quetiapine: Seroquel [AstraZeneca] (Tablet, omhuld 25 mg, 100 mg, 200 mg, 300 mg; Tablet, omhuld; Tablet met gereguleerde afgifte ('XR') 50 mg, 200 mg, 300 mg, 400 mg).

Rasagiline: Azilect [Teva] (Tablet 1 mg).

Rifampicine: Rifadin [Aventis Ph] (Capsule 150 mg, 300 mg; Dragee 600 mg; Poeder voor infusievloeistof 600 mg; Suspensie 20 mg/ml) Rifampicine [Pharmachemie] (Capsule 150 mg, 300 mg; Tablet, omhuld 600 mg).

Riluzol: Rilutek [Aventis Ph] (Tablet, omhuld 50 mg).

Rituximab: Mabthera [Roche] (Concentraat voor oplossing voor i.v. infusie 10 mg/ml).

Rivastigmine: Exelon [Novartis] (Capsule 1,5 mg, 3 mg, 4,5 mg, 6 mg; Pleister voor transdermaal gebruik 4,6 mg/etmaal, 9,5 mg/etmaal).

Rizatriptan: Maxalt [MSD] (Smelttablet 5 mg, 10 mg; Tablet 5 mg, 10 mg).

Ropinirol: Adartrel [GSK] (Tablet, omhuld 0,25 mg, 0,5 mg, 2 mg) Requip [GSK] (Tablet, omhuld 0,25 mg, 1 mg, 2 mg, 5 mg; Tablet met verlengde werking 'Modutab' 2 mg, 4 mg, 8 mg, startverpakking (21 × 2 mg)) Ropinirol Tabletten [Diverse fabrikanten] (Tablet, omhuld 0,25 mg, 0,5 mg, 1 mg, 2 mg, 5 mg).

Simvastatine: Simvastatine Tabletten [Diverse fabrikanten] (Tablet, omhuld 5 mg, 10 mg, 20 mg, 40 mg, 80 mg) Zocor [MSD] (Tablet, omhuld 10 mg, 20 mg, 40 mg).

Solfenacine: Vesicare [Astellas] (Tablet 5 mg, 10 mg).

Sumatriptan: Imigran [GSK] (Injectievloeistof voor s.c. gebruik 12 mg/ml; Neusspray 10 mg/dosis; Neusspray 20 mg/dosis; 'Ftab', dispergeerbaar 50 mg, 100 mg; Zetpil 25 mg) Sumatriptan Tabletten [Diverse fabrikanten] (Tablet, omhuld 50 mg, 100 mg).

Temazepam: Normison [EuroCept] (Capsule 10 mg, 20 mg) Temazepam Capsules/Tabletten [Diverse fabrikanten] (Capsule 10 mg, 20 mg; Tablet 10 mg, 20 mg).

Thiamine: Thiamine Injecties [Diverse fabrikanten] (Injectievloeistof 50 mg/ml; Injectievloeistof 100 mg/ml) Thiamine Tabletten [Diverse fabrikanten] (Tablet 25 mg, 50 mg, 100 mg).

Tizanidine: Sirdalud [Novartis] (Capsule met gereguleerde afgifte 'MR' 6 mg; Tablet 2 mg, 4 mg) Tizanidine Tabletten [Diverse fabrikanten] (Tablet 2 mg, 4 mg).

Tolterodine: Detrusitol [Pfizer] (Capsule met gereguleerde afgifte 'SR' 2 mg, 4 mg; Tablet, omhuld 1 mg, 2 mg).

Topiramaat: Topamax [Janssen-Cilag] (Tablet, omhuld 25 mg, 100 mg, 200 mg; Capsule 'Sprinkle' 15 mg, 50 mg).

Tramadol: Tradonal [Meda Pharma] (Smelttablet 50 mg) Tramadol Bruistabletten/Capsules [Diverse fabrikanten] (Bruistablet 50 mg; Capsule 50 mg; Capsule met gereguleerde afgifte 'Retard' 50 mg, 100 mg, 150 mg, 200 mg; Druppelvloeistof 100 mg/ml; Tablet dispergeerbaar 50 mg, 100 mg; Tablet met gereguleerde afgifte 'Retard' 100 mg, 150 mg, 200 mg) Tramagetic [Nycomed] (Capsule 50 mg; Tablet met gereguleerde afgifte 'Retard' 100 mg, 150 mg, 200 mg; Tablet met gereguleerde afgifte 'Once-Daily' 200 mg, 300 mg) Tramal [Grnenthal] (Capsule 50 mg; Druppelvloeistof 100 mg/ml; Injectievloeistof 50 mg/ml; Tablet met gereguleerde afgifte 'Retard' 100 mg, 150 mg, 200 mg; Zetpil 100 mg).

Trihexyfenidyl: Artane [Teofarma] (Tablet 2 mg, 5 mg).

Valproïnezuur: Depakine [Sanofi-Aventis] (Druppelvloeistof 300 mg/ml; Poeder voor injectievloeistof 400 mg; Stroop, suikervrij 40 mg/ml; Tablet, maagsapresistent 'Enteric' 150 mg, 300 mg, 500 mg; Tablet, deelbaar met gereguleerde afgifte 'Chrono' 300 mg, 500 mg; Granulaat met gereguleerde afgifte 'Chronosphere' 100 mg, 250 mg, 500 mg, 750 mg, 1000 mg) Natriumvalproaat Drank/Tabletten [Diverse fabrikanten] (Drank (Mixtura natrii valproatis 60 mg/ml) 60 mg/ml; Tablet, maagsapresistent 300 mg, 500 mg, 600 mg; Tablet met gereguleerde afgifte 'Retard' 300 mg, 500 mg; Tablet met gereguleerde afgifte 'Chrono' 300 mg, 500 mg) Orfiril [Pharmachemie] (Capsule met gereguleerde afgifte 'CR' 150 mg, 300 mg; Granulaat met gereguleerde afgifte 'CR' 500 mg; Granulaat met gereguleerde afgifte 'CR' 1000 mg; Oplossing voor injectie 100 mg/ml) Propymal [Katwijk] (Capsule, maagsapresistent 150 mg, 300 mg, 450 mg, 600 mg) Valproïnezuur Zetpillen FNA [FNA] (Zetpil 250 mg, 500 mg).

Vancomycine: Vancocin 'CP' [EuroCept] (Capsule 'CP' 250 mg; Poeder voor infusievloeistof 500 mg, 1000 mg) Vancomycine Injecties [Diverse fabrikanten] (Poeder voor infusievloeistof 500 mg, 1000 mg).

Venlafaxine: Efexor [Wyeth] (Capsule met gereguleerde afgifte 'XR' 37,5 mg, 75 mg, 150 mg) Venlafaxine Tabletten [Diverse fabrikanten] (Capsule met gereguleerde afgifte 'XR' 37,5 mg, 75 mg, 150 mg; Tablet met gereguleerde afgifte 'retard' 75 mg, 150 mg; Tablet 37,5 mg).

Verapamil: Isoptin [Abbott] (Dragee 40 mg, 120 mg; Concentraat voor infusievloeistof 2,5 mg/ml; Injectievloeistof 2,5 mg/ml; Tablet met gereguleerde afgifte 'SR' 120 mg, 180 mg, 240 mg) Verapamil Dragees/Injecties/Tabletten [Diverse fabrikanten] (Dragee 40 mg, 80 mg, 120 mg; Injectievloeistof 2,5 mg/ml; Tablet 40 mg, 80 mg, 120 mg; Tablet met gereguleerde afgifte 'Retard' 120 mg, 180 mg, 240 mg).

Vitamine B-complex, parenteraal: Neurobion [Merck] (Injectievloeistof) Vitamine B-Complex Injecties [Diverse fabrikanten] (Injectievloeistof i.m. 'Centrafarm'; Injectievloeistof 'forte'; Injectievloeistof i.m. 'Fresenius Kabi').

Zolmitriptan: Zomig [AstraZeneca] (Tablet, omhuld 2,5 mg; Tablet, orodispergeerbaar 'ZIP' 2,5 mg).

Zolpidem: Stilnoct [Sanofi-Aventis] (Tablet 10 mg) Zolpidem Tabletten [Diverse fabrikanten] (Tablet 10 mg).

Register